westermann

Wolfgang Ehmer, Dr. Angelika Stadler

Kommunikation für Mitarbeiter und Mitarbeiterinnen in Arzt-, Tierarzt- und Zahnarztpraxen

Medizinische, Zahnmedizinische und Tiermedizinische Fachangestellte

3. Auflage

Bestellnummer 93149

Die in diesem Produkt gemachten Angaben zu Unternehmen (Namen, Internet- und E-Mail-Adressen, Handelsregistereintragungen, Bankverbindungen, Steuer-, Telefon- und Faxnummern und alle weiteren Angaben) sind i. d. R. fiktiv, d. h., sie stehen in keinem Zusammenhang mit einem real existierenden Unternehmen in der dargestellten oder einer ähnlichen Form. Dies gilt auch für alle Kunden, Lieferanten und sonstigen Geschäftspartner der Unternehmen wie z. B. Kreditinstitute, Versicherungsunternehmen und andere Dienstleistungsunternehmen. Ausschließlich zum Zwecke der Authentizität werden die Namen real existierender Unternehmen und z. B. im Fall von Kreditinstituten auch deren IBANs und BICs verwendet.

Zusatzmaterialien zum Titel:

Für Lehrerinnen und Lehrer

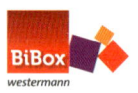

Lehrerlizenz BiBox Dauerlizenz: 978-3-427-93151-5
Kollegiumslizenz BiBox Dauerlizenz: 978-3-427-93153-9
Kollegiumslizenz BiBox Schuljahr: 978-3-427-93155-3

Für Schülerinnen und Schüler

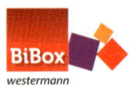

Schülerlizenz BiBox Schuljahr: 978-3-427-93157-7

westermann GRUPPE

© 2022 Bildungsverlag EINS GmbH, Ettore-Bugatti-Straße 6-14, 51149 Köln
www.westermann.de

Das Werk und seine Teile sind urheberrechtlich geschützt. Jede Nutzung in anderen als den gesetzlich zugelassenen bzw. vertraglich zugestandenen Fällen bedarf der vorherigen schriftlichen Einwilligung des Verlages. Nähere Informationen zur vertraglich gestatteten Anzahl von Kopien finden Sie auf www.schulbuchkopie.de.

Für Verweise (Links) auf Internet-Adressen gilt folgender Haftungshinweis: Trotz sorgfältiger inhaltlicher Kontrolle wird die Haftung für die Inhalte der externen Seiten ausgeschlossen. Für den Inhalt dieser externen Seiten sind ausschließlich deren Betreiber verantwortlich. Sollten Sie daher auf kostenpflichtige, illegale oder anstößige Inhalte treffen, so bedauern wir dies ausdrücklich und bitten Sie, uns umgehend per E-Mail davon in Kenntnis zu setzen, damit beim Nachdruck der Verweis gelöscht wird.

Druck und Bindung: Westermann Druck GmbH, Georg-Westermann-Allee 66, 38104 Braunschweig

ISBN 978-3-427-**93149**-2

VORWORT

Die Ausbildungsordnungen für die Berufe Medizinische(r), Zahnmedizinische(r) und Tiermedizinische(r) Fachangestellte(r) legen mit dem Thema Kommunikation einen besonderen Schwerpunkt in der Ausbildung fest.
Die kommunikative Kompetenz ist eine wichtige Voraussetzung für den Praxisalltag.
Im vorliegenden Buch lernen die angehenden Praxismitarbeiter das breite Spektrum der Kommunikation kennen. Sie werden dafür fit gemacht, die Kommunikation bewusst und situationsgerecht einzusetzen.

Eine Mitarbeiterin mit kommunikativer Kompetenz erhöht die Patientenzufriedenheit, sorgt für eine langfristige Patientenbindung und verbessert die Compliance (Bereitschaft des Patienten, bei diagnostischen und therapeutischen Maßnahmen mitzuwirken). Wer die Signale der Körpersprache lesen und verstehen kann, findet schneller einen Zugang zum Patienten.
Zusammenarbeit im Team erfordert klare Absprachen, gegenseitige Wertschätzung und die Mitgestaltung einer positiven Teamatmosphäre. Durch Kommunikation können Konflikte im Vorfeld bereits erkannt und vermieden werden. Beim Auftreten von Konflikten sorgen geeignete Strategien für eine frühzeitige Konfliktlösung.
In vielen Praxen werden auch IGeL-Leistungen angeboten. Hier ist das Verkaufstalent der Mitarbeiter gefordert.

Kommunikation kann man nicht allein theoretisch aus einem Buch erlernen. Kommunikative Fähigkeiten entwickeln sich nur durch ständiges Üben in der Praxis. Der Schwerpunkt dieses Buches liegt im praktischen Einüben von realistischen Praxissituationen. Kommunikationstheorien werden nur so weit erklärt, wie sie für die praktische Umsetzung notwendig erscheinen.
Ein weiteres Anliegen dieses Buches ist es, die Mitarbeiter dafür zu sensibilisieren, dass der gezielte Einsatz von Kommunikationstechniken ein wichtiger Erfolgsfaktor für eine Praxis ist.

Mit dem Begriff „Medizinische Fachangestellte" sind immer auch die Berufsgruppen „Zahnmedizinische Fachangestellte" und „Tiermedizinische Fachangestellte" angesprochen.
Die Medizinischen Assistenzberufe werden zum überwiegenden Teil von Frauen ausgeübt. Wir haben uns deshalb für die weibliche Form entschieden, bitten aber alle männlichen Kollegen, sich genauso angesprochen zu fühlen.

Die Personen in unseren Einstiegsgeschichten haben folgenden Hintergrund:
- **Zara** hat gerade eine Ausbildung zur Zahnmedizinischen Fachangestellten begonnen.
- **Manuela** arbeitet schon seit mehreren Jahren als Medizinische Fachangestellte bei einem Facharzt für Allgemeinmedizin.
- **Thomas** ist Tiermedizinischer Fachangestellter.

Das Autorenteam wünscht Ihnen viele Erfolgserlebnisse beim praktischen Einsatz Ihrer kommunikativen Fähigkeiten.

Wolfgang Ehmer
Dr. Angelika Stadler

INHALTSVERZEICHNIS

Kapitel 1: Grundlagen der Kommunikation — 7

- **1 Was ist Kommunikation?** 8
  - 1.1 Kommunikationskreislauf: Sender-Empfänger-Modell 8
  - 1.2 Kommunikationsebenen 10
  - 1.3 Die vier Seiten einer Nachricht 12
  - 1.4 Die vier Ohren 14
- **2 Erfolgsfaktoren der Kommunikation** 16
  - 2.1 Erfolgsfaktor Klarheit 16
  - 2.2 Erfolgsfaktor Einfühlungsvermögen (= Empathie) 19
  - 2.3 Erfolgsfaktor Authentizität 21

Kapitel 2: Kommunikation mit und ohne Worte — 23

- **1 Verbale Kommunikation** 25
  - 1.1 Was will ich sagen? (= Inhalt) 25
  - 1.1.1 Gedächtnisgerechte Sprache 26
  - 1.1.2 Sprachebene treffen 30
  - 1.1.3 Prägnanz (= sich knapp und treffend ausdrücken) 31
  - 1.2 Wie will ich es sagen? (= Sprechweise) 32
  - 1.2.1 Stimme 32
  - 1.2.2 Aussprache (= Artikulation) 34
  - 1.2.3 Lautstärke 35
  - 1.2.4 Sprechmelodie (= Modulation) 35
- **2 Nonverbale Kommunikation** 37
  - 2.1 Der erste Eindruck 39
  - 2.2 Blickkontakt 40
  - 2.3 Mimik 43
  - 2.4 Gestik 46
  - 2.5 Körperhaltung 47
  - 2.6 Distanzzonen 48
  - 2.7 Outfit 52

Kapitel 3: Kommunikationstechniken — 55

- **1 Gesprächsplanung und Gesprächsvorbereitung** 56
  - 1.1 Die gute Gesprächsatmosphäre 56
  - 1.2 Das passende Thema zur rechten Zeit 57
  - 1.3 Ort und Zeit 58
  - 1.4 Motive und Ziele 59
- **2 Gesprächsführung** 59
  - 2.1 Mit Argumenten überzeugen 60
  - 2.2 Aktives Zuhören 63
  - 2.3 Mit der richtigen Frage zum Ziel 65

2.4	Ich-Botschaften	67
2.5	Kommunikationssperren	69

3 Feedback 73

4 Präsentation 75
4.1	Vorbereitung der Präsentation	75
4.2	Wirkungsfaktoren beim Präsentieren	79

5 Digitale Kommunikation.. 83

Kapitel 4: Umgang mit Patienten — 85

1 Patienten empfangen und begleiten 86
1.1	Der erste Eindruck – der Patient fühlt sich willkommen	86
1.2	Signale der Höflichkeit und Aufmerksamkeit	86
1.3	Corporate Identity	93
1.4	Wartezonen und Wartezeiten	94
1.5	Begleitung bei Diagnostik und Therapie	96
1.6	Terminvereinbarung und Recall	99

2 Patientengruppen 102
2.1	Kinder und Eltern	103
2.2	Alte Menschen	105
2.3	Patienten aus anderen Ländern, Kulturen und Religionen	106
2.4	Patienten mit Behinderungen	108
2.5	Patienten mit psychischen Erkrankungen	114
2.6	Ängstliche Patienten	115
2.7	Schwierige Patienten	116
2.8	Schwerkranke Patienten und Trauernde	119

Kapitel 5: Kommunikation am Telefon — 123

1 Telefonieren am Arbeitsplatz 124

2 Der Telefonarbeitsplatz 126

3 Zehn Gebote für professionelles Telefonieren 127

4 Schwierige Telefongespräche 134

5 Das eigene Telefonat vor- und nachbereiten 136

6 Anrufe außerhalb der Sprechzeiten 139

Kapitel 6: Zusammenarbeit im Praxisteam — 141

1 Team und Teamrolle 142
1.1	Teammitglied werden	144
1.2	Onboarding – ein neues Teammitglied einarbeiten	147

1.3	Zusammenarbeit im Team	148
1.4	Die Teambesprechung	149

2 Führung ... 151
2.1	Führungsstile	152
2.2	Situatives Führen (nach Dr. Paul Hersey)	154

Kapitel 7: Verhandlung und Verkauf — 156

1	Marketing in der Praxis	157
2	Verkaufen will gelernt sein	159
3	Das Verkaufsgespräch	160
3.1	Eröffnungsphase	162
3.2	Informationsphase	162
3.3	Argumentationsphase	165
3.4	Zielphase	169

Kapitel 8: Umgang mit Konflikten — 171

1	Was ist ein Konflikt?	172
2	Konfliktarten	173
3	Entwicklung und Verlauf eines Konflikt	175
4	Lösung von Konflikten	176
5	So können Sie Konflikte vermeiden	180
6	Umgang mit Kritik	182

Kapitel 9: Stress – Psychohygiene — 185

1	Was versteht man unter Stress?	186
1.1	Eustress (positiver Stress)	187
1.2	Distress (negativer Stress)	187
1.3	Krank durch Stress	187
2	Stressbewältigung und Entspannungstechniken	189
2.1	Stressbewältigung	190
2.2	Entspannungstechniken	192

Weiterführende Literatur	199
Sachwortverzeichnis	200
Bildquellenverzeichnis	202
Einschätzen der eigenen Kompetenzen	203

KAPITEL 1

Grundlagen der Kommunikation

Als Zara am Montag um 7:30 Uhr die Zahnarztpraxis betritt, wird sie nicht wie sonst immer mit einem freundlichen „Guten Morgen" begrüßt.

Caroline, die Erstkraft, schaut kurz vom Schreibtisch auf und sagt mit ärgerlicher Stimme: „Zara, du hast am Freitagnachmittag vergessen, die Post für den Briefkasten mitzunehmen. Es war ein wichtiger Brief dabei, der heute bei der Krankenkasse sein müsste."

Zara fühlt sich angegriffen und entgegnet empört: „Aber das hat mir niemand gesagt, woher soll ich das denn wissen!"

Jetzt mischt sich Kollegin Annabell in das Gespräch ein: „Caroline, auch wir haben während unserer Ausbildung nicht immer alles richtig gemacht. Das nächste Mal erinnern wir Zara rechtzeitig daran, dass sie den Anrufbeantworter immer am Ende der Sprechstunde einschalten muss."

Zara, die ihren Fehler jetzt bedauert, meint: „Das wäre eine große Hilfe für mich."

1 WAS IST KOMMUNIKATION?

Immer wenn Menschen oder Tiere zusammentreffen, findet Kommunikation statt. Jedes Verhalten, auch das Schweigen, ist eine Mitteilung an den anderen. Der Kommunikationsforscher Paul Watzlawick drückt das so aus: **"Man kann nicht nicht kommunizieren."**

> Das Wort **Kommunikation** hat seine Wurzeln in den lateinischen Begriffen „communis" (= gemeinsam) und „communicare" (= sich beraten und besprechen, teilen, mitteilen, Anteil nehmen, teilnehmen lassen).

Kommunikation hat immer auch Konsequenzen, denn der Gesprächspartner verarbeitet und reagiert.
Medizinisches Fachpersonal hat vielfältige Kommunikationsaufgaben. Zu den Kommunikationspartnern gehören Patienten, Kolleginnen, Ärzte, andere Praxismitarbeiter, Labor, Apotheke, Angehörige, Krankenkassenmitarbeiter oder Behördenmitarbeiter.

1.1 Kommunikationskreislauf: Sender-Empfänger-Modell

Jeder Kommunikationspartner sendet Signale aus. Bei einem Gespräch bestehen diese Signale aus Worten (= verbale Kommunikation). Sie werden aber immer von den Signalen der Körpersprache (= nonverbale Kommunikation) begleitet.

Der Sender schickt an den Empfänger seine Nachricht, die verbale und nonverbale, bewusste und unbewusste Signale oder Botschaften enthält. Der Empfänger nimmt die verschiedenen Botschaften mit seinen Sinnen auf und reagiert darauf.

Die Botschaften werden vom Empfänger
- entschlüsselt,
- bewertet,
- interpretiert (gedeutet),
- in die eigenen Erfahrungen eingebaut und
- verbal oder auch nur nonverbal beantwortet.

Durch die Reaktion auf die Botschaft wird der Empfänger wiederum zu einem Sender und der Kreislauf schließt sich.

Im Kommunikationskreislauf erhält der Sender vom Empfänger auch eine Rückmeldung (= Feedback) auf seine Nachricht. Über diese Rückmeldung erfährt der Sender, wie seine Nachricht aufgenommen und bewertet wurde, und kann entsprechend darauf reagieren.

Was ist Kommunikation?

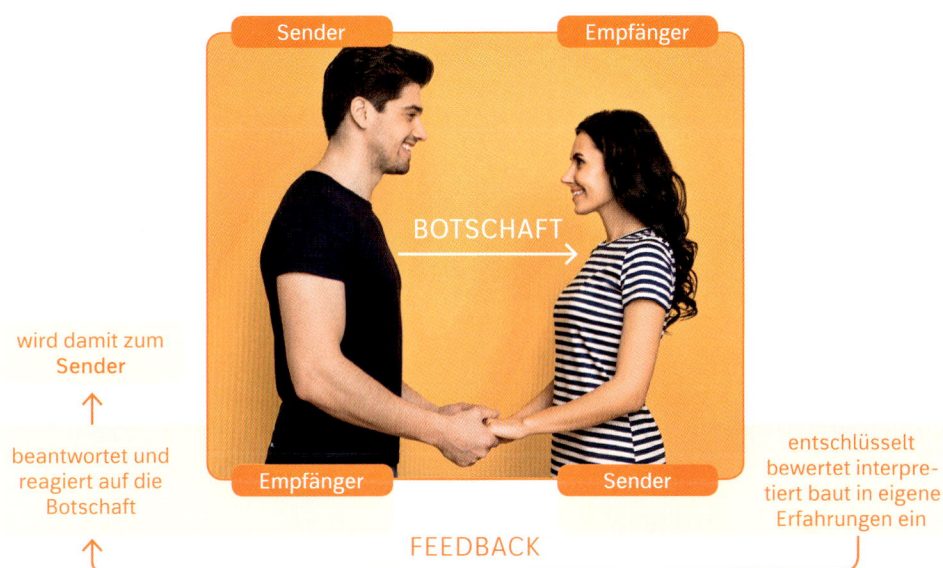

Sender-Empfänger-Modell Kommunikationskreislauf

BEISPIEL

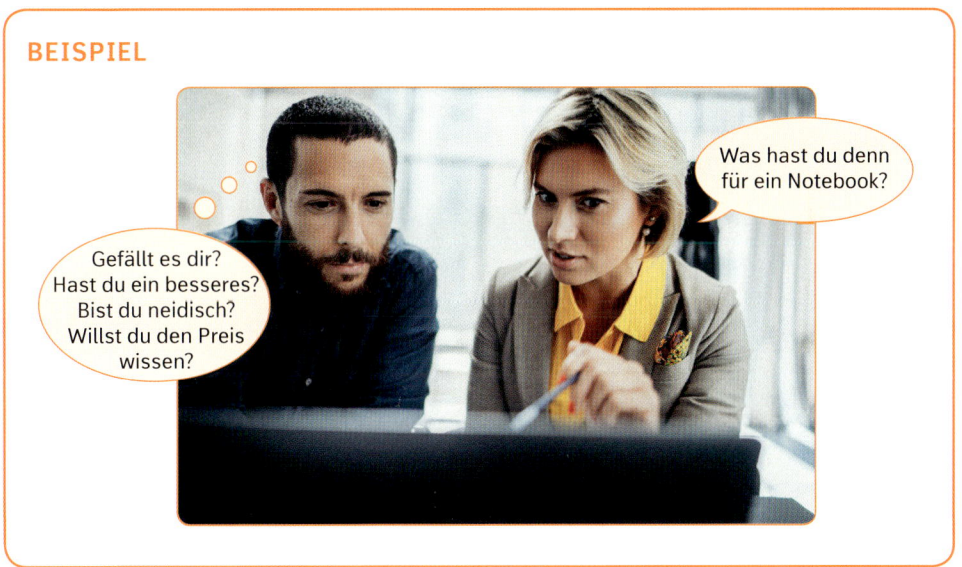

Auch beim Kontakt zwischen Mensch und Tier findet der Sender-Empfänger-Kreislauf statt. Weil beide unterschiedliche Sprachen und Körpersprachen sprechen, ist die Kommunikation erschwert.

Wenn die verbalen und nonverbalen Anteile einer Botschaft zusammenpassen und sich ergänzen, ist es für den Sender einfacher, die Botschaft richtig zu verstehen.
Ein Unterschied oder Widerspruch zwischen verbalen und nonverbalen Signalen verunsichert den Empfänger und die Gefahr für ein Missverständnis erhöht sich.

> **BEISPIEL**
>
> Zu einer traurigen Nachricht passt kein Lächeln.
> Mit hängenden Schultern wird man Ihnen die Begeisterung für eine Sache nicht abnehmen.
> Wenn Sie „rechts" meinen und nach links zeigen, führt der Weg in die falsche Richtung.

Im Kapitel 2 erfahren Sie mehr über den Einsatz und die Wirkung der verbalen und nonverbalen Botschaften.

1.2 Kommunikationsebenen

Jede Kommunikation findet gleichzeitig auf zwei unterschiedlichen Ebenen statt:
- der **Sachebene** oder **Inhaltsebene** und
- der **Beziehungsebene**.

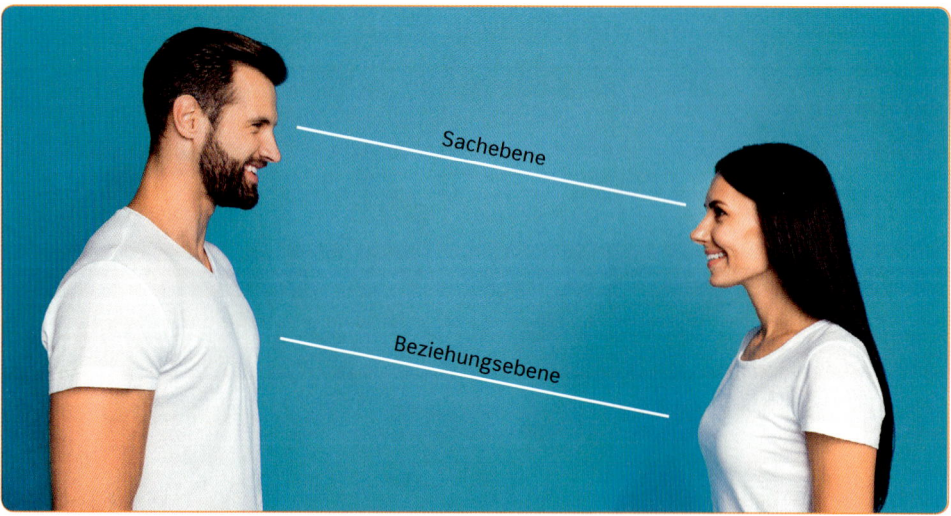

Auf der Sachebene („Kopfebene") wird der eigentliche Inhalt einer Nachricht, also die Sache an sich, übermittelt. Die Nachricht wird vom Empfänger z. B. als richtig oder falsch eingestuft.

Die Beziehungsebene ist von unseren Gefühlen geprägt („Bauchebene"). Hier wird die Nachricht gefühlsmäßig bewertet.
Glück, Enttäuschung, Zuneigung, Ablehnung, Stärke, Verletzung, Macht, Angst, Verwirrung, Sicherheit und Unsicherheit bestimmen etwa zu 80 Prozent, wie wir mit unserem Kommunikationspartner umgehen.

Eine positive Beziehungsebene ist wichtig für eine erfolgreiche Kommunikation.
Wenn Sie einen Patienten sympathisch finden, sind Sie gerne bereit, mit ihm über seine

Anliegen und Probleme zu sprechen. Wenn Sie aber z. B. Angst vor Ihrem Chef haben, wird es Ihnen nur schwer gelingen, mit ihm ein sachliches Gespräch zu führen.

Störungen der Kommunikation entstehen, wenn die Beziehungsebene von negativen Gefühlen beherrscht wird.
Die Sachebene rückt dadurch weit in den Hintergrund und wird gar nicht mehr beachtet. Zwei Partner können sich erbittert streiten und am Ende wissen sie gar nicht mehr, was der eigentliche Anlass für diesen Streit war.

AUFGABE

Denken Sie einmal an den letzten Streit mit Ihrem Freund oder mit Ihren Eltern zurück. Können sachliche Gespräche stattfinden, wenn Sie eigentlich noch so richtig wütend auf den anderen sind?

Skizzieren Sie solche Gesprächssituationen.

Wo lag die Störung?

Eine positive Beziehungsebene kann nicht erzwungen werden.
Konzentrieren Sie sich bewusst auf die Sachebene und blenden Sie eine negative Beziehungsebene während der Kommunikation aus.
Wenn es Ihnen gelingt, trotz der gestörten Beziehungsebene konsequent auf der Sachebene zu bleiben, ist auch unter diesen Bedingungen eine erfolgreiche Kommunikation möglich.

Jeder Mensch hat wenigstens eine „positive" und interessante Seite:
- sympathische Stimme
- schöne Frisur
- tolle Figur
- interessanter Schmuck
- lustige Aussprache bestimmter Buchstaben
- die immer bekleckerte Krawatte
- das dominante Parfüm
- ein besonderer Tick

AUFGABE

Denken Sie bitte einmal an unangenehme Patienten.

Suchen Sie ganz bewusst **positive, interessante** oder auch **lustige** Eigenschaften bei diesen Patienten.

Überprüfen Sie, ob Ihnen die Zuordnung dieser Eigenschaften hilft, die Sachebene im Gespräch in den Vordergrund zu schieben.

> **Profitipp**
>
> Wenn Sie mit Personen zusammenarbeiten oder verhandeln müssen, die in Ihnen negative Gefühle wie z. B. Ärger, Wut, Angst oder Enttäuschung wecken,
> - konzentrieren Sie sich auf die Sachebene,
> - bleiben Sie konsequent auf der Sachebene,
> - nehmen Sie Ihre negativen Gefühle wahr, akzeptieren Sie diese und schieben Sie sie dann während der Kommunikation bewusst auf die Seite,
> - lassen Sie sich nicht zu Gefühlsausbrüchen provozieren.

1.3 Die vier Seiten einer Nachricht

Das Modell der zwischenmenschlichen Kommunikation nach Friedemann Schulz von Thun zeigt uns, dass jede Nachricht vier Seiten und damit gleichzeitig mehrere Botschaften an den Empfänger enthält:
- **Sachinhalt** = Worüber ich informiere
- **Beziehungsinhalt** = Was ich von dir halte oder wie wir zueinander stehen
- **Aufforderungsinhalt (Appell)** = Wozu ich dich veranlassen möchte
- **Selbstoffenbarung** = Was ich von mir selbst zeige

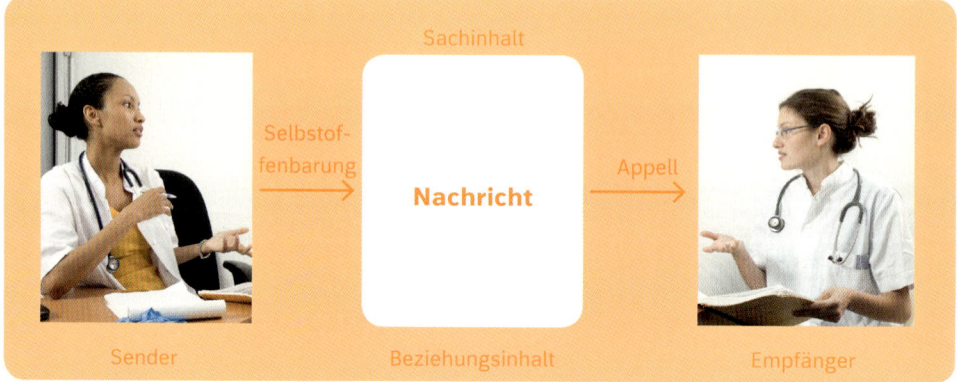

Das Eingangsbeispiel zeigt die verschiedenen Inhalte einer Nachricht:
Die Erstkraft Caroline (Sender) sagt zur Auszubildenden Zara (Empfänger): „Nimm bitte die Post zum Briefkasten mit."
- Der **Sachinhalt** einer Nachricht beschreibt die Sache, um die es geht.

> **BEISPIEL**
> Post muss zum Briefkasten gebracht werden.

- Der **Beziehungsinhalt** zeigt, wie der Sender seine Beziehung zum Empfänger sieht und was er von ihm hält. Er weist ihm damit eine Rolle zu.

> **BEISPIEL**
> Es gehört zu deinen Aufgaben, ich darf dir das aufgrund meiner Stellung sagen.

- Der **Beziehungsinhalt** wird durch den Tonfall, die Art der gewählten Formulierung und die begleitenden nonverbalen Signale verstärkt.

  > **BEISPIEL**
  > Das eingefügte Wort „bitte" deutet auf einen respektvollen und höflichen Umgang miteinander hin.

- Mit dem **Aufforderungsinhalt** möchte der Sender den Empfänger dazu veranlassen, auf eine bestimmte Weise zu handeln.

  > **BEISPIEL**
  > Du siehst doch, dass hier noch die Post liegt und von dir weggebracht werden muss.

- Die **Selbstoffenbarung** enthält Informationen über die Person des Senders.

  > **BEISPIEL**
  > Ich habe keine Zeit oder Lust, deine Arbeit auch noch zu erledigen.

AUFGABE

- Überlegen Sie, welche Inhalte in den folgenden Nachrichten stecken:
  - Die Mutter sagt zu ihrem Sohn am Frühstückstisch:
    „Du hast gestern Abend wieder deine schmutzigen blauen Socken unter das Bett geworfen!"
  - Die Erstkraft einer großen internistischen Praxis sagt zu ihrer Kollegin:
    Der Arzneimittelschrank ist schon seit drei Wochen nicht mehr aufgeräumt und geputzt worden."
  - Eine Patientin sagt zur Medizinischen Fachangestellten am Empfang:
    Jetzt sitze ich schon eine Stunde lang im Wartezimmer. Ich war um 14:30 Uhr für die Untersuchung bestellt."
- Der Arzt kann den Befund nicht finden, weil seine Mitarbeiterin ihn falsch eingeordnet hat. Der gleiche Sachverhalt kann verschieden ausgedrückt werden:
  - „Frau Fritz, ich finde den Befund von Frau Otto nicht. Befunde gehören in die Karteikarte."
  - „Frau Fritz! (verärgert) Ich such mich hier tot, muss ich mich um alles selbst kümmern?! Wo ist der verdammte Befund?!"
  - „Frau Fritz, wenn Sie nicht konzentrierter arbeiten, haben wir hier das totale Chaos."

Welche versteckten Botschaften erkennen Sie hinter den Aussagen?

In einem normalen Gespräch werden wir nicht jede Nachricht auf ihre möglichen vier Inhalte überprüfen. Wenn aus einer Nachricht aber ein Konflikt oder eine Eskalation zu entstehen droht, lohnt es sich, eine genaue Diagnose aller Inhalte vorzunehmen.

Bei unklaren Botschaften müssen Sie für den Erfolg der Kommunikation nachfragen. Sie holen sich vom Sender eine Rückmeldung (= Feedback) ein und beugen damit einem Missverständnis vor.

> **BEISPIEL**
> Ein Patient sagt zu Ihnen mit entspannt lächelndem Gesicht und aufrechter Körperhaltung: „Ich halte es vor Bauchschmerzen nicht mehr aus."

1.4 Die vier Ohren

Eine Nachricht wird vom Sender nicht nur mit vier Inhalten gesendet, sondern vom Empfänger auch mit vier Ohren aufgenommen.
Der vierohrige Empfänger hört also einen
- **Sachinhalt**, der ihm die Sachinformation mitteilt: Wie ist der Sachverhalt? Wie soll ich das verstehen?
- **Beziehungsinhalt**, der ihm Hinweise auf die Beziehung zwischen den Kommunikationspartnern gibt: Was hält der Sender von mir? Wie behandelt er mich?
- **Aufforderungsinhalt**, der ihm erklärt, was der andere von ihm erwartet: Was will der von mir? Wie soll ich mich seiner Meinung nach verhalten?
- **Selbstoffenbarungsinhalt**, der ihm hilft, die Person des Senders besser einzuschätzen und zu verstehen: Was ist das für ein Mensch? Was ist mit ihm los?

Beziehungsohr
Was hält der Sender von mir?
Wie behandelt er mich?

Selbstoffenbarungsohr
Was ist das für ein Mensch?
Was ist mit ihm los?

Aufforderungsohr
Was will er von mir?
Wie soll ich mich seiner Meinung nach verhalten?

Sachohr
Wie ist der Sachverhalt?
Wie soll ich das verstehen?

(nach Schulz von Thun, 1981)

Meist sind nicht alle vier Ohren auf die gleiche Empfangsstärke eingeschaltet. Wir hören abhängig von der aktuellen Situation und unserer Stimmung mit einem Ohr besonders laut und auf den anderen Ohren sind wir fast taub.
Das **Beziehungsohr** ist bei vielen Menschen besonders empfindlich. Es analysiert genau den Tonfall, die gewählte Formulierung und die begleitenden nonverbalen Signale, um mögliche Störungen in einer Beziehung herauszufiltern. Die Aussage „Sie sind fünf Minuten zu spät gekommen" kann als Vorwurf empfunden werden.

Wer es jedem gerne recht machen möchte, hört vor allem mit dem **Aufforderungsohr**. Er konzentriert sich auf die offenen oder versteckten Wünsche des Senders, etwa in folgender Situation: Der Arzt betritt den Aufenthaltsraum und sagt: „Schade, dass der Kaffee aus ist."

Um sich in den Sender besser hineinfühlen zu können, lohnt es sich, das **Selbstoffenbarungsohr** weit zu öffnen, z. B. wenn die Patientin zum Tierarzt sagt: „Das Arzneimittel für meinen Hamster ist aber sehr teuer."

Wegen der Beschäftigung mit den anderen Ohren wird der eigentliche Sachinhalt vom **Sachohr** oft nicht genau gehört und verstanden.

Unsere Reaktion auf eine Nachricht wird entscheidend davon beeinflusst, mit welchen Ohren wir die Nachricht empfangen haben.

Witze haben ihre Grundlage oft darin, dass der Empfänger auf einen vom Sender nicht beabsichtigten Inhalt der Nachricht reagiert. Zum Beispiel fragt der Arzt den Patienten: „Trinken Sie?" Er erhält die Antwort: „Was haben Sie denn anzubieten?"

Weil Zara in der Einstiegsgeschichte mit ihrem Beziehungsohr nur den Vorwurf heraushört und nicht den Sachinhalt beachtet, fühlt sie sich sofort ungerecht behandelt. Erst als sie bereit ist, mit dem Sachohr die Konsequenzen ihres Handelns zu erkennen, kann sie ihren Fehler akzeptieren und aktiv nach einer Lösung für die zukünftige Fehlervermeidung suchen. Auch die weitere gute Zusammenarbeit des Teams ist nicht mehr gefährdet.

AUFGABE

- Mutter: „Du hast gestern Abend deine schmutzigen blauen Socken schon wieder unter das Bett geworfen."
- Sohn: „Dann hebe sie auf und wasche sie, wenn dich das stört!"

Mit welchem Ohr hat der Sohn die Worte seiner Mutter empfangen? Wie wird die Mutter voraussichtlich reagieren und welchen Verlauf nimmt das Gespräch?

- Mit welchem Ohr hören Sie die folgenden Sätze?
- Reagieren Sie auf die unterschiedlichen Inhalte und überlegen Sie, wie sich das Gespräch dadurch weiterentwickelt.
    - „Keiner hört mir zu!"
    - „Eine Patientin im Wartezimmer ist ohnmächtig geworden."
    - „Meine Katze ist die schönste Katze."
    - „Der Zahnarzt konnte mir nicht helfen."
    - „Immer bin ich an allem schuld."

Grundlagen der Kommunikation

2 ERFOLGSFAKTOREN DER KOMMUNIKATION

Sie haben schon oft berufliche und private Erfahrungen mit Gesprächen gesammelt. Manche Gespräche sind gut verlaufen und am Ende waren die Gesprächsteilnehmer zufrieden und fühlten sich wohl. Andere Gespräche sind schlecht gelaufen und haben Unklarheiten, Unbehagen und Unzufriedenheit zurückgelassen. Was war schuld daran?

AUFGABE

Versetzen Sie sich jetzt in je eine gute und schlechte Gesprächssituation und notieren anschließend Kriterien, die Ihrer Meinung nach
- für ein gutes Gespräch besonders wichtig sind, also die Kommunikation fördern, oder
- sich ungünstig auf das Gespräch auswirken, also die Kommunikation behindern.

Kommunikation gelingt, wenn Sie
- sich klar ausdrücken (**Klarheit**),
- sich in die Lage Ihres Partners hineinversetzen können (**Empathie**) und
- Ihre eigene Persönlichkeit in das Gespräch einbringen (**Authentizität**).

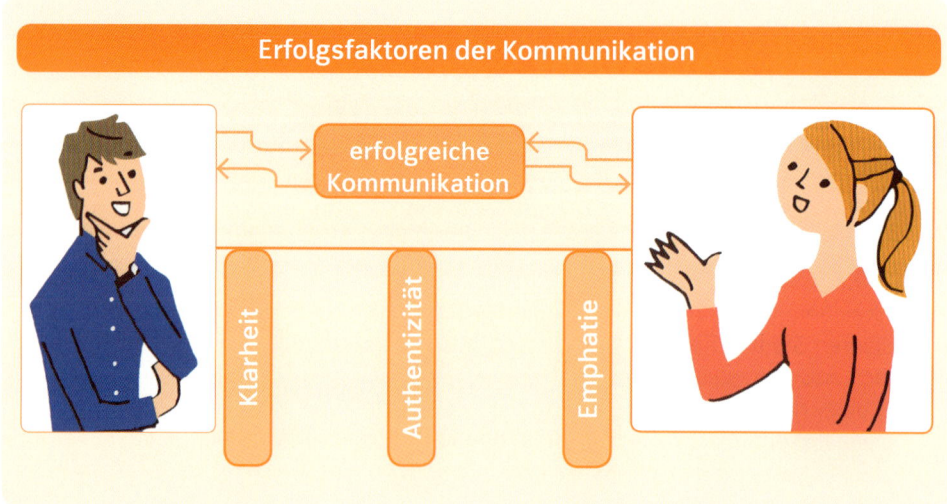

2.1 Erfolgsfaktor Klarheit

Sicher kennen Sie die folgenden Situationen:
- Sie ärgern sich, wenn Sie eine Gebrauchsanweisung dreimal durchgelesen haben und immer noch nicht wissen, wie das Gerät eigentlich funktionieren soll.
- Ein Patient kommt vom Praxisbesuch nach Hause und stellt fest, dass er gar nicht richtig verstanden hat, wie er sich bei der Therapie seiner Erkrankung verhalten soll.

- Eine Patientin kommt drei Wochen zu spät zur Kontrolluntersuchung und hat vergessen, dass sie nüchtern sein sollte.
- Die neue Mitarbeiterin macht Fehler und steht vor Problemen, weil sie die Praxisabläufe nicht genau durchschaut und es ihr auch niemand erklärt hat.
- Die Auszubildende fühlt sich überfordert, weil sie keine klar verständlichen Anweisungen erhalten hat.

Alle diese Situationen haben eines gemeinsam: das Fehlen von Klarheit.
Es ist gar nicht so einfach, sich so klar auszudrücken, dass der andere genau das versteht, was Sie meinen, und danach handeln kann.
Warum ist das, was Ihnen klar ist, für den anderen noch lange nicht klar?

- Jeder Mensch besitzt in seinem Gehirn ganz bestimmte Vorstellungen von einer Sache oder Situation und abgespeicherte „Drehbücher" von Handlungsabläufen. Sie sind von seinen persönlichen Erfahrungen und bereits erlebten Situationen geprägt. Der Kommunikationspartner hat möglicherweise andere Bilder und „Drehbücher" gespeichert.
- Es gibt nicht genügend Worte in unserer Sprache, um alles genau genug zu beschreiben. Besonders schwierig wird die Situation, wenn der Kommunikationspartner einem anderen Kulturkreis angehört und eine andere Sprache spricht.

AUFGABE

- Was hilft Ihnen, die Gebrauchsanweisung für das neue EKG-Gerät richtig zu verstehen?
- Welche Möglichkeiten haben Sie, um zu überprüfen, ob Ihre Kollegin auch richtig verstanden hat, wie sie die Karteikarten einsortieren soll?
- Wie können Sie in der Praxis dafür sorgen, dass jeder Mitarbeiter weiß, welche Aufgaben er heute übernehmen muss?

Förderer der Klarheit und Verständlichkeit
- **Einfachheit**
    - Bilden Sie kurze und einfache Sätze.
    - Verwenden Sie geläufige und bekannte Wörter.
    - Nutzen Sie Fachsprache nur, wenn Sie zur Verdeutlichung beiträgt.
    - Suchen Sie nach treffenden Worten.
    - Berücksichtigen Sie den Wortschatz Ihres Kommunikationspartners.
    - Erklären Sie schwierige Begriffe.
    - Setzen Sie anschauliche Argumente ein.

- **Gliederung und Ordnung**
    - Bringen Sie Ihre Anweisungen in die richtige Reihenfolge und Ordnung. Machen Sie den roten Faden sichtbar.
    - Untergliedern Sie Ihre Aussagen und Anweisungen in kurze, überschaubare Abschnitte. Die äußere Übersichtlichkeit fördert das Verständnis.

- Geben Sie ein Schema vor (z. B. bei der Arzneimitteleinnahme).
- Bauen Sie Ihre Argumente logisch aufeinander auf.

- **Kürze und Anschaulichkeit**
  - Beschränken Sie sich auf das Wesentliche.
  - Verwenden Sie Abbildungen (= Visualisierung). Bilder sind oft aussagekräftiger und auch ohne Worte zu verstehen.

- **Stimulanz und Motivation**
  - Sprechen Sie Ihren Kommunikationspartner direkt an.
  - Knüpfen Sie an bereits Bekanntes an. Verwenden Sie Beispiele aus dem Erfahrungsbereich des Kommunikationspartners. Nutzen Sie die Bilder und „Drehbücher" in seinem Kopf.
  - Zeigen Sie den Nutzen.
  - Formulieren Sie Ihre Aussagen positiv.
  - Überprüfen Sie durch Fragen, ob Sie richtig verstanden wurden.

- **Pausen für die gedankliche Verarbeitung**
  - Reden Sie nicht wie ein Wasserfall.
  - Beobachten Sie, ob Ihnen Ihr Gesprächspartner noch folgt.

Wenn Sie sich um Klarheit bemühen, fördern Sie die Zufriedenheit der Patienten und damit den Erfolg der Praxis.
Klarheit nimmt Angst und verhindert unbegründete Befürchtungen.
Klarheit bedeutet Zeitgewinn, wenn jeder im Praxisteam genau weiß, was er wann, wie, warum und mit wem erledigen muss.
Klare Absprachen verhindern Fehler, Missverständnisse und Konflikte.

AUFGABE

Ein Patient soll vier verschiedene Anweisungen erhalten und befolgen.
Geben Sie die folgenden Anweisungen an eine 68-jährige Patientin mit Diabetes und Bluthochdruck weiter.
Achten Sie dabei auf Klarheit!

- Blutzuckersenkende Tablette: morgens 15 Minuten vor dem Frühstück eine ganze Tablette einnehmen, danach unbedingt frühstücken, da sonst die Gefahr der Unterzuckerung besteht
- Tabletten gegen Bluthochdruck: morgens und abends nach den Mahlzeiten je eine halbe Tablette mit viel Flüssigkeit einnehmen
- Hautpflege und -schutz: morgens und abends Füße und Unterschenkel eincremen, verwendet wird dazu eine spezielle Hautschutzcreme für Diabetiker, die Hautinfektionen und Unterschenkelgeschwüren vorbeugen soll
- nächster Kontrolltermin in drei Wochen: Blutzucker- und Cholesterinwertkontrolle, nüchtern kommen

Welche Hilfsmittel unterstützen Ihre Arbeit?
Wie stellen Sie sicher, dass die Patientin Ihre Anweisungen auch verstanden hat?
Wie motivieren Sie die Patientin, dass sie die Anweisungen auch beachtet?

> **Profitipp**
>
> Bei **Aufklärungsgesprächen** ist es besonders wichtig, auf Klarheit zu achten. Vor bestimmten Untersuchungen und Behandlungen muss der Patient über mögliche Risiken genau informiert werden und sein schriftliches Einverständnis geben. Mit der Unterschrift bestätigt er, dass er alles richtig verstanden hat.

AUFGABE

Bereiten Sie mit Ihrem Praxisteam schriftliche Anweisungen vor für z. B.
- die Wegbeschreibung zu Ihrer Praxis,
- Therapien, die der Patient oder Tierbesitzer selbstständig zu Hause durchführen soll,
- die richtige Einnahme der verordneten Arzneimittel, um die Mitarbeit des Patienten (compliance) zu verbessern,
- den Einsatz der Praxisgeräte, damit sich auch Kolleginnen, die sonst nicht mit diesen Geräten arbeiten, schnell zurechtfinden,
- Hinweise auf die möglichen Abrechnungsziffern.
- Medikationspläne

Wenn Patienten mehr als zwei Arzneimittel einnehmen sollen, muss die Praxis einen schriftlichen Medikationsplan erstellen. Auch wenn die schriftliche Information klar und übersichtlich gestaltet ist, unterstützt eine zusätzliche Erklärung die Motivation zur korrekten Anwendung der verschiedenen Arzneimittel.
Erklären Sie Ihrer Kollegin einen Medikationsplan, der in der Praxis häufiger erstellt wird. Verbessern Sie ihre Informationen durch das erhaltene Feedback.

2.2 Erfolgsfaktor Einfühlungsvermögen (= Empathie)

> *„Beklage dich nicht über deinen Nachbarn, bevor du nicht eine Meile in seinen Mokassins gegangen bist."*
>
> Indianisches Sprichwort

In Ihre Praxis kommen jeden Tag viele Patienten. Jeder Patient ist anders und muss deshalb individuell behandelt werden.
Um den Patienten zufriedenzustellen, ist die richtige Reaktion erforderlich. Um richtig zu reagieren, müssen Sie den anderen erst kennen. Sie müssen sich in ihn und seine Situation einfühlen können.
Sie können ihn aber erst richtig behandeln und beraten, wenn Sie in Gedanken ein Stück Weg mit ihm gegangen sind.
Das Gleiche gilt für den Umgang mit den Kollegen.

Der Begriff Empathie bedeutet Einfühlungsvermögen, Wertschätzung, den Willen, den anderen zu verstehen.

AUFGABE

- Versetzen Sie sich in die Rolle eines Patienten und einer neuen Mitarbeiterin. Notieren Sie:
  - Mit welchen Voraussetzungen und Gefühlen kommt der Patient in die Praxis?
  - Welche Erwartungen hat der Patient an das Praxispersonal und die Praxis?
  - Mit welchen Voraussetzungen und Gefühlen kommt eine neue Mitarbeiterin in die Praxis?
  - Welche Erwartungen hat die neue Mitarbeiterin an ihre Kolleginnen?
- Fragen Sie sich: Wodurch kann ich
  - tiefes und echtes Interesse an den Anliegen meines Gesprächspartners zeigen,
  - den Weg seiner Gedanken mitgehen und sie erfassen,
  - dabei Einfühlungsvermögen und Wertschätzung vermitteln?

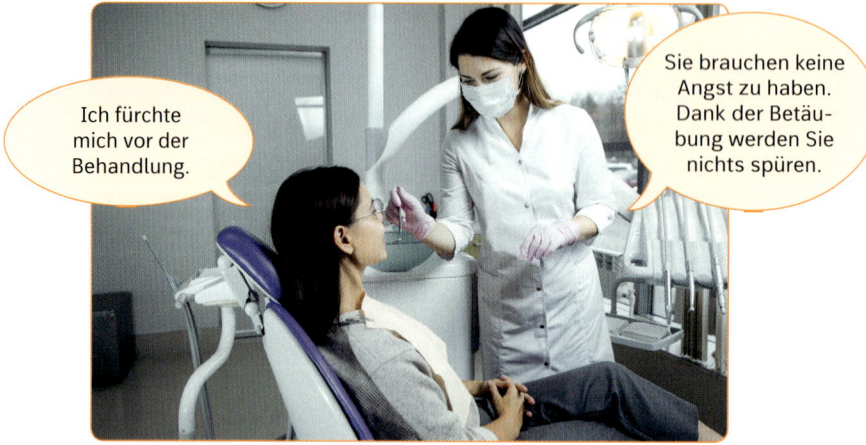

Sie schaffen eine positive Beziehungsebene, wenn Ihr Kommunikationspartner Ihre Empathie spürt, und so können Sie ihm Ihre Empathie zeigen:
- „Ich habe Zeit für Sie und konzentriere mich im Augenblick nur auf Ihr Anliegen." Erledigen Sie nebenher keine anderen Arbeiten. Vermeiden Sie den Eindruck, dass Sie unter Zeitdruck stehen.
- „Ich zeige durch Aufmerksamkeitsreaktionen, dass ich Ihren Ausführungen folge und Ihr Anliegen ernst nehme."
  Vermitteln Sie durch Blickkontakt und Zustimmung über Nicken sowie kurze Zwischenbemerkungen Ihre ungeteilte Aufmerksamkeit.
- „Ich beachte die Regeln der Höflichkeit."
  Zeigen Sie durch das Ansprechen mit Namen und gegebenenfalls mit dem Titel und Worte wie „bitte" und „danke" oder „gerne" Ihre Wertschätzung.

- „Ich versuche, mich in die Lage des anderen hineinzuversetzen."
  Stellen Sie sich kurz die Kopfschmerzen vor, über die Ihr Patient klagt. Fühlen Sie die Angst des Tierbesitzers, der Ihnen berichtet, dass sein Hund plötzlich so komisch atmet.
- „Ich finde durch geeignete Gesprächstechniken die Beweggründe und Wünsche des Gebenübers heraus."
  Sie können die Gedanken eines Menschen nicht erraten. Klärendes Nachfragen und das Aufgreifen der Aussagen helfen Ihnen aber, eine klare Vorstellung davon zu bekommen, was ihr Gesprächspartner wirklich will (in Kapitel 3 erfahren Sie mehr über die Gesprächstechniken).
- „Ich habe die Botschaft oder das Anliegen meines Kommunikationspartners verstanden."
  Formulieren Sie das Gehörte mit eigenen Worten und fassen Sie den Inhalt zusammen. Dadurch spiegeln Sie den Inhalt der Nachricht. Sie bestätigen, dass Sie alles richtig verstanden haben, und können Unstimmigkeiten und Missverständnisse sofort erkennen und darauf reagieren.

2.3 Erfolgsfaktor Authentizität

Authentizität bedeutet „Echtheit" oder „Glaubwürdigkeit" (authentisch = echt).

Authentizität erfordert Selbstbewusstsein und Offenheit.
Um selbstbewusst und überzeugend auftreten zu können, müssen Sie sich Ihrer Stärken und Schwächen bewusst sein. Wenn Sie versuchen, eine andere Person nachzuahmen, wird es Ihnen nicht gelingen, als authentisch anzukommen. Ihr Verhalten wirkt gekünstelt, weil man Ihre eigene Persönlichkeit dahinter nicht erkennt.

Stehen Sie zu Ihren eigenen Zielen, Wünschen und Bedürfnissen und sprechen Sie diese offen und ehrlich an.
Sagen Sie, was Sie meinen, und sprechen Sie Ihre Meinung offen aus.
Vertreten Sie Ihre eigene Meinung vor Ihrem Gesprächspartner.
Finden Sie Ihren persönlichen Stil und leben Sie diesen Stil.

Wer authentisch ist, hat auch den Mut, seine Gefühle zu zeigen.
Mit einer Ich-Botschaft übernehmen Sie die Verantwortung für Ihre Aussage. Die Ich-Botschaft zeigt den Wert Ihrer eigenen Meinung, weil sie von Ihnen persönlich kommt.

BEISPIELE:
- „Ich bin davon überzeugt, dass es Ihrem Hund schon bald besser geht."
- „Ich kenne mich mit diesem Gerät nicht genau aus und schicke lieber meine Kollegin."
- „Ich entschuldige mich, das war mein Fehler."

Grundlagen der Kommunikation

Erinnern Sie sich an Ihr Bewerbungsgespräch. Hätten Sie die Stelle bekommen, wenn Sie versucht hätten, etwas vorzuspielen, was Sie im Berufsalltag nicht umsetzen können?

„Wie sehe ich mich selbst?", „Wie schätze ich mich ein?" – mit diesen Fragen können Sie ein **Selbstbild** von sich entwerfen. Dieses Selbstbild ist von Ihrer Biografie und Ihren ganz persönlichen Erfahrungen geprägt. Zum Selbstbild gehören nicht nur das Aussehen, sondern in erster Linie Ihre Erfahrungen, Einstellungen und inneren Werte.
„Wie aber sehen mich die anderen?", „Wie schätzen Sie mich ein?" Dieses **Fremdbild**, das sich ein anderer von Ihnen macht, ist ebenfalls von seinen Wertvorstellungen und Erlebnissen beeinflusst.
Deshalb stimmen Selbstbild und Fremdbild oft nicht miteinander überein.

AUFGABE

Erstellen Sie ein Selbstbild von sich als Medizinische Fachangestellte.
Beurteilen Sie die folgenden Kriterien mit „gut", „mittel" oder „schlecht":
- berufliches Fachwissen
- freundlicher und einfühlsamer Umgang mit den Patienten
- Fehler bewusst wahrnehmen, auch ehrlich zu seinen Fehlern stehen
- eigenes Leistungsvermögen richtig einschätzen
- Belastbarkeit
- Aussehen
- Umgang mit Kritik
- Teamfähigkeit
- Zufriedenheit mit sich selbst

Profitipp
Wiederholen Sie diese Übung nach einigen Monaten und stellen Sie fest, wie Sie sich weiterentwickelt haben.

Erfolgreiche Kommunikation in der Praxis erfordert die Mitarbeit des Patienten.
Eine Therapie erreicht ihr Ziel nur, wenn sie vom Patienten auch richtig angewendet wird. Der Begriff **Compliance** beschreibt die Bereitschaft des Patienten, bei diagnostischen und therapeutischen Maßnahmen mitzuwirken. Ein wichtiger, für den Erfolg der Therapie entscheidender Punkt ist die Zuverlässigkeit bei der Einnahme von Arzneimitteln.

Sie können durch die Erfolgsfaktoren der Kommunikation die Compliance verbessern:
- Mit **Klarheit** erklären und zeigen Sie dem Patienten, wie und wann er das Arzneimittel einnehmen muss. Sie geben ihm klare schriftliche Anweisungen mit.
- Durch **Empathie** finden Sie die richtigen Worte und erkennen, ob der Patient gewillt und in der Lage ist, die Therapie wie geplant durchzuführen.
- Durch ihre **Authentizität** zeigen Sie ihm: „Ich bin überzeugt von der Wirksamkeit des Arzneimittels und dass es für Sie genau das richtige ist."

KAPITEL 2
Kommunikation mit und ohne Worte

Manuela, Zara und Thomas treffen sich am Wochenende zu einem gemeinsamen Abendessen. Zara meint: „Tiere und kleine Kinder können doch nicht sprechen. Es ist doch sicher sehr schwierig herauszufinden, was einem Hund oder einem Säugling fehlt." Thomas erwidert: „Wenn du ein Tier ganz genau beobachtest, dann erkennst du an seiner Körpersprache, wie es sich fühlt: Hat es Angst oder Schmerzen, fühlt es sich bedroht oder freut es sich über deine Zuwendung?" Manuela ergänzt: „Auch bei Kindern ist es wichtig, genau auf die Körpersignale zu achten: Lächeln sie dich freundlich an oder wirken sie fiebrig, matt und blass? So kannst du auch ohne Worte schnell einschätzen, wie ernst ihre Erkrankung ist. Durch genaues Beobachten bekommst du oft mehr Informationen als von einem Patienten, der dir seine lange Leidensgeschichte erzählt." Zara antwortet: „Jetzt verstehe ich, was ihr meint. Ich sehe es einem Patienten ja auch sofort an, ob er starke Zahnschmerzen hat oder die Behandlung schmerzhaft für ihn ist." Zuletzt meint Thomas: „Vergesst aber nicht, dass Patienten und Tierbesitzer auch uns genau beobachten."

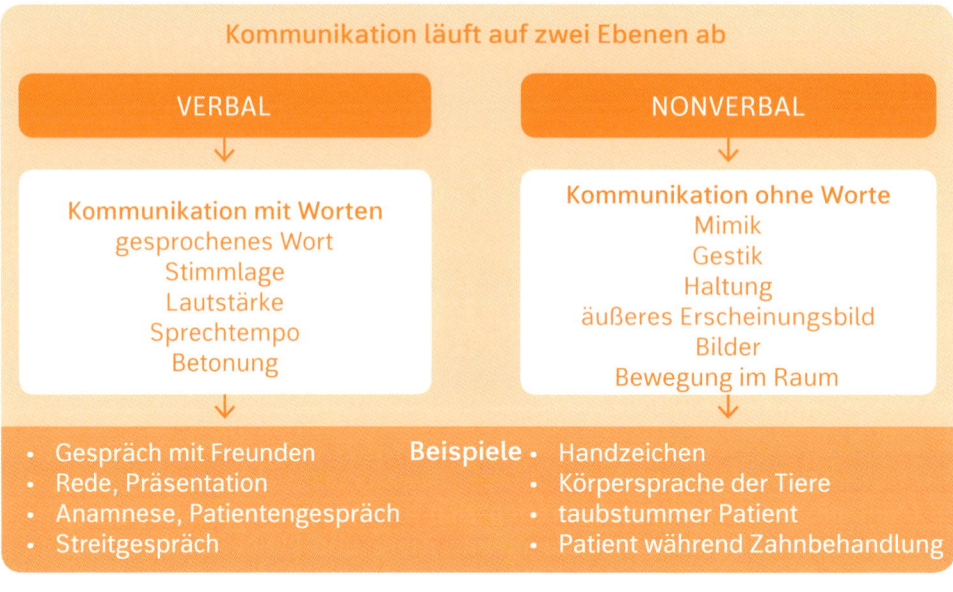

verbum (lat.) = Wort
non (lat.) = nein
verbal = mit Worten
nonverbal = ohne Worte

AUFGABE

Verbale Kommunikation:
- Beschreiben Sie **nur mit Worten**
- die Kleidung, die Sie bei ihrem letzten Besuch eines Clubs getragen haben,
- wie man auf dem Handy eine Kurznachricht schreibt,
- wie man Bargeld aus dem Bankautomaten abhebt,
- wie man die Zähne mit Zahnseide reinigt.

Ihre Kollegin soll folgende Tätigkeiten korrekt ausführen. Weisen Sie die Kollegin **nur mit Worten** an,
- eine Zeichnung über den Grundriss der Praxis, in der Sie beschäftigt sind, anzufertigen,
- eine Pyramide aus Stühlen zu bauen,
- einen Milliliter einer Injektionslösung in eine Spritze aufzuziehen.

Nonverbale Kommunikation:
- Sie sitzen in einem Club an der Bar. Die Musik ist so laut, dass man sein eigenes Wort kaum versteht. Sie entdecken am anderen Ende der Bar einen Freund. Wie machen Sie ihn auf sich aufmerksam?

- Im Wartezimmer sitzt ein tauber Patient, der gerade eine Zeitschrift liest. Bitten Sie ihn ins Sprechzimmer.
- Suchen Sie ein weiteres Beispiel für nonverbale Kommunikation.

Spielen Sie die Situationen einer anderen Gruppe vor. Was hat diese Gruppe verstanden?

Feedback:
Diskutieren Sie in der Gruppe:
- Wo sind bei den Aufgaben Schwierigkeiten aufgetreten?
- Was hätte die Kommunikation erleichtert?

1 VERBALE KOMMUNIKATION

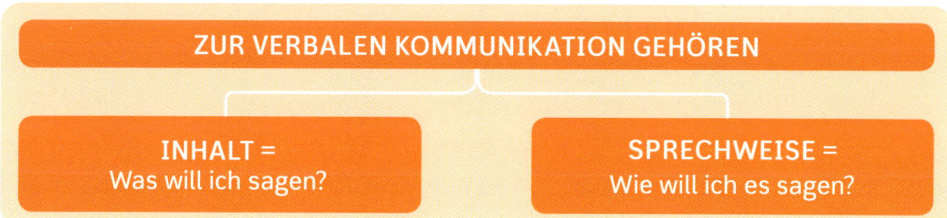

1.1 Was will ich sagen? (= Inhalt)

Lesen Sie die folgenden drei Textbeispiele bitte einmal kurz durch.

> **Aus dem Rahmenlehrplan für den Ausbildungsberuf Tiermedizinische(r) Fachangestellte(r):**
> *Lernen in der Berufsschule vollzieht sich grundsätzlich in Beziehung auf konkretes berufliches Handeln sowie in vielfältigen gedanklichen Operationen, auch gedanklichem Nachvollziehen von Handlungen anderer. Dieses Lernen ist vor allem an die Reflexion der Vollzüge des Handelns (des Handlungsplans, des Ablaufs, der Ergebnisse) gebunden. Mit dieser gedanklichen Durchdringung beruflicher Arbeit werden die Voraussetzungen geschaffen für das Lernen in und aus der Arbeit. Dies bedeutet für den Rahmenlehrplan, dass die Beschreibung der Ziele und die Auswahl der Inhalte berufsbezogen erfolgt.*
>
> Quelle: Rahmenlehrplan für den Ausbildungsberuf Tiermedizinischer Fachangestellter/ Tiermedizinische Fachangestellte, Beschluss der Kultusministerkonferenz vom 28.04.2005, S.5, Sekretariat der Ständigen Konferenz der Kultusminister der Länder in der Bundesrepublik Deutschland

Kommunikation mit und ohne Worte

Aus dem Roman „Narziß und Goldmund" von Hermann Hesse:
Vor dem von Doppelsäulchen getragenen Rundbogen des Klostereinganges von Maulbronn, dicht am Wege, stand ein Kastanienbaum, ein vereinzelter Sohn des Südens, von einem Rompilger vor Zeiten mitgebracht, eine Edelkastanie mit starkem Stamm; ...

Quelle: Hermann Hesse, Narziß und Goldmund, Suhrkamp taschenbuch 274, 51 Auflage 2018

Abseitsregel (Fußball):
Ein Spieler, der sich zum Zeitpunkt, in dem ein Mitspieler den Ball spielt oder berührt*, in einer Abseitsstellung befindet, wird nur bestraft, wenn er aktiv am Spiel teilnimmt, indem er:
- *durch Spielen oder Berühren des Balls, den zuletzt ein Mitspieler gespielt oder berührt hat, ins Spiel eingreift oder*
- *einen Gegner beeinflusst, indem er:*
  - *diesen daran hindert, den Ball zu spielen oder spielen zu können, indem er ihm eindeutig die Sicht versperrt,*
  - *mit diesem Gegner einen Zweikampf um den Ball führt,*
  - *eindeutig versucht, den Ball in seiner Nähe zu spielen, wenn diese Aktion einen Gegner beeinflusst,*
  - *eindeutig aktiv wird und so die Möglichkeit des Gegners, den Ball zu spielen, eindeutig beeinflusst ...*

* Maßgebend ist der erste Kontakt beim Spielen oder Berühren des Balls

Quelle: Fußball-Regeln 2020/2021, Deutscher Fußball-Bund, Frankfurt am Main, 2020

AUFGABE

- Warum fällt es uns schwer, diese Texte beim ersten Lesen zu verstehen?
- Wie wünschen Sie sich, dass ein Text gestaltet ist, damit Sie ihn als Zuhörer oder Leser sofort und genau verstehen und sich den Inhalt merken können?
- Notieren Sie auf einer Moderationskarte fünf Wünsche.

Das Sprachverständnis wird erleichtert durch
- eine gedächtnisgerechte Sprache,
- das Erkennen der richtigen Sprachebene,
- eine knappe und treffende Ausdrucksweise.

1.1.1 Gedächtnisgerechte Sprache

Nur besonders hervorgehobene Informationen gelangen vom Kurzzeitgedächtnis ins Langzeitgedächtnis. Die Speicherung im Langzeitgedächtnis wird unterstützt
- durch Interesse und andere Emotionen (Gefühlsregungen),
- wenn Verknüpfungen mit Erfahrungen oder bekanntem Wissen möglich sind,
- wenn mehrere Sinne beteiligt sind (z. B. Hören und Sehen)

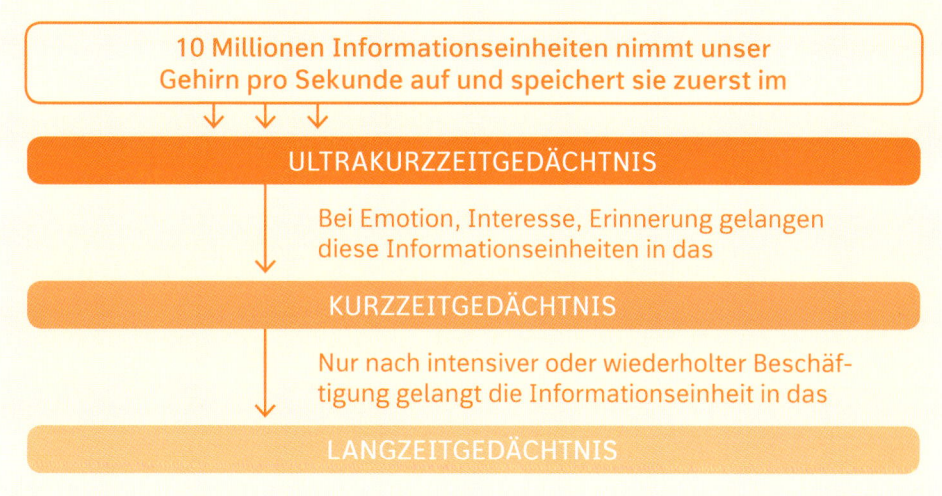

Satzbau
Wenn Sie zu anderen sprechen, achten Sie auf Folgendes:
- Jeder Hauptgedanke bekommt einen Satz.
- Kurze einfache Sätze mit höchstens einem Nebensatz sind verständlich. Bei zu langen Sätzen und Schachtelsätzen kann der Zuhörer nicht mehr mitdenken und versteht sie deshalb nicht.
- Sprechen Sie nicht im Telegrammstil (Beispiel: Kurznachricht), sondern in ganzen Sätzen mit mindestens drei Worten: **Subjekt + Verbum + Objekt + evtl. Adjektiv** für bildhafte Sprache.
- Ein Stichwortmanuskript oder eine Moderationskarte zwingt einen Redner zu kurzen Sätzen. Ausformulierte Sätze sind meist zu lang.

AUFGABE

- Wandeln Sie den Buddenbrock-Text in anschauliche, aber kurze Sätze um. Der Zuhörer soll sich die Situation sofort vorstellen können.
- Rufen Sie Ihre letzte SMS auf, die im Telegrammstil verfasst wurde. Wandeln Sie den Text dieser SMS in eine Gesprächsnotiz um.

Bildhafte Sprache durch Vergleiche und Beispiele
Je intensiver die Vernetzung einer Information mit Bildern, Erinnerungen und Sinneseindrücken gelingt, umso besser prägt sie sich im Langzeitgedächtnis ein. Dort lässt sie sich zu einem späteren Zeitpunkt wieder auffinden und abrufen.

Bilder im Kopf verbessern das Vorstellungsvermögen („ein Bild sagt mehr als tausend Worte") und bringen Abwechslung.

BEISPIELE

- gelb wie die Sonne
- weiß wie die Wand
- strahlend weiß
- lässt das Fell wie Seide glänzen
- wie ein Elefant im Porzellanladen
- haushoch
- schnell wie ein Pfeil
- schleicht wie eine Katze

Allgemeiner Ausdruck	Bildhafter Ausdruck
Im Wartezimmer waren viele Patienten.	Die Patienten saßen dicht gedrängt auf den Bänken.
Die Kollegin hat mir nicht geholfen.	Sie hat keinen Finger krumm gemacht.
Der Hund hat Schmerzen.	Der Hund jault vor Schmerz laut auf.
Das Kind weint heftig.	Es heult Rotz und Wasser.

Die Bilder im Kopf entstehen aus der persönlichen Erfahrung und den Erlebnissen. Sie können aber auch unterschiedlich ausfallen und dadurch zu Missverständnissen führen.

Sex on the beach

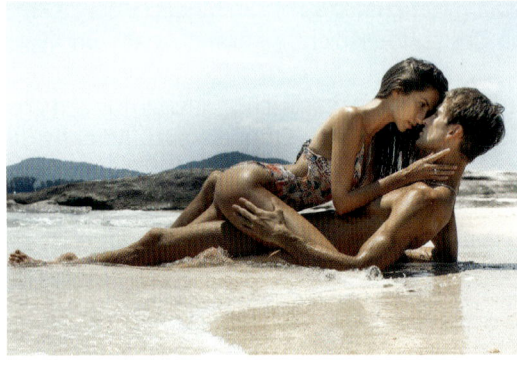
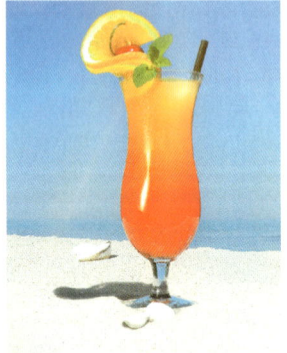

AUFGABE

Finden Sie für die folgenden Sätze bildhafte Ausdrücke, damit sich der Zuhörer die Situation als Bild vorstellen kann:
- Viele Fische schwimmen im Aquarium.
- Die Kopfplatzwunde blutet stark.
- Nach dem Schlaganfall bewegt die Patientin ihren Arm nicht mehr.
- Ich brauche einen Termin, weil ich Zahnschmerzen habe.
- Am Gebiss erkennt man, dass sich der Patient selten die Zähne putzt.
- Der Hund wurde ins Bein gebissen.
- Ich habe den Zug verpasst.

Anknüpfen an Bekanntes erleichtert das Verständnis.

> **BEISPIELE**
> - wie ein kleiner Pieks
> - wie bei der letzten Untersuchung
> - Röntgen wie Fotografie
> - Herz als Umwälzpumpe
> - Autoklav arbeitet wie Schnellkochtopf
> - Heißluftsterilisator arbeitet wie Umluftherd
> - kostet auch nicht mehr als ...
> - wirkt schneller oder länger als ...

Wiedererkennen von Sinneseindrücken (Gefühle, Gerüche, Geräusche) ruft Erinnerungen wach.

> **BEISPIELE**
> - brennt wie Feuer
> - Migräne fühlt sich an wie kleine Messerstiche im Kopf
> - Es riecht hier wie beim Zahnarzt.
> - brüllt wie ein Löwe
> - zittert vor Kälte

AUFGABE

- Was erreichen Sie durch
    - das Verwenden von Parfüm,
    - Musik im Wartezimmer,
    - eine Duftlampe im Therapieraum?
- Suchen Sie Beispiele für Gerüche und Geräusche, die
    - angenehme Empfindungen bei Ihnen auslösen,
    - unangenehme Empfindungen bei Ihnen auslösen.

Wiederholungen, Zusammenfassungen

Das wiederholte Hören von Worten und Sätzen oder die häufige Beschäftigung mit einem Thema verbessert die Speicherung und das Wiederauffinden im Langzeitgedächtnis.
- Man muss Worte und Sätze öfter hören oder sich mit ihnen beschäftigen, um sie längerfristig im Gedächtnis zu behalten (Beispiel: Werbetexte).
- Das Wichtigste wird noch einmal zusammengefasst. Dadurch werden wichtige Aussagen hervorgehoben und vertieft.

AUFGABE

- Fassen Sie das Wichtigste aus einem Textabschnitt in einem Satz zusammen. Verwenden Sie hierfür ein Fachbuch, mit dem Sie gerade lernen.
- Entwerfen Sie den Text der Moderationskarte (nur Stichpunkte) für eine Rede, die Sie am nächsten Geburtstag eines Familienangehörigen halten wollen.
- Schreiben Sie einen Spickzettel als Training für die nächste anstehende Prüfung.

Stimulanz, Nutzen aufzeigen
Ich kann mir etwas besser merken, wenn
- ich es mir merken will (z. B. die Handynummer meines Freundes),
- mich ein Thema wirklich interessiert (z. B. Basiswissen für das Hobby),
- ich einen Nutzen oder Vorteil davon habe.

AUFGABE

Ergänzen Sie die folgenden Sätze durch einen zutreffenden Vorteil oder Nutzen:
- Wenn Sie das Medikament regelmäßig einnehmen, ...
- Wenn Sie sich regelmäßig die Zähne putzen, ...
- Wenn Sie öfter mit dem Hund spielen, ...
- Wenn Sie die größere Packung kaufen, ...
- Wenn Sie pünktlich um 8:00 Uhr in der Praxis sind, ...

1.1.2 Sprachebene treffen

„Die Struktur einer ambivalenten Beziehung beeinträchtigt das visuelle und kognitive Wahrnehmungsvermögen extrem." „Liebe macht blind"

Ich muss die Sprache sprechen, die mein Zuhörer versteht. Dabei kommt es nicht nur auf die Muttersprache an, sondern auch auf den Wortschatz, mit dem mein Zuhörer vertraut ist, und die Bilder und Erfahrungen, die er mit meinen Worten verbindet. Die Sprache muss zur Situation und zum Bildungs- und Kenntnisstand des Zuhörers passen. Am Arbeitsplatz wird deshalb eine andere Sprache gesprochen als in der Freizeit.
- **Welche Sprache versteht der andere,** z. B. Kind, Jugendlicher, Kollegin, Patient, Arzt, Freundin, Ausländer?
- Der Wortschatz wird auf den Zuhörer und die Situation abgestimmt, er muss aber **auch zu meiner eigenen Persönlichkeit passen**. Wenn ich versuche, mich krampfhaft auf eine höhere Sprachebene zu begeben, hinterlasse ich einen unsicheren Eindruck und wirke dann nicht mehr authentisch.
- **Fremdwörter und Fachbegriffe** sollten nur sparsam eingesetzt und erklärt werden, wenn sie nicht zum Wortschatz des Zuhörers, z. B. des Patienten, gehören. Fremd-

wörter dürfen dann eingesetzt werden, wenn sie im allgemeinen Sprachschatz verfügbar oder präziser als das deutsche Wort sind, z. B. Diabetes mellitus, Arthrose, Karies, Herzinfarkt, EKG.
- Unter Fachleuten, z. B. wenn der Arzt mit seinen Praxismitarbeitern spricht, ermöglichen die erlernten und vertrauten Fachbegriffe eine gezieltere und genauere Beschreibung der Situation, z. B. Ulcus, HDL-Cholesterin, Borreliose.
- **Dialekt** ist ein Teil der Persönlichkeit und gibt Auskunft über die Herkunft. Er wird aber nur regional verstanden und darf nur dann eingesetzt werden, wenn er zur Situation passt und dem Zuhörer vertraut ist. Wenn ein Dialekt nicht von klein auf erlernt wird, wirkt er meist aufgesetzt und unecht. Ein leichter Dialektanklang stört die Verständigung nicht.
- **Modewörter**, z. B. toll, geil, krass, megacool, sollten nur dann eingesetzt werden, wenn sie allgemein bekannt und gebräuchlich sind. Beachten Sie dabei aber, welchen Eindruck ein Modewort hinterlässt. Es kann auch missverstanden werden, wenn es nicht zum Sprachniveau des Zuhörers gehört oder zur Situation passt.

AUFGABE

Sammeln Sie aktuelle Modewörter und Wörter, die in der Umgangssprache gebräuchlich sind. Beurteilen Sie diese Wörter danach, unter welchen Umständen sie verwendet werden können.
Suchen Sie auch nach Negativbeispielen.

1.1.3 Prägnanz (= sich knapp und treffend ausdrücken)

„In der Kürze liegt die Würze."
Sprichwort

- **Bleiben Sie beim Inhalt bzw. Thema** und reden Sie nicht um das Thema weitschweifig herum.
- **Drücken Sie sich knapp und treffend aus** und vermeiden Sie überflüssige Formulierungen oder Erklärungen. Versuchen Sie, Füllwörter wie „eigentlich", „also", „sozusagen", „wohl", „halt", „mh", „äh" wegzulassen. Füllwörter werden oft unbewusst eingesetzt. Dem Zuhörer fallen Füllwörter aber als störend auf, wenn sie zu häufig auftauchen.

> **Profitipp**
>
> Das Abtrainieren von Füllwörtern braucht viel Zeit und Geduld. Konzentrieren Sie sich zunächst nur auf *ein* Füllwort. Lassen Sie sich von anderen beobachten. Der Zuhörer führt dabei eine Strichliste über das Füllwort, das Sie sich abgewöhnen möchten.

- **Verwenden Sie keine Konjunktive:** Sagen Sie, was Sie wollen und nicht, was Sie wollen würden! Konjunktive wirken als Weichmacher und nehmen Ihrer Aussage die Überzeugungskraft.

AUFGABE

- Erinnern Sie Sich an eine weitschweifige Patientenerzählung. Was war an der Situation für Sie so schwierig?
- Formulieren Sie in treffendere Aussagen um:
  - Ich möchte mich als Tiermedizinische Fachangestellte in dieser Praxis bewerben.
  - Ich würde Ihnen empfehlen, baldmöglichst einen Facharzt aufzusuchen.
  - Ich würde Ihnen raten, mit dem Rauchen aufzuhören.
  - Ich könnte Ihnen einen Termin für heute Nachmittag anbieten.
  - Würden Sie mir bitte ins Sprechzimmer folgen?
- Kennen Sie jemanden, der häufig Füllwörter verwendet? Wie fühlen Sie sich, wenn Sie ihm länger zuhören?

1.2 Wie will ich es sagen? (= Sprechweise)

1.2.1 Stimme

Ihre Stimme ist ein wichtiger Teil Ihrer Persönlichkeit. Eine angenehme Stimme wirkt als Sympathieträger. Immer wenn Sie den Sprecher nicht sehen können, z. B. am Telefon, im Radio oder bei öffentlichen Ansagen, entnehmen Sie besonders viele Informationen und Vorstellungen über diese Person aus der Stimme: Hat derjenige Zeit für mich oder steht er unter Druck, vermittelt er Vertrauen, Erfahrung und Selbstsicherheit?

Haben Sie schon einmal Ihre eigene Stimme auf einem Video, dem Anrufbeantworter oder der Mailbox Ihres Smartphones gehört? Den meisten Menschen gefällt ihre Stimme beim ersten Hören nicht, weil sie ungewohnt und fremdartig klingt. Tonlage und Klangfarbe der Stimme sind durch die Anatomie von Kehlkopf, Rachen, Nasennebenhöhlen, Nase und Mundhöhle vorgegeben. Wenn wir sprechen, hören wir unsere Stimme von innen durch Resonanz in unserem Kopf und nicht über unsere Ohren. Der Zuhörer empfängt die Stimme mit seinen Ohren von außen mit verändertem Klang.

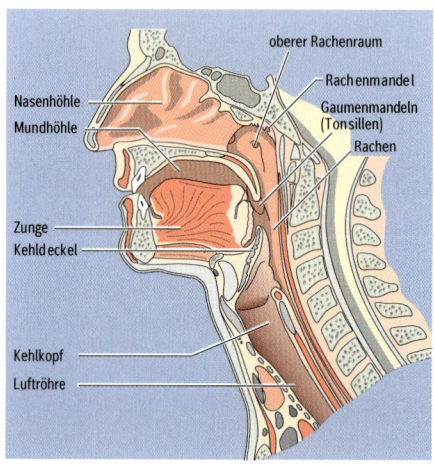

Wenn Sie in verschiedenen Situationen auf Ihre eigene Stimme achten, nehmen Sie deren Veränderung bewusster wahr.

- **Sie können nur beim Ausatmen sprechen.**
  Holen Sie tief genug Luft, damit Ihnen beim langsamen Ausatmen genügend Zeit bleibt, Ihre Worte in Ruhe auszusprechen.
  Mehr Ausatmungsluft steht Ihnen zur Verfügung, wenn Sie mit lockerem Zwerchfell bis in den Bauchraum hinunter Atem holen (Bauchatmung). Im Stehen und bei aufrechter Körperhaltung können Sie Ihre Atemmuskeln optimal einsetzen und dadurch mehr Luft in Ihre Lungen füllen als im Sitzen oder Liegen.
  Die kleine Pause am Ende eines Nebensatzes oder Satzes lässt Ihnen ausreichend Zeit zum unbemerkten Einatmen.

- **Eine tiefere Stimme wird als angenehmer empfunden.**
  Die Tonhöhe ist von der Länge und Spannung der Stimmbänder abhängig. Bei allgemeiner Anspannung und gepresster, oberflächlicher Atmung spannen sich die Stimmbänder stärker an und die Stimme wird höher. Innere Entspannung und tiefe, ruhige Atmung lockern die Stimmbänder und lassen die Stimme tiefer klingen.

- **Aus der Stimme lässt sich die Verfassung des Sprechers erkennen.**
  Sie spüren, ob der Sprecher nervös, aufgeregt, ängstlich, unsicher und gehetzt ist oder ruhig, entspannt und selbstsicher. Auch eine Lüge verändert die Stimme und kann von Experten erkannt werden. Die Stimme gibt auch Hinweise auf Krankheiten wie z.B bei Schnupfen, Kehlkopfentzündung, Atemnot, Parkinsonerkrankung, Depression.

- **Akzeptieren Sie selbst Ihre Stimme so, wie sie ist.**
  Der Versuch, so wie eine andere Person zu sprechen, misslingt meistens. Eine Änderung der Stimme ist nur durch langfristiges Sprechtraining möglich.

AUFGABE

- **Übung für die Bauchatmung**
  Stellen Sie sich locker und aufrecht hin, legen Sie eine Hand unter halb des Nabels auf den Bauch und schließen Sie die Augen. Spüren Sie, wie sich beim tiefen Einatmen das Zwerchfell senkt und der Bauch vorwölbt.
  Während die Luft in die Lungen strömt, weitet sich der Brustraum in alle Richtungen und vergrößert so den Resonanzraum. Beim Ausatmen haben Sie jetzt viel Luft zur Verfügung, um Ihre Töne erzeugenden Stimmbänder in Schwingungen zu versetzen. Überprüfen Sie, wie viel Text Sie bei tiefer Atmung im Unterschied zur oberflächlichen Atmung mit einem Atemzug locker sprechen können. Wann geht Ihnen die Luft aus?

- Wie verändert sich Ihre Stimme bei Aufregung und Angst?
- Wie hört sich die Stimme eines Menschen an, der ruhig und gelassen ist?
- Wie können Sie bereits am Telefon Hinweise auf folgende Erkrankungen hören: Schnupfen, Kehlkopfentzündung, Atemnot, Parkinsonerkrankung, Depression?

> **Profitipp**
>
> - Nehmen Sie Ihre Stimme mit Ihrem Smartphone auf und beurteilen Sie Ihre Stimme und Sprechweise.
> - Machen Sie sich durch lautes Lesen oder Vorlesen mit Ihrer Stimme vertraut und verlieren Sie so die Angst vor Ihrer eigenen Stimme.
> - Sie sprechen mit mehr Selbstsicherheit, wenn Sie sich an den Klang Ihrer Stimme gewöhnt haben und ihn mögen.
> - Damit die Stimme entspannter klingt: genug Atem holen, tief durchatmen, vor allem, wenn Sie nervös werden.
> - Stimme aufwärmen: Nach dem Aufwachen hat die Stimme nur wenig Klang. Sie hört sich rau und flach an, weil die Schleimhäute der Atemwege trocken sind und die Muskeln, die Sie zum Sprechen und Atmen benötigen, noch nicht gelockert sind.
> - Wasserglas am Arbeitsplatz: Sprechen trocknet durch Verdunstung Mund und Atemwege stark aus und die Stimme klingt rau. Durch regelmäßiges Trinken halten Sie Ihre Schleimhäute feucht und widerstandsfähig.
> - Lächeln entspannt die Gesichtsmuskulatur und lässt die Stimme weicher klingen. Beim Telefonieren kann man ein Lächeln auch hören.
> - Bei wichtigen Gesprächen und Vorträgen die ersten Sätze in Ruhe überlegen, auswendig lernen und laut üben. Das gibt Ihnen mehr Sicherheit, Selbstvertrauen und innere Gelassenheit und hilft, sich an den Klang der Stimme zu gewöhnen.

1.2.2 Aussprache (= Artikulation)

Deutlich ausgesprochene Worte erleichtern Ihrem Gesprächspartner das Hören und Verstehen. Auch eine leise, wenig klangvolle Stimme wird durch gute Artikulation verständlich. Wer sich mit der Frage „Was hat er gesagt?" beschäftigen muss, verliert den Anschluss an Ihre Gedanken.

- Nehmen Sie die Zähne beim Sprechen auseinander. Der Stimmklang entfaltet sich erst, wenn der Kiefer locker und geöffnet ist.
- Verschlucken Sie keine Laute oder Endsilben und sprechen Sie jedes Wort bis zum Ende aus.
- Schauen Sie Ihren Gesprächspartner direkt an. Sie verhindern dadurch, dass Sie nach unten oder an ihm vorbei sprechen.
- Wenn Sie Fremdwörter verwenden, informieren Sie sich vorher über die korrekte Aussprache und üben Sie diese ein.

> **Profitipp**
>
> Klemmen Sie sich einen Flaschenkorken zwischen die Schneidezähne und sprechen Sie einige Sätze.

AUFGABE

Sprechen Sie folgende Fremdwörter korrekt und deutlich aus:
- Acetylsalicylsäure
- Parodontitis
- Hyperlipoproteinämie
- Glandula thyreoidea
- Defibrillator
- Magnetresonanztomografie
- Analphabet

1.2.3 Lautstärke

Sprechen Sie laut genug, aber nicht zu laut. Zu lautes Sprechen strengt Ihre Stimme an und kann aggressiv wirken. Zu leises Sprechen wirkt unsicher und unhöflich.
- Sorgen Sie bei Ihren Gesprächen für eine ruhige Umgebung, denn Hintergrundgeräusche beeinträchtigen das Hörvermögen.
- Schätzen Sie das Hörvermögen Ihres Gesprächspartners richtig ein.
- Sprechen Sie laut genug, damit der Gesprächspartner Sie gut versteht, fremde Personen aber nicht alles mithören können (Beachtung der Schweigepflicht!).
- Wenn Sie in größeren Räumen vor mehreren Zuhörern sprechen, müssen auch die Zuhörer in der letzten Reihe jedes Wort verstehen können.

1.2.4 Sprechmelodie (= Modulation)

„Der Ton macht die Musik." Auch die perfekt vorbereitete Rede und die spannendste Erzählung bleibt langweilig und uninteressant, wenn sie mit monotoner Stimme vorgetragen wird. Durch Wechsel von Lautstärke und Stimmhöhe sowie den gezielten Einsatz von Sprechpausen gewinnen Ihre Worte mehr Bedeutung, Spannung und das Interesse des Zuhörers.
- Lautes und leises Sprechen im Wechsel erzeugt Spannung, z. B. bei einer Erzählung.
- Emotionen beeinflussen die Stimmhöhe, die Lautstärke und die Sprachmelodie und informieren uns damit über die Gefühlslage des Sprechers. Gefühle kann man hören: Angst wird z. B. durch eine höhere und gepresste Stimme vermittelt.
- Satzzeichen sprechen: Auch beim gelesenen Text helfen Ihnen die Satzzeichen, den Inhalt besser zu erfassen.
  Senken Sie bei Aussagesätzen am Satzende Ihre Stimme. Dadurch wird Ihre Aussage klarer, eindeutiger und glaubwürdiger.
  Ein Satz wird zur Frage, wenn Sie mit der Stimme am Satzende nach oben gehen.
- Sprechtempo: Sprechen Sie nicht schneller, als ihr Gesprächspartner hören und auffassen kann. Ihr Sprechtempo ist richtig, wenn der Gesprächspartner Ihre Worte versteht und gedanklich verarbeiten kann.
- Sprechpausen einlegen: Lassen Sie Ihrem Zuhörer am Ende des Satzes eine Pause, um Ihre Worte und Gedanken zu verarbeiten und neugierig auf den nächsten Satz zu wer-

den. Nutzen Sie selbst die Sprechpausen, um wieder tief Atmen zu holen, die Gesichtsmuskulatur zu entspannen und sich gedanklich auf den nächsten Satz vorzubereiten.
- Betonung auf das wichtige Wort legen: Eine Aussage verändert sich durch die Betonung unterschiedlicher Worte. Durch die Betonung veranlassen Sie Ihren Gesprächspartner, einen Satz so zu verstehen, wie er von Ihnen gemeint ist.

Sprechen mit Mund-Nasen-Schutz
Der Mund-Nasen-Schutz erschwert nicht nur das Sprechen. Die Maske sorgt dafür, dass Sie schlechter zu verstehen sind. Ein großer Teil Ihres Gesichtes ist durch die Maske bedeckt. Man kann Ihre Mimik nicht mehr erkennen.

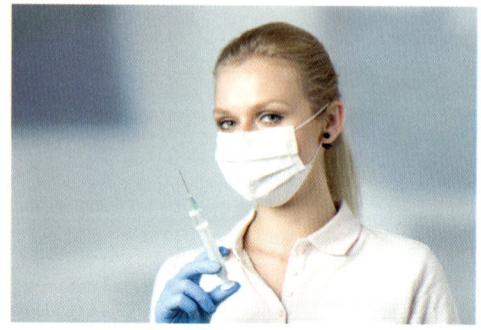

Daher ist es wichtig, dass Sie lauter und deutlicher sprechen. Sprechen Sie langsamer und betonen Sie wichtige Informationen.

Schauen Sie dem Gegenüber in die Augen. Lächeln Sie mit den Augen.

Seien Sie geduldig, wenn man Sie bittet, Ihr Informationen zu wiederholen.

AUFGABE

Lesen Sie den folgenden Text so, dass Ihre Zuhörer ihn gut verstehen und spannend finden.
- Achten Sie dabei auf deutliche Aussprache und Sprechtempo.
- Wechseln Sie Lautstärke und Stimmhöhe.
- Legen Sie passende Sprechpausen ein.
- Achten Sie auf Ihre Atmung.

Märchentext: Schneewittchen
Eines Morgens kam ein Prinz auf seinem prächtigen Schimmel geritten.
Er erkannte gleich, dass Schneewittchen keine Dienerin war, sondern eine Prinzessin war, und er liebte sie vom ersten Augenblick.
„Ich werde Euren Vater, den König, um Eure Hand bitten!"
„Ach", seufzte Schneewittchen, „meine Stiefmutter, die Königin, wird ihre Einwilligung niemals geben!"
„Dann entführe ich Euch eben!", lachte der Prinz – und ritt davon.
Gleich am nächsten Tag wollte er zurückkommen und um Schneewittchens Hand anhalten.
Die Königin hatte heimlich dem Gespräch gelauscht. Sie eilte in ihr Zimmer.
„Spieglein, Spieglein an der Wand!
Wer ist die Schönste in diesem Land?"
Und der Spiegel antwortete:
„Frau Königin, Ihr seid die Schönste hier, aber Schneewittchen ist tausendmal schöner als Ihr."
Quelle: Schneewittchen, Walt Disneys Märchentruhe, Sammelband, Unipart Verlag Stuttgart, 1992

2 NONVERBALE KOMMUNIKATION

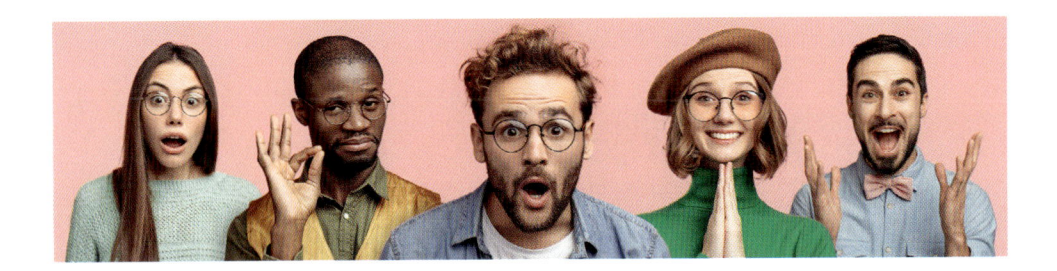

AUFGABE

Erster Eindruck
Sie sitzen am Empfang und ein neuer Patient betritt die Praxis. Schon bevor er seinen Mund öffnet, nehmen Sie automatisch und unbewusst eine erste Einschätzung des Patienten vor.

Überlegen Sie kurz:
- Warum wirkt der Patient sympathisch oder unsympathisch?
- Was ist der Auslöser für Sympathie und Antipathie?

Kommunikation verläuft nicht nur über Worte, sondern zu einem sehr wichtigen Teil durch Körpersprache.

Die Mimik des Gesichtes und die Gestik der Hände, bestimmte Körperstellungen und Körperhaltungen sprechen eine eigene Sprache, die ohne Worte – also *nonverbal* – funktioniert.

Nonverbale Kommunikation läuft in den meisten Fällen **unbewusst** ab.
Um sein Gegenüber jedoch richtig einzuschätzen, ist es wichtig, **alle Botschaften**, die ein Mensch aussendet, zu beobachten und bewusst wahrzunehmen: Der Gesichtsausdruck, die Kopf- oder Handbewegungen, die Kleidung und die Körperhaltung senden Signale.
Aus diesen Signalen können wir eigenständige und unverfälschte Botschaften und Absichten herauslesen. Diese Botschaften können oft im Gegensatz zu dem stehen, was der andere gerade mit Worten ausdrückt.

Wir nehmen die Körpersprache unserer Mitmenschen unbewusst und bewusst auf, ordnen die Körpersignale unseren Erfahrungen zu und ziehen die entsprechenden Schlussfolgerungen in Sekundenbruchteilen aus diesen Signalen.

AUFGABE

Sehen Sie sich die folgenden vier Bilder an und schätzen Sie die Stimmung der Personen ein.

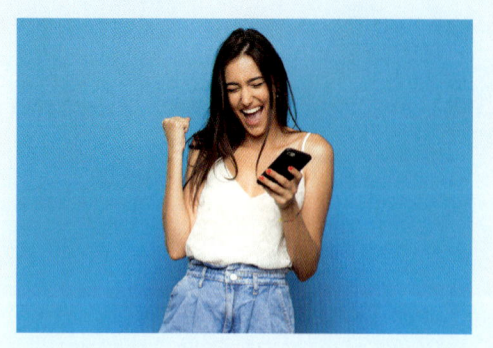

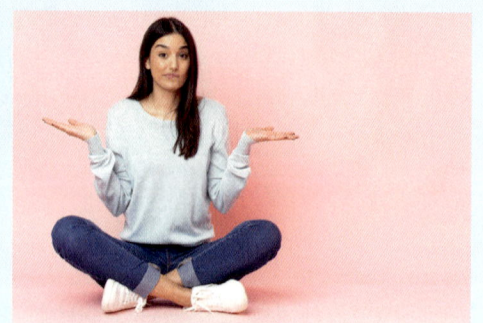

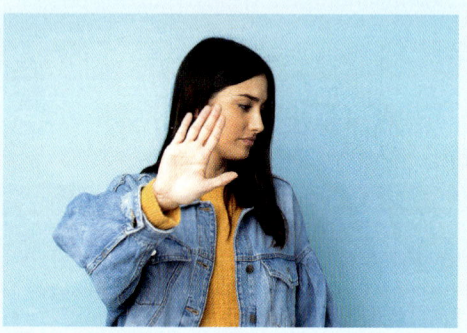

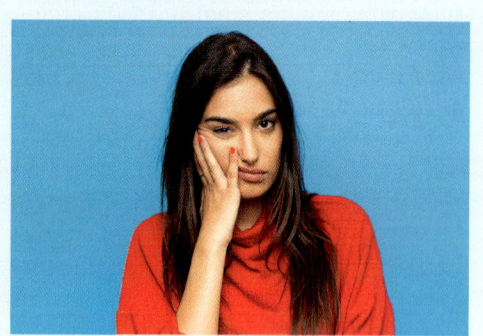

BEISPIELE

- Eine Mitschülerin kommt wortkarg, mit hängenden Schultern und gesenktem Blick in das Klassenzimmer: Sie wissen sofort, dass es Probleme gibt, obwohl diese Mitschülerin noch kein Wort mit Ihnen gewechselt hat.
- Ihr Chef stellt sich breitbeinig, mit in die Hüften gestemmten Armen und leicht zusammengekniffenen Augen vor Ihnen auf: Sie ahnen sofort, was auf Sie zukommt, obwohl er noch kein Wort gesprochen hat.
- Sie werden in der Kosmetikabteilung eines Kaufhauses von einem Verkäufer mit übertrieben herzlicher Gestik und aufgesetztem Lächeln empfangen: Sie nehmen diesem Menschen gegenüber eine misstrauische und eher ablehnende Haltung ein, obwohl noch kein einziges Wort gefallen ist.
- Ein kranker Säugling kann seine Beschwerden nicht durch Worte ausdrücken: Die Signale seiner Körpersprache helfen, die richtige Diagnose zu stellen.
- Ein Patient beim Zahnarzt kann mit weit geöffnetem Mund nicht sprechen. Die ZFA muss an seinen Körpersignalen erkennen, ob die Behandlung für ihn schmerzhaft ist.
- Ein Hund, der sich mit eingezogenem Schwanz in eine Ecke des Behandlungszimmers verkriecht, hat Angst vor der Untersuchung.
- Wenn ein Kaninchen Sie mit seiner weichen Schnauze anstupst, dann sagt es Ihnen „Hallo" oder möchte, dass Sie sich um es kümmern.

2.1 Der erste Eindruck

Eine Viertelsekunde reicht, und der Mensch hat sein Vorurteil über den Mitmenschen gefällt. Der Bruchteil einer Sekunde reicht aus, die andere Person
- mit unseren Sinnen abzuscannen,
- mit dem, was wir kennen (frühere Erfahrungen), abzugleichen,
- in eine Schublade einzusortieren.

Dieses Verhalten war früher wichtig im Überlebenskampf, um blitzschnell Freund oder Feind zu unterscheiden.
Nach einigen Minuten beginnen wir, unser erstes Urteil gefühlsmäßig zu überprüfen. Es kann jedoch sehr lange dauern, bis wir uns von diesem ersten emotionalen Eindruck wieder lösen.

Der erste Eindruck, den eine unbekannte Person auf uns macht, hängt nur zu **10 Prozent** von dem ab, **was** sie sagt (verbale Kommunikation).
Der erste Eindruck hängt zu **90 Prozent** von dem ab, was sie **ohne Sprache**, also durch Mimik, Gestik, Haltung, Kleidung, Geruch etc. vermittelt (nonverbale Kommunikation). Selbst wenn die Person besser bekannt ist, bestimmen die nonverbalen Signale immer noch etwa 60 Prozent des Eindrucks.

Unser Gehirn ist so beschaffen, dass es beim Anblick einer Person buchstäblich in Sekundenschnelle entscheidet,
- was wir von dieser Person halten,
- welche Eigenschaften wir ihr zuschreiben oder absprechen,
- ob wir sie:
  - sympathisch finden,
  - als langweilig erachten,
  - als arrogant,
  - unehrlich,
  - intelligent,
  - fair oder
  - anders einstufen.

AUFGABE

Was wirkt wie?

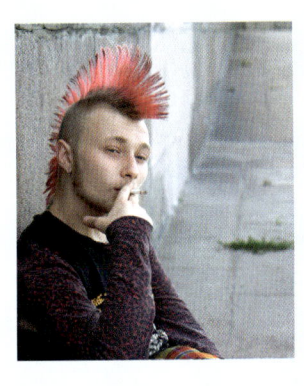

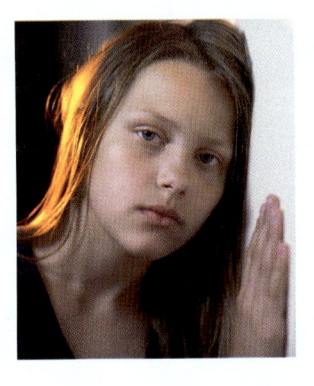

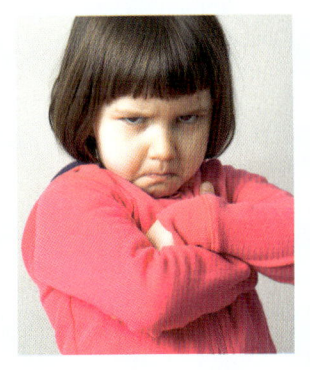

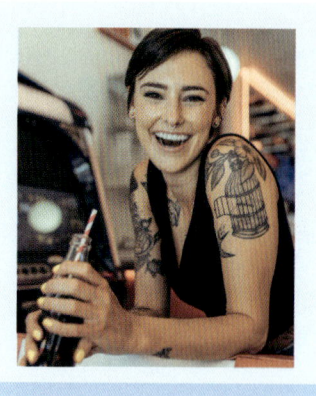

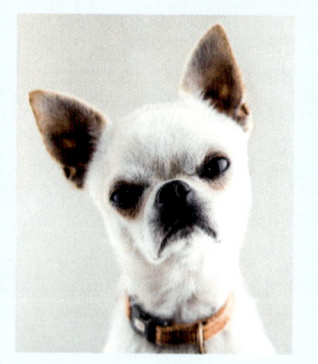

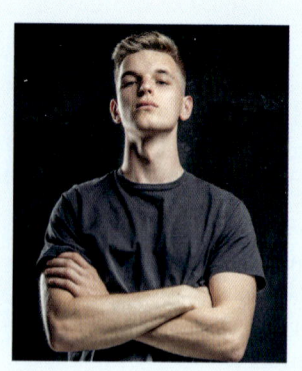

2.2 Blickkontakt

Kennen Sie das?
Wenn Sie ein Gespräch mit einer Person führen, die eine blickdichte Sonnenbrille trägt, spüren Sie schnell, wie unangenehm es ist, wenn man dem anderen nicht in die Augen sehen kann.

Was sich mit Blicken alles ausdrücken und verbinden lässt, zeigt ein Blick ins Wörterbuch:
- Blickkontakt aufnehmen
- einen (vielsagenden/vernichtenden) Blick zuwerfen
- mit Blicken töten
- ein Auge auf jemanden werfen
- jemanden nicht aus den Augen lassen
- jemanden mit Blicken verfolgen
- mit einem lachenden und einem weinenden Auge
- große Augen machen
- jemandem schöne Augen machen
- jemandem etwas von den Augen ablesen
- jemanden mit Blicken durchbohren/fixieren
- Liebe auf den ersten Blick
- jemanden mit Blicken verzaubern
- etwas mit einem Blick erfassen
- jemanden mit Blicken verschlingen
- heimliche Blicke tauschen/wechseln
- tief blicken lassen
- jemandem ins Auge fallen

Die Augen sind das „Blickfenster" in die Seele.

Die Kontaktaufnahme zu einer anderen Person beginnt über den Augenkontakt. Damit die Gesprächspartner sich besser kennenlernen und einschätzen können, benötigen sie dieses offene „Blickfenster" als Voraussetzung für eine bessere Verständigung.

Nonverbale Kommunikation

Die Pupillenweite zeigt die Stimmung des Menschen an. Sie wird vom vegetativen Nervensystem gesteuert und lässt sich nicht bewusst beeinflussen. Bei Begeisterung und Erregung weiten sich die Pupillen. Engere Pupillen weisen auf Zorn und schlechte Laune hin.

Große Augen und weit geöffnete Augen üben auf uns eine Anziehungskraft aus, zum Beispiel die großen Augen eines Säuglings. Beim Make-up versuchen Sie, Ihre Augen als Blickfang Ihres Gesichts zu betonen und größer wirken zu lassen. Comiczeichner nutzen den Effekt der großen Augen, um den Figuren Gefühle zu verleihen.

Der Blick in die Augen stellt die Verbindung zum Gesprächspartner her. Wer nicht angeschaut wird, fühlt sich auch nicht angesprochen.
Verdecken Sie während des Gesprächs Ihre Augen nicht hinter einer stark getönten Brille und vermeiden Sie, eine Kopfbedeckung tief ins Gesicht zu ziehen.
Der Blickkontakt ist erschwert, wenn die Augen Ihres Gesprächspartners schielen oder stark sehbehindert sind.

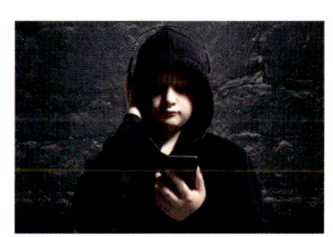

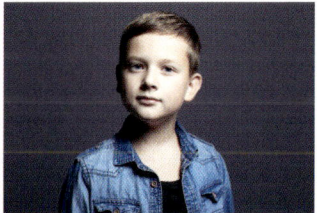

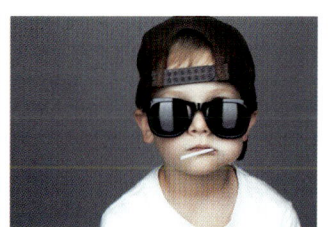

Ein Blickkontakt, der länger als drei Sekunden dauert, weist auf eindeutiges Interesse hin. Häufige Blickzuwendung während eines Gesprächs wird als Aufmerksamkeit, Zuneigung oder Freundlichkeit gedeutet. Bewusst eingesetzter Blickkontakt kann dem Gesprächspartner Sicherheit und Selbstbewusstsein vermitteln.
Der Blickkontakt zum Zuhörer informiert Sie darüber, ob Sie verstanden werden und das Gesagte auch ankommt.

> **Profitipp**
>
> Lassen Sie sich Zeit für den Blickkontakt: Denn erst wenn diese Kontaktaufnahme stattgefunden hat, werden Sie sich sicher sein, dass der Gesprächspartner auch wirklich zuhört.

Unser Gegenüber können wir durch gezielten Blickkontakt zu etwas auffordern oder veranlassen. Nach einer Frage schauen Sie Ihren Gesprächspartner an und signalisieren ihm dadurch, dass Sie auf seine Antwort warten.
Anstarren und zu intensiver Blickkontakt werden als Bedrohung oder Kontrolle empfunden und verunsichern stark.

Der Blick ist wie andere Signale der Körpersprache kulturell bedingt. In westlichen Kulturen ist direkter und häufiger Blickkontakt üblich. In asiatischen Ländern ist er ein Zeichen von mangelndem Respekt und kann Aggressionen auslösen.

AUFGABE

Suchen Sie sich einen Partner und unterhalten Sie sich mit ihm über eine Situation aus Ihrem Berufsleben.

- **Situation 1**
  Schauen Sie sich während des Gesprächs gegenseitig in die Augen. Halten Sie etwa zwei Minuten lang intensiven Blickkontakt.

- **Situation 2**
  Drehen Sie nun Ihren Kopf nach links und führen Sie das Gespräch etwa zwei Minuten weiter.

- **Situation 3**
  Diskutieren Sie im Anschluss in einer Vierergruppe, wie Sie sich in den Situationen 1 und 2 gefühlt haben.
  Halten Sie während dieser Diskussion Blickkontakt, der für alle Beteiligten angenehm ist.

Reden vor der Gruppe

Wenn Sie vor Publikum sprechen, werden Sie von Ihren Zuhörern mit neugierigen Blicken beobachtet und beurteilt. Diese Blicke signalisieren Ihnen aber auch, dass die Zuhörer ihre ganze Aufmerksamkeit auf Sie richten und gespannt auf Ihre Worte warten.

Auch wenn dieses Angeschautwerden bei Ihnen anfangs vielleicht unangenehme Gefühle auslöst, gewähren Sie Ihrem Publikum vor Beginn Ihres Vortrags genügend Zeit, um sich an Ihre Person zu gewöhnen. Die Zuhörer können sich anschließend umso aufmerksamer auf Ihren Vortrag konzentrieren. Sie selbst können diese Zeitspanne nutzen, um sich einen kurzen Überblick über Ihre Zuhörergruppe zu verschaffen.

Im weiteren Verlauf des Vortrags unterstreicht der Blickkontakt Ihre Worte und gibt Ihnen ein Feedback. Wenn Sie Ihre Zuhörer immer wieder anschauen, erkennen Sie, ob Ihre Ausführungen ankommen und verstanden werden. Der Blickkontakt kommt zustande, wenn Sie eine Gruppe von drei bis fünf Zuhörern gemeinsam für einige Augenblicke anschauen. Anschließend ändern Sie Ihre Blickrichtung und fassen die nächste Gruppe ins Auge. Achten Sie darauf, dass alle Zuhörer angeschaut werden. Vermeiden Sie dabei den zu häufigen Blickkontakt zu bekannten oder besonders wichtigen Personen.

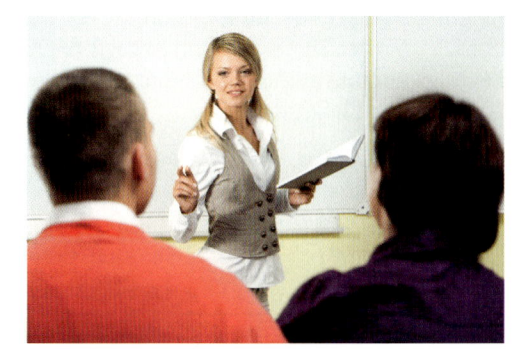

Wenn die Zuhörer Sie nicht mehr anschauen und beginnen, sich mit etwas anderem zu beschäftigen, folgen sie Ihrem Vortrag nicht mehr mit der von Ihnen gewünschten Aufmerksamkeit. Sie haben jetzt die Gelegenheit, durch eine Veränderung Ihrer Präsentation das Interesse des Publikums erneut zu gewinnen

Schauen Sie nicht ständig mit gesenktem Blick in das Manuskript, wenn Sie Ihren Vortrag ablesen müssen. Nehmen Sie am Ende des Satzes während der kurzen Sprechpause immer wieder Blickkontakt zu Ihren Zuhörern auf.

> Eine Untersuchung hat gezeigt:
> Personen, die zu 80 % der Zeit beim Sprechen ihren Gesprächspartner anschauten, wurden als „freundlich", „selbstbewusst" und „natürlich" eingeschätzt. Personen, die lediglich zu 15 % beim Sprechen den Blickkontakt hielten, wurden dagegen als „kalt", „pessimistisch", „gleichgültig" und „ausweichend" eingeschätzt.

2.3 Mimik

„Wer nicht lächeln kann, sollte keinen Laden aufmachen."
Chinesisches Sprichwort

Die Mimik ist der wichtigste Teil unserer körpersprachlichen Signale. Der Gesichtsausdruck und das Mienenspiel entstehen durch die Bewegungen von 26 Gesichtsmuskeln. Weil unser Gesicht symmetrisch ist, kommen fast alle Gesichtsmuskeln doppelt vor. Die mimische Gesichtsmuskulatur ist über den *Nervus facialis*, den VII. Hirnnerv, mit dem Gehirn verbunden. Über diesen Nerv können Sie Ihre Gesichtsmuskeln bewusst steuern und dadurch z. B. gezielt die Lippen, den Mund oder die Augenlider bewegen.

Die Gesichtsmuskeln werden aber auch unbewusst von unseren Gefühlen gesteuert. Auf diesem Weg verrät das Gesicht unsere Stimmung oder unsere Gefühle, ohne dass wir uns dessen bewusst sind. Weil Gesichtsmuskelbewegung und Gefühl unauflöslich miteinander verbunden sind, schaffen wir es nicht, ein fröhliches Gesicht aufzusetzen oder ein echtes Lächeln zu zeigen, wenn wir uns traurig fühlen.

Auch die Säugetiere besitzen mimische Gesichtsmuskeln. Bei den meisten sind die äußeren Ohrmuskeln besonders gut ausgebildet. Die Stellung und Bewegung der Ohren ist beim Tier ein wichtiger Bestandteil der Mimik und hilft, das Sozialverhalten zu steuern.

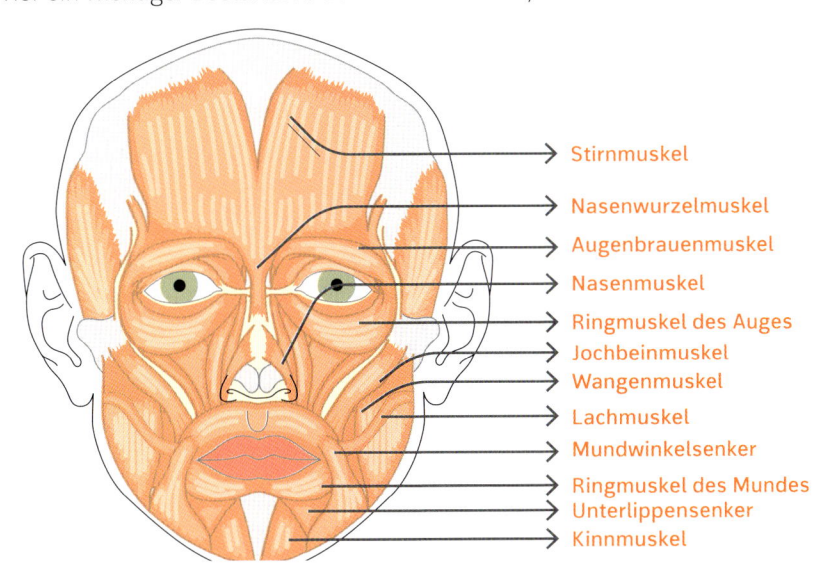

- Stirnmuskel
- Nasenwurzelmuskel
- Augenbrauenmuskel
- Nasenmuskel
- Ringmuskel des Auges
- Jochbeinmuskel
- Wangenmuskel
- Lachmuskel
- Mundwinkelsenker
- Ringmuskel des Mundes
- Unterlippensenker
- Kinnmuskel

Gesichtsmuskel	Aufgabe
Stirnmuskel	Bedeckt die Stirn, hebt Augenbrauen, legt Stirn in Falten
Ringmuskel des Auges	Lidschlag, Augen zukneifen
Nasenwurzelmuskel	Querfalten auf der Nasenwurzel
Augenbrauenmuskel	Senkrechte Falten auf der Nasenwurzel
Nasenmuskel	Zieht Nasenflügel nach unten, hebt Oberlippe beim Weinen
Lachmuskel	Erzeugt Lachgrübchen, zieht Mund in die Breite
Jochbeinmuskel	Zieht Mundwinkel nach oben
Mundwinkelsenker	Zieht Mundwinkel nach unten
Kinnmuskel	Zieht Unterlippe nach unten zur Schnute
Wangenmuskel	„Trompetermuskel", presst Luft unter Druck aus
Ringmuskel des Mundes	Bildet die Lippen, schließt Mundspalte

Profitipp

Das hebt die Stimmung:
Nehmen Sie einen Stift zwischen die Zähne ohne ihn dabei mit den Lippen zu berühren. Dabei wird die Gesichtsmuskulatur wie beim Lächeln oder Lachen beansprucht. Dieses Signal veranlasst Ihr Gehirn zu positiven Gefühlen und besserer Stimmung.
Muskelverspannungen am Kopf und im Gesicht sind unbewusst und können Spannungskopfschmerzen verursachen. Entspannungsübungen für die Gesichtsmuskeln können über die Verbindung zum Zentralen Nervensystem körperliches und geistiges Wohlbefinden steigern.

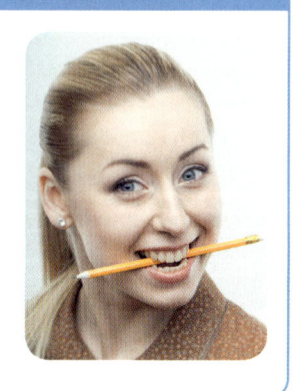

Die Mimik umfasst die Augenpartie, die Blickrichtung, die Stirn und die Mundpartie. In Verbindung mit der Kopfhaltung lassen sich z. B. Interesse, Langeweile, Unsicherheit, Nachdenklichkeit, Überheblichkeit, Staunen, Aggression oder Verträumtheit ausdrücken.

Mimik spielt bei der Kommunikation zwischen den Menschen vor allem im sozialen Bereich eine wichtigere Rolle als die Sprache. Die Mimik ergänzt das gesprochene Wort durch weitere wichtige Informationen. Sie hilft uns, die persönliche Bedeutung des Gesagten und die begleitenden Gefühle zu entschlüsseln. Wenn Teile des Gesichts verdeckt sind, z. B. die Mundpartie durch einen Vollbart oder die Stirnpartie durch eine Kopfbedeckung, ist diese Entschlüsselung erschwert.

Im Gegensatz zur Sprache lässt sich die Mimik aber nur durch Fotos und Filmaufnahmen dokumentieren. Die Anamnese eines Patienten wird in Stichworten notiert. Sie können

Nonverbale Kommunikation

zu einem späteren Zeitpunkt aber nicht mehr nachvollziehen, mit welchen Gefühlen der Patient seine Worte ausgesprochen hat. Mimik ist ein sehr wichtiger Bestandteil bei der Kommunikation mit Menschen, die nicht sprechen können.

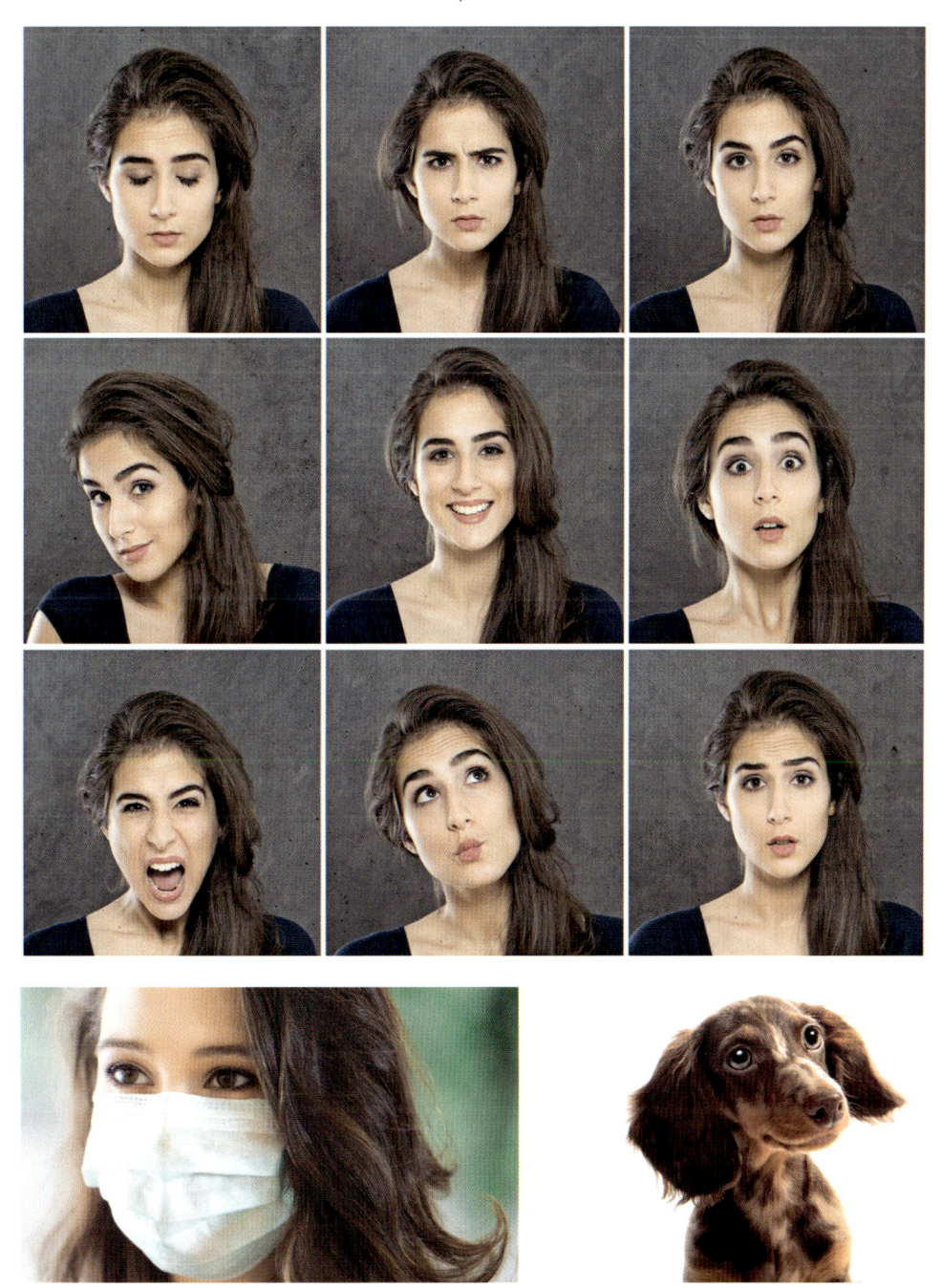

Mimik ist teilweise kulturabhängig. In europäischen Kulturen bedeutet
- die Stirn runzeln → *Tadel,*
- die Unterlippe vorschieben und die Augen verdrehen → *Ungläubigkeit* oder Skepsis,
- die Nase rümpfen und die Nasenlöcher blähen → *Abscheu* oder Ekel,
- jemanden angähnen → ihn beleidigend zum Langweiler erklären,
- jemanden unverwandt anstarren → *Zudringlichkeit* oder gar Drohung,
- z. B. vor einem Altar die Augen nach oben richten → *Anbetung* (daher die Redensart „jemanden anhimmeln")
- Augen senken → *Demutshaltung oder Reue.*

> **Profitipp**
>
> Kontrollieren und trainieren Sie Ihr Mienenspiel regelmäßig im Spiegel.
> Ziehen Sie Grimassen, lächeln Sie, schauen Sie streng und bohrend, versuchen Sie, arrogant und überheblich zu gucken.
> Mit viel Übung und Geduld werden Sie Ihre Mimik besser kontrollieren können.

2.4 Gestik

Unter „Gestik" versteht man den Einsatz von Händen und Armen während des Sprechens.
Gesten begleiten die verbale Kommunikation, sie beleben die gesprochene Sprache und unterstreichen den Inhalt des Gesagten.
Mit unseren Händen untermalen und kommentieren wir im Gespräch unsere Worte – und zwar eindeutiger und wahrhaftiger, als die gesprochene Sprache es könnte.

Die Sprache der Hände ist von Nationalität, Persönlichkeit und Anlass abhängig.
Während z. B. in Italien die Menschen sprichwörtlich mit Händen und Füßen reden, sind Mitteleuropäer mit diesem Ausdrucksmittel sehr viel zurückhaltender.
Es hängt jedoch sehr stark von Ihrer persönlichen Art, von Ihrem Temperament ab, inwieweit Ihre Hände unterstreichen und verdeutlichen, was die Stimme erzählt.

Kraftvolle und bestimmte Gesten verraten Selbstsicherheit und unterstreichen die verbale Kommunikation.
Sich kratzen, an sich herumzupfen und andere nervöse Gesten enthüllen Anspannung und Unsicherheit.
Wer Gesten eher vermeidet, wirkt eingeschüchtert.
Die Mediziner wissen zum Beispiel, dass jemand mit einer depressiven Störung kaum noch Gesten einsetzt.

Gesten können unbeabsichtigt Gefühlszustände zum Ausdruck bringen:
- Kratzen am Kopf für *Ratlosigkeit*
- Hochwerfen der Arme für *Begeisterung*
- Ballen der Faust als Ausdruck von *Aggression*
- Zum Ohrläppchen fassen als Zeichen von *Unsicherheit*
- Der erhobene Zeigefinger als *Warnung*
- „Pistole" (mit dem ausgestreckten Zeigefinger auf eine Person deuten) als *aggressive Geste*

> **Pantomime:** ein Schauspieler, der nur durch Mienenspiel, Gestik und Körperbewegung etwas darstellen kann

AUFGABE

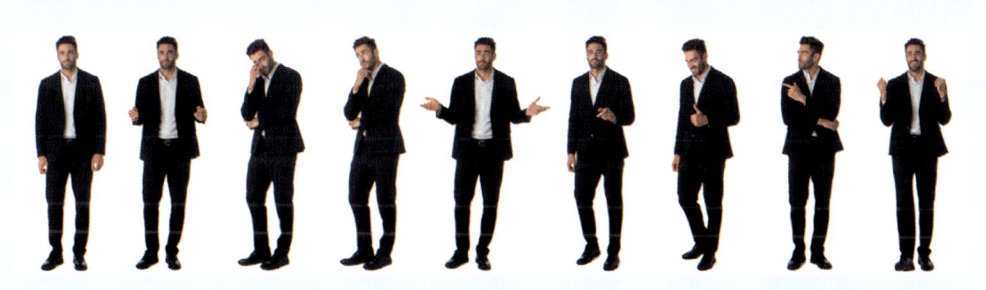

Suchen Sie Gesten, die typisch für Ihren Beruf sind.

Profitipp

So koordinieren Sie Sprache und Gestik und verdoppeln die Redewirkung:
Beschreiben Sie ein imaginäres Bild oder eine Szenerie **gleichzeitig** mit Worten und Händen. Beispiel: „Ich hätte gern einen großen Ball von einem Meter Durchmesser" (gleichzeitig beschreiben Sie einen großen Kreis mit den Händen).

Wichtig ist jedoch, eine einzelne Geste nicht überzubewerten. Gesten ergeben erst im Zusammenspiel mit Mimik, Kopfhaltung und dem gesprochenen Wort einen Sinn.
Eine einzelne Geste ist mit einem Wort vergleichbar. Erst mehrere Worte ergeben einen sinnvollen Satz.

2.5 Körperhaltung

> *„In dir muss brennen, was du in anderen entzünden willst."*
> Hl. Augustinus, 354–430

Noch bevor der Patient oder Klient das erste Wort mit uns gewechselt hat, hat er bereits mit seiner Körperhaltung mit uns kommuniziert. Wir registrieren den Gang, die Bewegung der Arme, die Haltung des Kopfes und die Aktionen der Hände.
Wir erkennen, ob der Patient Schmerzen hat, ob er ängstlich und unsicher ist oder ob er sich sicher und gut versorgt weiß. Salopp gesagt: Wir sehen, wie er drauf ist.
Die Körperhaltung sagt viel aus über die aktuellen Gefühle. Jemand, der selbstbewusst ist und sich sicher fühlt, steht gerade und offen da. Umgekehrt wird ein ängstlicher und nervöser Gesprächspartner eine geschlossene und gebeugte Haltung einnehmen.

Durch Körperhaltung, Mimik und Gestik geben wir unsere Empfindungen preis.
Wie bei Mimik und Gestik können wir unsere Körperhaltung bewusst beeinflussen, aber oft hat bereits das Unterbewusstsein das Gefühl mit der Körperhaltung verknüpft. Wenn wir z. B. Angst haben, drückt unsere Körperhaltung dieses Gefühl unbewusst aus, auch wenn wir dieses Gefühl vor jemand anderem verbergen wollen.

AUFGABE

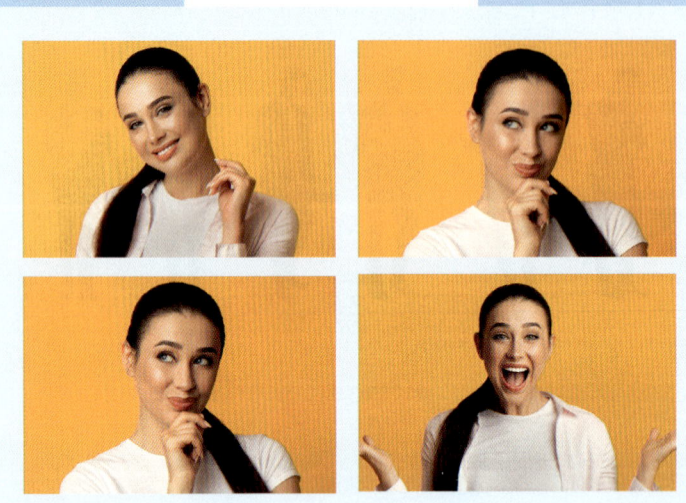

Wie wirken die verschiedenen Körperhaltungen, Blicke und Gesten auf Sie?

Mit einem festen Stand drücken Sie Sicherheit und Selbstbewusstsein aus.
Sie gewinnen umgekehrt auch innere Sicherheit und Selbstvertrauen, wenn Sie sich bewusst um einen festen Stand bemühen.

Mimik, Gestik und Körperhaltung kommen nur dann voll zur Geltung, wenn wir unserem Gesprächspartner frontal gegenüberstehen.

2.6 Distanzzonen

Jeder Mensch beansprucht für sich Raum. So haben wir alle besondere Plätze und Orte, an denen wir uns geborgen fühlen, die uns Kraft geben und die wir unser Eigen nennen. Dazu gehört unser Lieblingsplatz im Lokal, eine bestimmte Liegefläche am Badesee, ein Bereich in der Praxis oder auch ein Platz im Unterrichtsraum.
Wir folgen im Beruf wie auch in unserer Freizeit bestimmten Sitzordnungen und Regeln. Sie legen exakt fest, wie wir mit dem Raum unserer Mitmenschen und diese natürlich auch mit unserem Raum umgehen dürfen.

Wir ziehen um uns herum unsichtbare Kreise, mit denen wir festlegen, wie nahe uns eine andere Person kommen darf. Je vertrauter uns eine Person ist, umso tiefer darf sie in diese Kreise eindringen, ohne unangenehme Gefühle und Abwehrreaktionen in uns auszulösen.

Tiere beanspruchen ihr Territorium: Hunde und Katzen markieren ihre Reviere durch Geruchsmarken, Vögel singen morgens ihr Gebiet ab.

Wir Menschen bauen um unsere Häuser einen Gartenzaun oder richten unseren Arbeitsplatz so ein, dass jeder sehen kann, wem dieser Raum gehört. So markieren wir zum Beispiel unseren Platz mit Fotos unserer Familie, des Freundes, einem Souvenir vom Lieblingsurlaubsland oder unserer Lieblingspflanze.

Wer nun ohne nachzudenken den Raum eines Menschen betritt oder gar beansprucht, verletzt die persönliche Raumzone und Intimsphäre des anderen.

Ein Patient oder Klient darf nicht ungefragt hinter den Empfangstisch treten. Er verletzt hierbei den Raum und Machtbereich der Fachangestellten.

Ob nun am Arbeitsplatz, beim Einkaufen in der Warteschlange an der Kasse oder nachts im Club signalisieren wir nonverbal unseren Mitmenschen, wo die Grenzen unseres Raumes sind und wo unser ganz privates Ich beginnt.

Intime Zone: Sie reicht vom direkten körperlichen Kontakt bis zu einer Entfernung von ca. 60 cm. In diesem Abstandsbereich ist Körperkontakt möglich, die Personen können sich riechen und die Körperwärme des anderen spüren.

Im Normalfall werden nur sehr enge Vertraute in diese Intimzone gelassen, also Intimpartner oder enge Verwandte. Andere Personen werden um ca. eine halbe Armlänge auf Abstand gehalten (z. B. durch eigenes Ausweichen). Leider begegnen wir sehr häufig Personen, die diese unsichtbare Grenze im Gespräch immer wieder überschreiten. Wird die Intimzone verletzt, löst dies Unbehagen aus, eventuell werden Stresshormone ausgeschüttet: Der Körper stellt sich auf Kampf oder Flucht ein.

Im Aufzug oder in einem öffentlichen Verkehrsmittel dringen fremde Menschen unfreiwillig und ohne Absicht in unsere Nahzone ein. Sie rücken uns auf die Pelle. Die Folge ist, dass wir Blickkontakt meiden, auf den Boden blicken oder das Schild des Liftherstellers als spannende Lektüre empfinden.

Patienten müssen es sich gefallen lassen, dass der Arzt und die Fachangestellte bei Diagnostik und Therapie in diese Zone eindringen.

Probleme werden dabei vermieden, wenn zuvor das notwendige Vertrauen, z. B. durch ein Informationsgespräch, hergestellt wurde.

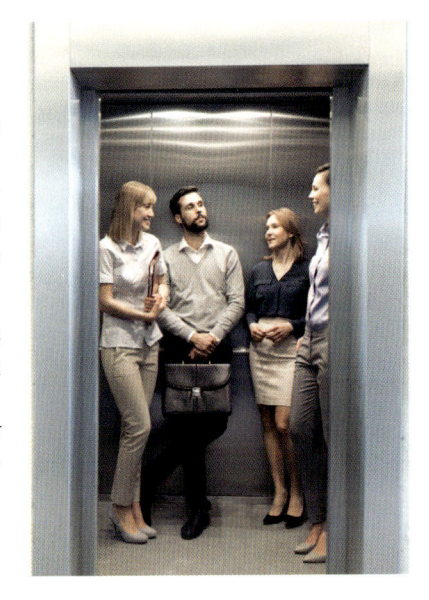

> **BEISPIEL**
> - „Sie bekommen nun eine Injektion in den rechten Oberarm."

Bei der Behandlung von Tieren müssen Sie auch erst das Vertrauen des Tieres gewinnen und sich dadurch die Erlaubnis holen, das Tier anzufassen.

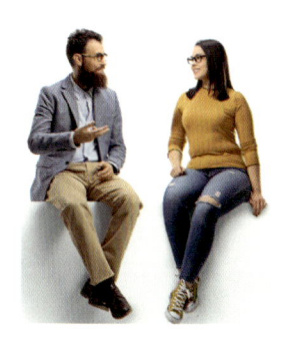

Persönliche Zone: Sie umfasst den Abstand von ca. 60 bis 150 cm und entspricht damit unserer normalen Gesprächsdistanz.
Eine Annäherung innerhalb dieser Grenzen sagt etwas über den Bekanntheits- oder Sympathiegrad zwischen den Beteiligten aus. Diese Zone ist für Freunde, Verwandte, aber auch für Kollegen, mit denen wir eng zusammenarbeiten, reserviert.

Wenn unbekannte Personen oder Personen, zu denen wir keinen Kontakt aufbauen wollen, in die persönliche Zone eindringen, löst dies ein merkwürdiges Phänomen aus: Wir behandeln den anderen anfangs als Non-Person, als Person, die für uns gar nicht anwesend ist. Dafür gibt es einen einfachen Grund: Wir müssen Abwehrmaßnahmen ergreifen, um unser Unwohlsein in den Griff zu bekommen. Man ist unbewegt, spannt die Muskeln an, fixiert irgendeinen fernen Punkt, um Blickkontakt zu vermeiden.

Soziale Zone: Sie schließt grundsätzlich aus, dass man sich berührt. In dieser Distanz (1,50 bis 4 m) werden unpersönliche Angelegenheiten erledigt, z. B. die oberflächliche Unterhaltung mit Kollegen und flüchtigen Bekannten oder das lockere Zusammenstehen in einer Gruppe.
Der Erstkontakt zu einem Patienten oder Klienten findet normalerweise in der sozialen Zone statt.
Der breite Tresen im Empfangsbereich einer Arztpraxis schafft die dafür notwendige Distanz.
Diese Distanz hat für beide Seiten eine Schutzfunktion. Menschen können sich bis auf diese Distanz nähern, ohne dass sie sich zu nahe kommen.

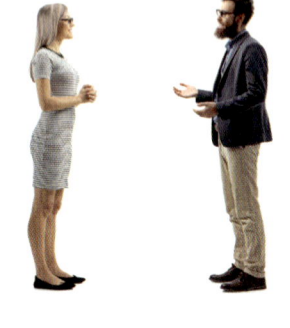

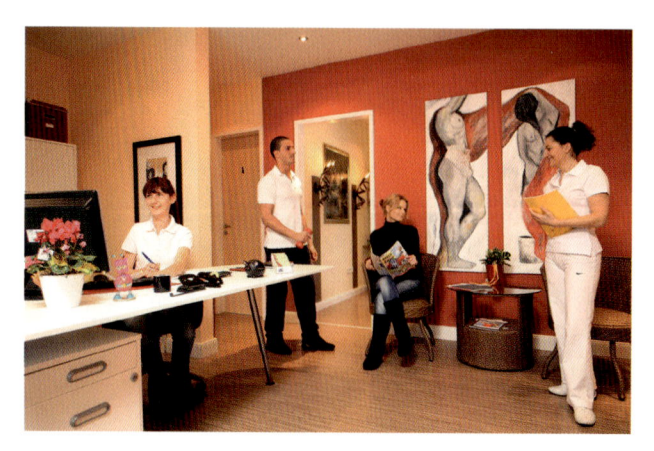

Öffentliche Zone: Sie beginnt bei etwa 4 m Abstand. Jede *persönliche* Beziehung hört auf. Man agiert als Einzelner. Dieser Abstand ist etwa jener vom Lehrer zur Klasse oder vom Redner zum Publikum. Auch die Fachangestellte, die einen Patienten aus dem Wartebereich zur Behandlung bittet, bewegt sich in der öffentlichen Zone.

AUFGABE

Erzählen Sie sich gegenseitig etwas über Ihren letzten oder den bevorstehenden Urlaub und nehmen Sie dabei folgende Positionen ein:

- **Abstand – Nähe:**
  Stellen Sie sich in ungefähr einem Meter Entfernung gegenüber.
  Einer der beiden Partner kommt dem anderen langsam immer näher.
  Bis zu welchem Abstand fühlen Sie sich noch wohl?
  Wann fühlen Sie sich bedrängt?

- **Blickkontakt 1:**
  Setzen Sie sich auf zwei Stühle gegenüber.
  Beide Partner drehen ihren Kopf nach rechts und führen das Gespräch weiter.
  Wie fühlen Sie sich in dieser Gesprächssituation?

- **Blickkontakt 2:**
  Setzen Sie sich auf zwei Stühle gegenüber.
  Beide Partner schauen sich ständig in die Augen und führen das Gespräch weiter.
  Wie fühlen Sie sich in dieser Gesprächssituation?

- **Oben – unten:**
  Sie führen das Gespräch weiter, während
    – ein Partner steht und einer sitzt,
    – beide Partner stehen,
    – beide Partner sitzen.

  In welcher Gesprächssituation haben Sie sich wohlgefühlt? In welcher unwohl?

Der normale Patienten-Arzt-Kontakt findet in der **persönlichen Zone** statt. Wenn Arzt und Patient sich in gegenseitigem Einverständnis in dieser Zone befinden, wird der Aufbau von Vertrauen gefördert. Ein vertrauensvolles Gespräch findet idealerweise unter vier Augen in der persönlichen Zone statt. Die Anwesenheit einer dritten Person, z. B. einer Fachangestellten, im Sprechzimmer wird nicht immer akzeptiert, weil dadurch die Vertrauensbasis gestört wird.

Das Gespräch zwischen Patient und Arzt wird in den meisten Fällen auf gleicher Augenhöhe im Sitzen geführt. Außer beim Zahnarzt sitzen die Gesprächspartner dabei an einem Tisch.
Ob und wie schnell sich nun in einem solchen Gespräch eine Vertrauensbasis aufbauen kann, hängt entscheidend von der Sitzposition der Gesprächspartner ab.
Grundlegend kann man von zwei unterschiedlichen Sitzpositionen ausgehen: „konfrontativ" oder „kooperativ".

konfrontativ = dem Gesprächspartner gegenüber
kooperativ = über Eck sitzend

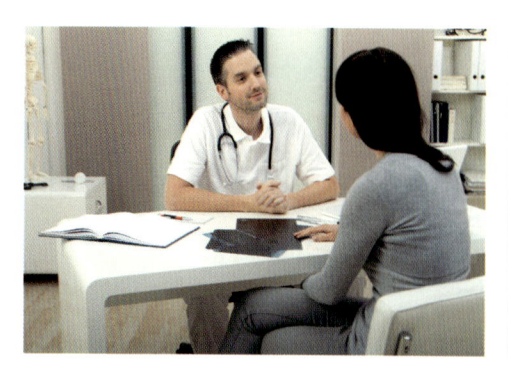

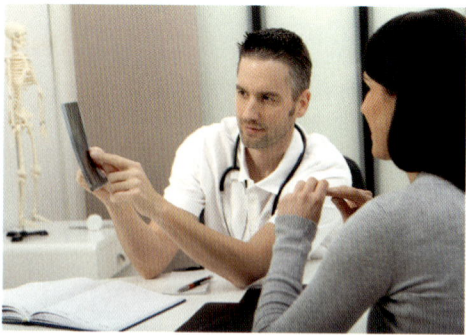

In der Abbildung 1 wird durch den Schreibtisch immer eine Barriere zwischen Arzt und Patient bleiben. Der Tisch versteckt einen Teil der nonverbalen Signale und macht es für den Patient schwierig, Vertrauen zum Gesprächspartner aufzubauen.

In Abbildung 2 können Arzt und Patient sehr schnell Vertrauen aufbauen. Der nonverbale Ausdruck ist für beide Gesprächspartner leichter zu lesen.
Diese Sitzposition ermöglicht einen guten Augenkontakt und bietet Gelegenheit, gesprächsfördernde Gesten auszuführen.

2.7 Outfit

Das Outfit ist unser äußeres Erscheinungsbild. Dazu gehören Kleidung, Schuhe, Make-up, Frisur, Schmuck und Piercings, Brille, Haut, Tätowierungen oder Gerüche.

Unser Outfit ist wie eine Verpackung, für deren Inhalt geworben werden soll.
Wenn Sie in einen Club gehen, wollen Sie durch Ihre Kleidung und Ihr Styling auf sich aufmerksam machen. Die Kleidersprache zeigt nonverbal, zu welcher Gruppe Sie gehören und welchen Eindruck Sie bei den anderen hinterlassen wollen.

Im Berufs- und Gesellschaftsleben sollte das Outfit zur Rolle und zur Aufgabe passen. Es prägt den Gesamteindruck und lässt Rückschlüsse auf die Persönlichkeit und Professionalität zu. Sie können anhand des Outfits in einem Hotel sofort das Servicepersonal vom Küchen- und Reinigungspersonal unterscheiden. Bei einem Katastropheneinsatz erkennen Sie an der Uniform, wer zum Bereich Feuerwehr, Polizei oder Sanitätsdienst gehört.

An Ihrem Arbeitsplatz betont die Berufskleidung Ihre Rolle und Ihre Kompetenz als Medizinische Fachangestellte. Sie zeigt dem Patienten, welche Position Sie innerhalb der Praxis einnehmen. Wenn alle Medizinischen Fachangestellten eine einheitliche Berufskleidung tragen, zeigen sie damit, dass sie zum Praxisteam gehören. Das einheitliche optische Erscheinungsbild, das als „**Corporate Identity**" bezeichnet wird, prägt den Stil der Praxis und gibt der Praxis eine persönliche Note (Praxisimage).
Durch das gut lesbare Namensschild und eine kurze Vorstellung erfährt der Patient Ihren Vor- und Nachnamen und kann so eine persönliche Beziehung zu Ihnen aufbauen.

Sorgfältig ausgewählte, auf das Praxisteam abgestimmte und modische Berufskleidung unterstreicht die Persönlichkeit der Mitarbeiter. Nur wer sich in seiner Berufskleidung attraktiv und wohlfühlt, kann entspannt und selbstsicher auftreten.

Der positive Eindruck wird verstärkt, wenn die Berufskleidung qualitativ hochwertig, sauber und frisch gebügelt ist. Helle Farben wirken freundlich und stimmungsaufhellend und sind ein Signal für Sauberkeit.

Berufskleidung muss auch zweckmäßig sein und zur berufsbezogenen Aufgabe passen. Für die Praxis bedeutet das, dass sie den hygienischen Anforderungen entsprechen und auch als Schutzkleidung dienen muss. In der Patientenaufnahme ist eine andere Kleidung erforderlich als beim Arbeiten im Labor, beim Umgang mit Tieren oder bei der Assistenz im OP. Stehen und Laufen den ganzen Berufstag lang erfordert standsichere und bequeme Schuhe, die zum Gesamtbild der Berufskleidung passen.

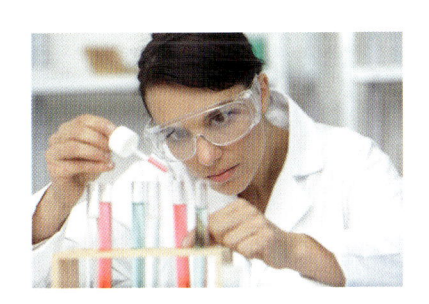

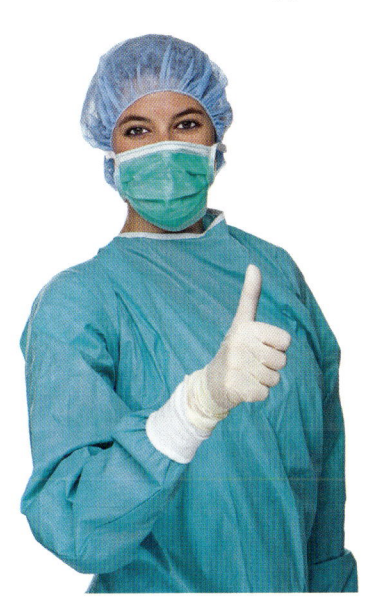

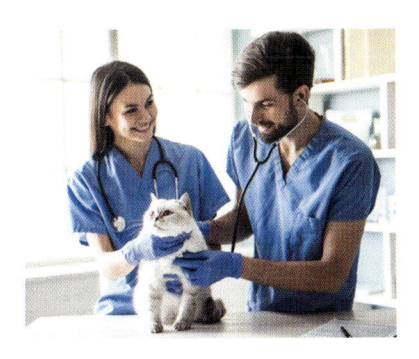

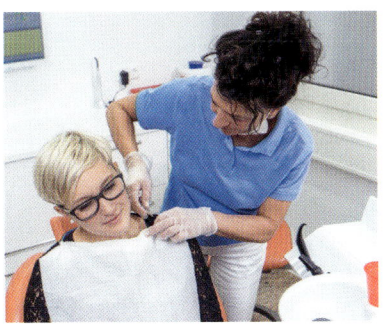

Der Begriff „Dresscode" bedeutet „Kleiderordnung". Er enthält Regeln und Vorschriften zur gewünschten Kleidung im privaten, kulturellen, gesellschaftlichen und beruflichen Umfeld. Der Dresscode legt fest, welche Kleidung für welchen Anlass angemessen ist.

Unpassende Kleidung und ungepflegtes Äußeres stellen Ihre Kompetenz und Seriosität infrage, z. B. ein Manager, der eine Micky Maus-Krawatte trägt oder eine Medizinische Fachangestellte, die nach Rauch riecht und nikotingelbe Finger hat.

Make-up, Haare, Accessoires, Schmuck und Geruch sollen zum Gesamteindruck passen, den die Berufskleidung vermittelt. Einen schlechten Eindruck beim Patienten hinterlassen unangenehmer Körpergeruch, aufdringliches Parfum, grelles Make-up, ungepflegte und schlecht gefärbte Haare, Kaugummikauen, sichtbare Tätowierungen und Piercings, sichtbare Unterwäsche, verschmutze Kleidung, ausgetretene und ungeputzte Schuhe.

> **Profitipp**
>
> Beim Umgang mit Patienten rücken die Fingernägel besonders ins Blickfeld: Widmen Sie deshalb der Pflege Ihrer Fingernägel besondere Aufmerksamkeit: sauber, kurz gefeilt, dezent lackiert (falls erlaubt).

AUFGABE

Überlegen Sie sich:
Welches „Bild" soll sich mein Gegenüber von mir als einer Medizinischen Fachangestellten machen?

Wählen Sie aus einem Katalog für Berufsmode Kleidung und Schuhe aus,
- die zu Ihrer beruflichen Aufgabe passen,
- die zum Gesamtbild Ihrer Praxis passen,
- in denen Sie sich attraktiv finden.

Suchen Sie Argumente, um Ihren Chef von der Anschaffung der von Ihnen ausgewählten Kleidung zu überzeugen.

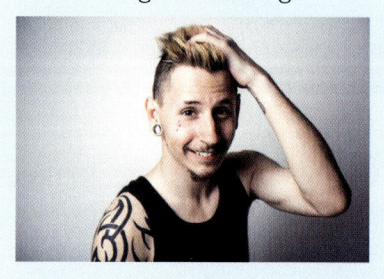

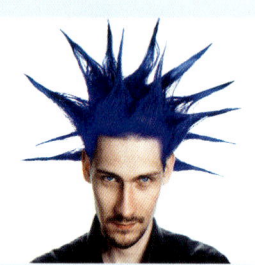

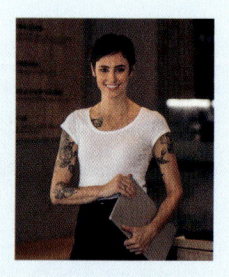

Überlegen Sie sich die Wirkung von Piercings, Frisuren, Tätowierungen auf verschiedene Typen von Patienten.

KAPITEL 3
Kommunikationstechniken

Zara und Thomas treffen sich zufällig nach der Arbeit in ihrem Stammcafé. Zara erzählt Thomas zerknirscht, dass sie heute einen Riesenärger mit ihrer Kollegin hatte.

„Die hat mich richtig niedergemacht. Ich habe einen kleinen Fehler gemacht und dann ist sie richtig explodiert."

Thomas hört Zara aufmerksam zu, ermuntert sie durch Kopfnicken, mehr von dem Vorfall zu erzählen.

„Also, ich sitze am Empfang, mindestens vier Patienten stehen herum und ich habe richtig viel um die Ohren. Bei einem Patienten hatte ich vergessen, den Termin in den Terminkalender einzutragen. Okay, blöd. Den Fehler nehme ich auf meine Kappe. Da schimpft die mich aus, als wir alle in der Mittagspause zusammensitzen, ich sei dämlich, immer würde mir so etwas passieren und man könne sich auf mich überhaupt nicht verlassen. Ich war sprachlos. Ich konnte nichts sagen."

„Das klingt echt übel. Wie hast du denn dann reagiert?", will Thomas wissen.

„Hinterher sind mir tausend Argumente eingefallen, die ich ihr hätte sagen können. Mich hat das den ganzen Tag beschäftigt und mir sind immer neue Antworten eingefallen. Aber im ersten Moment war ich sprachlos.

Was ich aber völlig daneben fand, war, dass sie mich vor den Kolleginnen so zusammengeschimpft hat. Ich habe mich so geschämt. Die müssen ja denken, ich sei völlig verplant."

> „Ich kann verstehen, dass du sauer bist, aber die Kolleginnen haben sicherlich auch gemerkt, dass es nicht in Ordnung war, dich so zu behandeln."

> „Ich habe kurz vor Feierabend noch mal mit der Kollegin in aller Ruhe geredet. Es war okay. Sie hat sich bei mir entschuldigt. Das nächste Mal will sie mit mir in einem persönlichen Gespräch unter vier Augen meine Fehler besprechen. Und ich habe ihr versprochen, dass ich in Zukunft noch konzentrierter meine Arbeit erledigen werde."

Im Einstiegsfall wird eine Situation beschrieben, die Ihnen sicherlich schon in ähnlicher Weise einmal passiert ist – egal, ob im Berufsleben oder im privaten Umfeld.
Gespräche führen bedeutet eigentlich nichts anderes als
- das richtige Wort
- zur rechten Zeit
- an die richtige Adresse zu leiten.

1 GESPRÄCHSPLANUNG UND GESPRÄCHSVORBEREITUNG

Sie planen eine besondere Urlaubsreise? Überlegen Sie einmal, welche Vorbereitungen Sie dafür treffen:
- Sie besorgen sich passende Kleidung.
- Sie packen wichtige Medikamente ein.
- Sie lassen sich eventuell noch impfen.
- Sie besuchen vielleicht noch einen Sprachkurs, damit Sie sich im Urlaubsland auch einigermaßen verständigen können.
- Sie informieren sich in einem Reiseführer über Klima, einheimische Speisen und Getränke etc.

Vor wichtigen Gesprächen sollten Sie sich nicht anders verhalten als bei der Planung für den Urlaub: Sie sollten sich vorbereiten.
Eine gute Vorbereitung auf ein wichtiges Gespräch wird Ihnen einige Enttäuschungen ersparen.

Im Folgenden werden mithilfe eines Beispiels die Vorbereitung und der mögliche Gesprächsablauf deutlich gemacht werden:

> **BEISPIEL**
>
> Sie möchten mit Ihrem Chef ein Gespräch führen, weil Sie sich für den Empfang einen neuen Monitor wünschen.

1.1 Die gute Gesprächsatmosphäre

Zunächst einmal muss Ihnen klar sein, dass Sie nicht vorhersagen können, wie dieses Gespräch ausgehen wird. Wird Ihr Chef Ihr Anliegen aufgreifen und Sie beauftragen, einen Kostenvoranschlag für einen Monitor einzuholen? Oder gibt er Ihnen deutlich zu verstehen, dass er einen neuen Monitor für eine überflüssige Anschaffung hält?

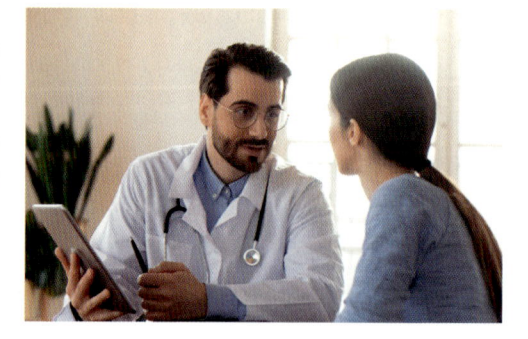

Sie möchten Ihren Chef davon überzeugen, dass er sich für die Anschaffung eines neuen Monitors einsetzt.
Können Sie erahnen, was passiert, wenn Sie dieses Thema ansprechen? Hatten Sie schon einmal ein ähnliches Gespräch und haben schon einmal erlebt, wie der Chef reagiert?
Eine gute Gesprächsatmosphäre und Beziehung zum Gesprächspartner bauen Sie auf, indem Sie Gefühle offen ansprechen. Wie fühlen Sie sich, wenn die Mitarbeiterin vom Labor letzten Monat einen neuen Monitor bekam und Sie bisher leer ausgegangen sind? Was sind Ihre genauen Motive? Wie angenehm oder auch unangenehm ist es Ihnen, mit diesem Gesprächspartner zu sprechen?

Der Gesprächspartner bemerkt sehr schnell, wie Sie über ihn denken, ob Sie ihn ablehnen, Angst vor ihm haben. Unbewusst senden Sie Signale aus, die Ihr Gegenüber bemerken wird.

> **Profitipp**
>
> Sie kennen das: Es gibt Patienten, die können richtig nervig sein. Hat dieser Patient einen Termin, drückt sich das ganze Praxisteam davor, ihn zu empfangen.
> Kommt der Patient nun in die Sprechstunde, wird er sehr schnell merken, dass er nicht besonders erwünscht ist. Dieses Gefühl dürfen Sie einem Patienten gegenüber jedoch niemals vermitteln.
> Bereiten Sie sich auf diesen speziellen Patienten auch speziell vor. Wenn Sie schon vorher einplanen, dass er viel redet, penetrant riecht, Distanzzonen überschreitet oder andere nervige Verhaltensweisen oder Eigenschaften an den Tag legt, dann kommen Sie damit auch leichter klar. Zum professionellen Umgang mit Patienten gehört, dass Sie sich auf jeden Patienten einlassen können, auch wenn die Beziehungsebene nicht sonderlich gut ist.

1.2 Das passende Thema zur rechten Zeit

Es gibt Gesprächsthemen, die dem Gesprächspartner nicht wichtig sind. Ein Kunde, der sich für exotische Tiere interessiert, wird sich nicht für das Thema „Alles Wissenswerte über das Meerschweinchen" begeistern können.

Finden Sie heraus, ob das Thema „Kauf eines neuen Monitors" für den Gesprächspartner jetzt gerade das passende Thema ist.
- Ist Ihr Chef an technischen Neuerungen und Entwicklungen interessiert?
- Kümmert er sich um die technische Ausstattung am Empfang oder fällt das in den Aufgabenbereich eines anderen Praxismitarbeiters?
- Wie alt ist der gebrauchte Monitor? Ist eine Neuanschaffung ökonomisch sinnvoll?
- Stehen wichtigere Investitionen in der Praxis an?

> **Profitipp**
>
> Überlegen Sie sich genau, wann ein Thema zur rechten Zeit angesprochen wird. Passt der Zeitpunkt gar nicht, kann es passieren, dass der Gesprächspartner beim nächsten Versuch in die Haltung „nicht schon wieder diese Platte ..." verfällt und Sie nicht zum Ziel kommen werden.

Kommunikationstechniken

1.3 Ort und Zeit

Die Frage, wo Sie das Gespräch führen wollen, müssen Sie sich ebenfalls genau überlegen.
Für manche Gespräche eignet sich eine zufällige Begegnung „zwischen Tür und Angel".
Für andere, wichtige Gespräche sollten Sie den Ort sehr sorgfältig auswählen.
Der Bereich des eigenen Arbeitsplatzes schafft eine andere Atmosphäre als das Behandlungszimmer des Chefs.

> **Profitipp**
>
> Es gibt Gespräche, die an einem neutralen Ort besser ablaufen. Für Konfliktgespräche, die in keinem „Revier" des jeweiligen Gesprächspartners ablaufen sollten, bietet sich ein neutraler Ort an. In einem Café oder bei einem Spaziergang im Park lassen sich brisante Themen oftmals leichter besprechen.

Die Wahl des richtigen Zeitpunkts ist ebenfalls wichtig. Zu Beginn des Tages sind Menschen in einer anderen Verfassung als abends nach einem langen Arbeitstag, wenn alle nur noch nach Hause wollen.
Auch während des Arbeitstages ist der richtige Zeitpunkt zu suchen. So sind alle Menschen direkt nach dem Essen weniger aufnahmefähig und gesprächsbereit.
In jedem Fall sollte genügend Zeit für das Gespräch eingeplant werden. Unter Zeitdruck lässt sich nur schwer ein gutes Gespräch führen.

AUFGABE

Überlegen Sie sich, wo und wann Gespräche über die folgenden Themen optimalerweise stattfinden könnten:
- Projekt: Weihnachtsfeier der Praxis
- Beendigung des Streits mit der besten Freundin
- Befundbesprechungen mit einem Patienten oder Kunden
- das Ende der Beziehung mit Ihrem Freund/Ihrer Freundin
- Auszug aus dem Elternhaus
- tröstende Worte beim Tod eines nahen Familienangehörigen

Begründen Sie Ihre Überlegungen.

> **Profitipp**
>
> Der Patient hat das Recht, ohne Störung von außen mit dem Arzt zu sprechen. Der Arzt legt in manchen Gesprächssituationen ebenfalls Wert darauf, während des Gesprächs nicht gestört zu werden.
> Vereinbaren Sie daher mit dem ganzen Praxisteam ein Zeichen, wenn eine Störung nicht erwünscht ist.
> Dies kann ein optischer Reiz (rote Lampe, Schild an der Tür vom Besprechungszimmer, ein Symbol auf dem Monitor) oder ein akustischer Reiz sein (ein spezielles Signal der Gegensprechanlage, Nichtreagieren auf Klopfzeichen).

1.4 Motive und Ziele

Zu einer guten Vorbereitung auf ein Gespräch gehört, dass Sie sich darüber klar werden, welches Ziel Sie im Gespräch verfolgen.

Als allgemeine Ziele eines Gesprächs können gelten:

- Informationsgewinnung
- Krankheitsbewältigung
- Motivation zu den ärztlich verordneten Therapiemaßnahmen (Compliance)
- Reklamation
- Feedback
- Überzeugung
- Überredung
- Verkauf

Es muss Klarheit darüber bestehen, was Sie mit diesem Gespräch erreichen möchten. Bei schwierigen Gesprächen lohnt es sich, vorab schriftlich einen Gesprächsplan zu erstellen.

Im Gesprächsplan sind die Ziele des Gesprächs klar formuliert:
- Was sind meine persönlichen Motive für dieses Gespräch (Sachthema und Gefühle)?
- Was will ich mit dem Gespräch erreichen?
- Wo liegen meine Interessen in diesem Gespräch?
- Welche Motive/Interessen hat mein Gesprächspartner?
- Welche möglichen Konflikte können entstehen?
- Wie groß ist mein Verhandlungsspielraum?
- Wo gibt es die Möglichkeit zu einem Konsens?

Die besten Resultate in einem Gespräch erzielen Sie, wenn Sie Ihre eigenen Erwartungen und die Ihres Gesprächspartners berücksichtigen. Überlegen Sie sich auch, welche fachlichen und sachlichen Informationen angesprochen werden müssen, um Ihr Gesprächsziel zu erreichen.

> **Profitipp**
>
> Versetzen Sie sich in die Situation Ihres Gesprächspartners. Überlegen Sie sich, welche positiven oder auch negativen Erwartungen er an das Gespräch hat.
> Bereiten Sie sich inhaltlich und mental auf das Gespräch vor. Stimmen Sie sich ein. Wenn Sie nichts über Ihr Gegenüber wissen, können Sie erst im Gesprächsverlauf eine Einschätzung vornehmen und entsprechend reagieren.

2 GESPRÄCHSFÜHRUNG

Ein Gespräch findet zwischen mindestens zwei Gesprächspartnern statt. Sprechen und Zuhören bilden eine Einheit.
Wird Dialog mit Monolog verwechselt, stirbt das Gespräch.

> **Dialog =** Wechselrede. Von mindestens zwei Personen abwechselnd geführte Rede und Gegenrede
> **Monolog =** Selbstgespräch. Eine längere Rede, die jemand während eines Gesprächs hält

Der Ablauf eines guten Gesprächs zeichnet sich durch folgende Punkte aus:
- Die Gesprächspartner gehen aufeinander ein, nicht aufeinander los.
- Sie finden die richtige Sprachebene.
- Es gelingt Ihnen, eine zwischenmenschliche Beziehung mit gegenseitiger Wertschätzung aufzubauen.
- Mögliche Konflikte werden erkannt und im Gesprächsverlauf konstruktiv gelöst.

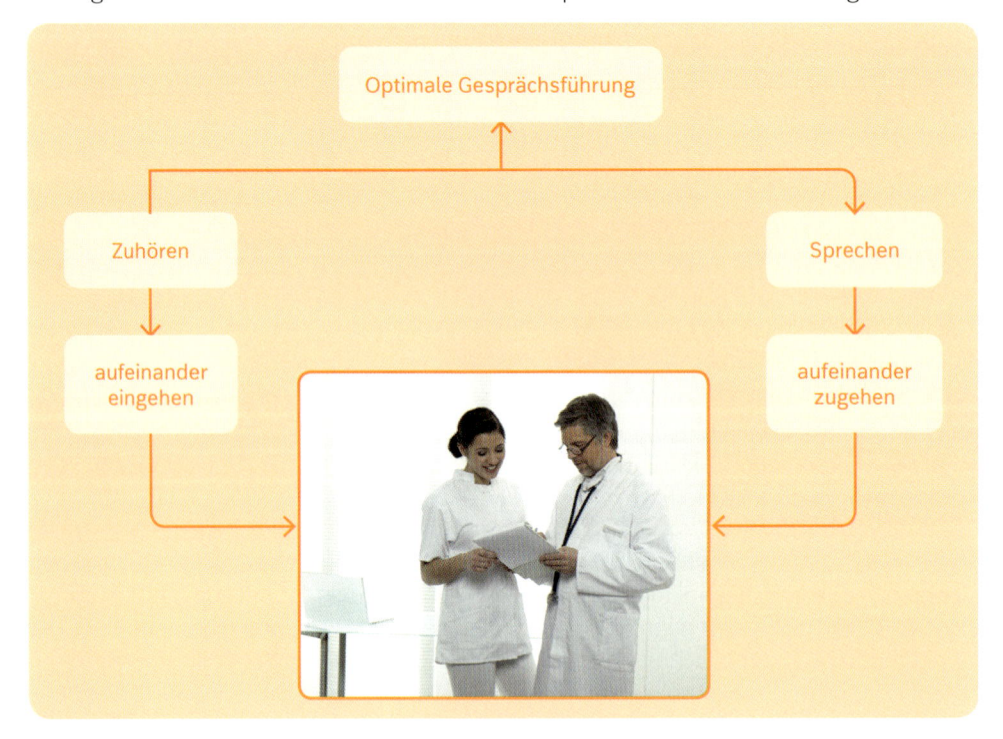

2.1 Mit Argumenten überzeugen

Haben Sie sich schon einmal überlegt, warum so viele Menschen nicht mit dem Rauchen aufhören, obwohl es eine Vielzahl von Argumenten gibt, die gegen das Rauchen sprechen?
Viele Menschen sind der Ansicht, man sei überzeugend, wenn man sachlich und rational argumentiert. „Sachlich und rational" bedeutet, dass man den Verstand des anderen anspricht. Aber warum erreicht man mit dieser Strategie nicht immer sein Ziel?
Sie möchten Ihren Gesprächspartner überzeugen, etwas Bestimmtes zu tun oder eben nicht mehr zu tun, einem Vorschlag zuzustimmen oder etwas zu kaufen. Daher müssen

Sie wissen, dass Sie auf einen Menschen treffen, der bereits bestimmte Überzeugungen, Erfahrungen, Ängste und auch Vorlieben hat. Das bedeutet im Klartext, dass Sie in Ihrer Argumentation für Ihr Anliegen auch die Gefühlswelt des Gesprächspartners ansprechen müssen.

AUFGABE

Suchen Sie für die folgenden Gesprächsthemen nach Argumenten, die die Gefühlswelt des anderen ansprechen und somit eine Änderung im Verhalten bewirken könnten:
- Nichtraucher werden
- den Hund auf Diät setzen
- eine professionelle Zahnreinigung in Anspruch nehmen
- weniger Fleisch essen
- zur Krebsvorsorge gehen
- einen neuen Monitor für den Empfang anschaffen

Die wichtigsten Argumentationsarten
- Das **Autoritätsargument**: Es basiert auf der anerkannten Kompetenz der zitierten Persönlichkeit.
  Prof. Dr. XY hat die Wirksamkeit des Präparates klinisch erforscht und nachgewiesen. Diese Argumentationsart nicht zu häufig einsetzen, weil es aussieht, als hätte man selbst nicht genügend Kompetenz.
- **Normen und Gesetze**: Die Anerkennung von Normen beruht darauf, dass diese allgemeingültig anerkannt werden. Vorsicht jedoch, denn bestimmte Werte und Gesetze ändern sich sehr schnell.
- **Fakten**: Ihre großen Vorzüge liegen in der Aktualität und Überprüfbarkeit. Doch Vorsicht: Überhäufen Sie Ihren Gesprächspartner nicht mit zu vielen Fakten. Das reine Aufzählen von Fakten spricht nur den Verstand an, nicht jedoch die Gefühle des Gegenübers. Außerdem: Wenn es z. B. um Statistik oder Meinungsumfrage-Ergebnisse geht, gibt es oft genug mehrere Wahrheiten.
- **Erfahrungen**: Eigene Erfahrungen können vieles anschaulicher machen. Wer Erfahrungen hat, dem traut man auch die Fähigkeit zu, sie zu verallgemeinern und sich ein Urteil zu bilden.
- **Emotionale Argumente**: Sie berühren die Gefühlswelt Ihres Gesprächspartners. Unerfüllte Bedürfnisse, Wunschträume und Ängste werden gezielt angesprochen. Vor allem die Werbung arbeitet mit diesen Argumenten.
- **Logische Argumente**: Einer logisch aufgebauten Argumentationskette kann sich kaum jemand entziehen. Doch Achtung: Überfordern Sie Ihre Zuhörer nicht.

Profitipp

Die Hierarchie der Argumente:
- Sie beginnen mit einem starken Argument (weckt Aufmerksamkeit).
- Im Mittelteil bringen Sie schwächere Argumente unter (weniger ist mehr).
- Zum Ende bringen Sie das beste Argument.

AUFGABE

Überprüfen Sie die Argumente aus dem vorherigen Training.
Welche Argumentationsart hatten Sie eingesetzt?
Suchen Sie das jeweils beste und schwächste Argument heraus.

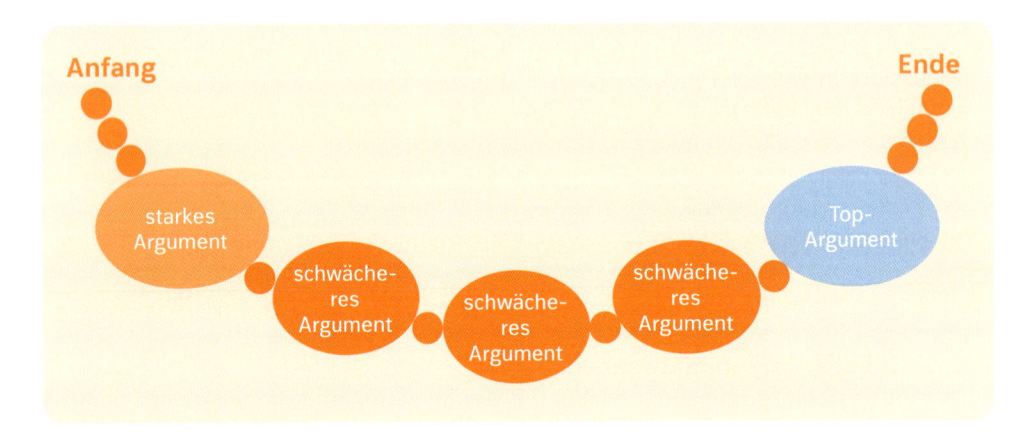

Anfang … starkes Argument – schwächeres Argument – schwächeres Argument – schwächeres Argument – Top-Argument … **Ende**

Checkliste für eine effiziente Gesprächsführung

- Bilden Sie keine Schachtelsätze.
  Verpacken Sie jede Idee und jeden Gedanken in einen eigenen Satz.
  Je komplizierter Sie die Sätze konstruieren, umso mehr laufen Sie Gefahr, am Ende den Faden zu verlieren. Der Gesprächspartner kann Ihnen dann auch nicht mehr folgen.

- Ein Gespräch ist ein Dialog.
  Wenn Sie länger als etwa 30 Sekunden sprechen, wird aus dem Dialog ein Monolog. Der Gesprächspartner verliert das Interesse an dem Gespräch.

- Sprechen Sie niemals gleichzeitig.
  Lassen Sie Ihren Gesprächspartner aussprechen. Sie führen keine Redeschlacht, bei der es einen Sieger und einen Besiegten geben soll, sondern möchten einen positiven Gesprächsabschluss erreichen. Angriffe und Aggressionen wirken zerstörend auf ein konstruktives Gespräch.

- Formulieren Sie klar und zielorientiert.
  Tragen Sie Ihre Standpunkte lebendig und bildhaft vor.
  Setzen Sie passende Medien und Gegenstände ein. Prospektmaterial, kurze Präsentationen oder auch Modelle helfen Ihnen und veranschaulichen Ihre Argumente.

- Vermeiden Sie „Weichmacher" und Konjunktive wie beispielsweise:
  - könnte …
  - würde …
  - sollte …
  - wahrscheinlich …

- möglicherweise …
- vielleicht …
- wäre …

- Bleiben Sie sachlich und vermeiden Sie Killerphrasen.
  Mit Killerphrasen will der Gesprächspartner Macht demonstrieren und Argumente zerstören. Sie blocken Kommunikation ab. Hier einige Beispiele:
  - „Das war schon immer so …"
  - „Es ist allgemein bekannt …"
  - „Das haben wir noch nie so gemacht …"
  - „Sie sind doch nur neidisch …"
  - „Sie wissen doch gar nicht, wie das ist …"
  - „Es ist doch immer das Gleiche …"

  Reagieren Sie sachlich bei Killerphrasen. Lassen Sie sich nicht aus der Ruhe bringen. Bleiben Sie gelassen und zahlen Sie nicht mit gleicher Münze zurück.

- Formulieren Sie Ihr Anliegen persönlich.
  Machen Sie deutlich, was Sie denken, wozu Sie stehen, wie Sie die Dinge sehen.
  Verzichten Sie auf das Wörtchen „man", sagen Sie „ich".
  Sprechen Sie Ihren Gesprächspartner immer wieder mit seinem Namen an.

2.2 Aktives Zuhören

Das Gestalten und Führen von Gesprächen wird oft mit Reden gleichgesetzt. Das wichtigste und effektivste Gestaltungsmittel in einem Gespräch ist jedoch das Zuhören.

In schwierigen Gesprächssituationen gibt es für die Kommunikation mit dem Patienten eine wirkungsvolle Methode: das aktive Zuhören.

Was ist aktives Zuhören?
Den inneren Zustand des Patienten oder Kunden, seine Bedürfnisse, Gefühle, Empfindungen, Sorgen und Gedanken können Sie nur indirekt erfahren: Sie werden von ihm verschlüsselt, er teilt sich Ihnen über die verbalen, paraverbalen und nonverbalen Signale (Körpersprache) mit. Die Praxismitarbeiter können an den Emotionen und Bildern des Patienten nur dann teilhaben, wenn sie dessen Botschaften entschlüsseln.

Sie als Praxismitarbeiter (Empfänger) versuchen zu verstehen, was der Patient oder Kunde (Sender) empfindet. Dazu greifen Sie das Gesagte auf, formulieren die Botschaft in eigenen Worten und melden es dem Gesprächspartner zurück. Sie senden dabei keine eigenen Botschaften wie Urteile, Ratschläge, Ermahnungen, Interpretationen zurück.

Durch das „Aufgreifen" der Botschaft zeigen Sie dem Gesprächspartner, dass Sie ihm zugehört und ihn verstanden haben.
Wenn Sie die verbalen, paraverbalen und nonverbalen Signale Ihres Gegenübers aufgreifen, zeigen Sie ihm Ihre Bereitschaft, ihn zu verstehen.
Sie haben dafür zwei Möglichkeiten:
- Sie können den Sinn der Botschaft auf der Sachebene aufgreifen.
- Sie können die Gefühle oder die Situation auf der Beziehungsebene aufgreifen.

> **BEISPIELE**
> - **Patient:** „Die Brücke schmerzte gestern schon wieder beim Essen."
>   **Zahnmedizinische Fachangestellte:** „Sie sind verärgert, dass die Anpassung der Prothetik so kompliziert ist."
> - **Patient:** „Jetzt habe ich ein paar prima Leute kennengelernt, mit denen das Sporttreiben richtig Spaß macht."
>   **Medizinische Fachangestellte:** „Sie fühlen sich richtig wohl in diesem Kreis und das Abnehmen wird Ihnen erfolgreich gelingen."
> - **Kunde:** „Das teure Futter, das ich bei Ihnen gekauft habe, mag meine Katze natürlich überhaupt nicht!"
>   **Tiermedizinische Fachangestellte:** „Sie ärgern sich, dass Sie so viel Geld für das Futter ausgegeben haben, und sind nun enttäuscht, dass Ihre Katze das Futter nicht frisst."

Indem Sie die Wörter des anderen aufgreifen, können Sie nachprüfen, ob Sie den Gesprächspartner auch richtig verstanden haben. Falsch verstandene Botschaften können dadurch sofort korrigiert werden.

Durch das Aufgreifen seiner Botschaft wird sich der Gesprächspartner weiter öffnen und auch für Ihre eigenen Anliegen empfangsbereiter sein.

Sie können durch das Aufgreifen mit dem Gesprächspartner eine gemeinsame inhaltliche (Sachebene) und gefühlsmäßige (Beziehungsebene) Gesprächsbasis erreichen und auf dieser Basis das Gespräch weiterführen.

Während des Gesprächs zeigen Sie durch zustimmende Worte, Laute (z. B. mhm, aha, o. k., genau) oder kurzes Nachfragen, dass Sie dem Gesprächspartner aufmerksam zuhören.

Warum aktives Zuhören?

Aktives Zuhören der Praxismitarbeiter in der Kommunikation mit dem Patienten und Kunden
- hilft dem Patienten und Kunden bei der Klärung und Verarbeitung eigener Empfindungen,
- verbessert und vertieft die Beziehung zwischen Patient und Praxismitarbeiter durch das Gefühl: „Die Medizinische Fachangestellte versteht mich, ich kann ihr vertrauen."

Fehler beim aktiven Zuhören
- Ungeduld: Ein Gespräch muss nicht immer sofort eine Lösung haben (Langzeitwirkung).
- Missbrauch: Aktives Zuhören wird benutzt, um eigene Ansichten unterzuschieben oder um zu manipulieren.

> **BEISPIEL:**
> Jemandem das Wort im Mund umdrehen oder jemandem etwas in den Mund legen: „Sie sehen das doch ein, oder?"

2.3 Mit der richtigen Frage zum Ziel

Möchte man mit jemandem ins Gespräch kommen, um mehr über sein Anliegen und seine Sorgen zu erfahren, muss man sich sogenannter Türöffner bedienen:

> **BEISPIELE**
> - „Möchten Sie darüber sprechen?"
> - „Stimmt etwas nicht?"
> - „Wie denken Sie darüber?"
> - „Wie ist Ihre Meinung dazu?"

Mithilfe geschickter Fragen
- gewinnen Sie wichtige Informationen, die Ihnen helfen, rasch herauszufinden, worauf es dem Gesprächspartner ankommt und was ihm wichtig ist;
- beziehen Sie den Patienten und Kunden aktiv mit ein. Sie zeigen sich von Anfang an als Partner und Helfender;
- können Sie Konflikte vermeiden, Gespräche versachlichen und somit schwierige Situationen besser überstehen.

Das Gespräch zwischen Arzt und Patient sowie zwischen Medizinischer Fachangestellten und Patient sollte so gestaltet werden, dass der Patient und Kunde eine aktive Rolle übernimmt. Dies wird erleichtert durch einen offenen Anfang.

Offene Frage
Die offene Frage fordert den Gesprächspartner auf, mehr über einen Sachverhalt zu erzählen.
Zu den offenen Fragen zählen die sogenannten W-Fragen:
Wer? Was? Wieso? Weshalb? Wo? Warum? etc.
Sie lassen Freiräume und ermutigen den Patienten und Kunden, mehr Informationen zu geben.
Diese Frageform ist vor allem zu Beginn des Patientengesprächs hilfreich.
Offene Fragen sind die Voraussetzung für den Beginn eines offenen Gesprächs.

> **BEISPIELE**
> - „Wann spüren Sie den Schmerz intensiver?"
> - „Wie kann ich Ihnen helfen?"
> - „Weshalb sind Sie in die Praxis gekommen?"

> **Profitipp**
>
> Warum-Fragen werden oft als kritische Beurteilung missverstanden:
> „Warum nehmen Sie die Medikamente nicht?"
> Besser: „Sie sagen, dass es Ihnen schwerfällt, die Medikamente einzunehmen, und dass Sie ab und zu sogar vergessen, sie einzunehmen. Können Sie mir Ihre Gründe dafür nennen?"

Geschlossene Frage

Geschlossene Fragen sind alle Fragen, die nur präzise und kurze Antworten wie Ja oder Nein zulassen.
Geschlossene Fragen beginnen mit einem Verb.
Diese Frageform hilft, sprachliche Irrtümer einzugrenzen und ganz spezielle Informationen einzuholen. Sie ist vor allem sinnvoll, um schnell zum Ziel zu gelangen.

> **BEISPIELE**
> - „Haben Sie noch Fragen?"
> - „Sind Sie mit der Therapie zufrieden?"
> - „Geht es Ihrer Katze wieder besser?"
> - „Können Sie sich bitte nächste Woche noch mal bei uns melden?"

Werden geschlossene Fragen sparsam und gezielt eingesetzt, helfen sie der Steuerung des Gesprächs.

> **Profitipp**
> Mit geschlossenen Fragen können Sie Patienten und Kunden, die viel reden, ohne zum Punkt zu kommen, geschickt zum Thema zurückführen oder die Aufmerksamkeit auf ein bestimmtes Thema lenken.

Rhetorische Frage

Die rhetorische Frage ist eine Frageform, die eigentlich keine Antwort erwartet. Sie wird eingesetzt, um eine Aussage stärker zu betonen.

> **BEISPIELE**
> - „Bin ich denn hier die Putzfrau?"
> - „Wollen Sie wirklich über das Rauchen weiterdiskutieren?"

Taktische Frage

Taktisch sind meistens Gegenfragen oder Kontrollfragen, die geschickt zu einem bestimmten Zweck eingesetzt werden können.

> **BEISPIELE**
> - Patient: „Wann kann ich heute noch mit Herrn Dr. Müller sprechen?"
>   MFA: „Was kann Herr Dr. Müller für Sie tun? Wenn Sie mir kurz sagen, worum es geht, kann ich die beste Zeit für Sie herausfinden."
> - Patient: „Wann kann ich bitte einen Termin haben?"
>   MFA: „Was für einen Termin möchten Sie? Brauchen Sie einen Vorsorgetermin?"

AUFGABE

- Machen Sie diese Übung mit einem Partner:
  Stellen Sie sich vor, Sie sind Mitarbeiterin in einer Tierarztpraxis und Ihr Partner ist ein Kunde. Der Kunde möchte bei Ihnen ein besonderes Futter für seinen Hund kaufen. Versuchen Sie, anhand der vorgestellten Fragetechniken zielgerichtet in Erfahrung zu bringen, welches Futter der Kunde, also Ihr Partner, wünscht.
  Nehmen Sie dazu am besten ein Blatt Papier. Versuchen Sie, mit wenigen Fragen auszukommen.

- Suchen Sie sich weitere Aufgabenstellungen zum Üben aus Ihrem Praxisalltag.

> **BEISPIELE**
> - Kind kommt mit Bauchschmerzen in die Praxis.
> - Die neue Mitarbeiterin stellt sich vor.
> - Ein Vertreter für Praxisbedarf bietet ein neues Produkt an.
> - Eine schwerhörige Patientin klagt über Schmerzen beim Gehen.

2.4 Ich-Botschaften

Was ist eine Ich-Botschaft?
Ich-Botschaften sind Botschaften, in denen jemand seine Gefühle und Empfindungen, das, was er denkt, direkt mitteilt. Er öffnet sich durch Ich-Botschaften, er äußert: „Ich bin jemand, der Sorgen hat, verärgert ist, der verletzbar ist, der in Verlegenheit gebracht werden kann."

> **BEISPIELE**
>
> Die Erstkraft ist verärgert und gibt die (verschlüsselte) Botschaft: „Du Dummkopf." Die Praxismitarbeiterin entschlüsselt: „Ich bin zu nichts nutze."
>
> Die Erstkraft ist verärgert und gibt eine unverschlüsselte Ich-Botschaft: „Ich ärgere mich darüber, wenn du ..."
> Die Praxismitarbeiterin versteht sofort: „Wenn ich ..., dann ärgert sie sich."

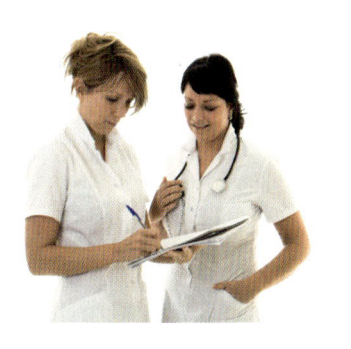

Die erste Botschaft (**Du-Botschaft**) wird vom Gesprächspartner als Bewertung seiner selbst, die zweite wird als Feststellung in Bezug auf den Sender entschlüsselt.

Warum Ich-Botschaften?

Ein Wort ergibt schnell das andere. Das Senden von Ich-Botschaften bedeutet einen Weg, die Situation zu entspannen. Sie wirkt also sowohl für die Praxismitarbeiter als auch für den Patienten oder Kunden weniger bedrohlich.

Nachgeben und Einlenken werden leichter.

Ich-Botschaften machen deutlich: Ich bin ein Mensch mit Empfindungen, mit Stärken und Schwächen und stehe nicht über den Dingen.

Dadurch wird aus einer hierarchisch-autoritären eine partnerschaftliche Beziehung.

- Ich-Botschaften legen die Verantwortung für das weitere Handeln in die Hände des Gesprächspartners.

  Der Arzt sagt beispielsweise zu einem Patienten: „Ich bin enttäuscht, dass Sie mich belogen haben. Irgendwie hat mich das traurig gemacht."

  Dem Gesprächspartner steht es nun frei, weiterhin die Unwahrheit zu erzählen und dadurch einen möglichen Therapieerfolg zu gefährden. Das ist aber nicht wahrscheinlich, denn ohne Grund will er den Arzt nicht ärgern, vor den Kopf stoßen oder gar verletzen.

- In einem Gespräch fördern die Ich-Botschaften des einen Menschen Ich-Botschaften des anderen. Dadurch entsteht eine Atmosphäre der Offenheit und Vertrautheit. Das wird sowohl von den Praxismitarbeitern als auch vom Patienten oder Kunden als angenehm empfunden. Deshalb sind Ich-Botschaften so effektiv.

Das Ziel, im Patientengespräch rasch eine Vertrauensbasis herzustellen, lässt sich mit dem Senden von Ich-Botschaften leicht umsetzen.

Seien Sie jedoch nicht entmutigt, wenn sich Ihre Erwartungen von einer guten Beziehung nicht sofort erfüllen.

Beim Senden von Ich-Botschaften können folgende Probleme auftreten:

- Die verkleidete Ich-Botschaft
  Manche Ich-Botschaft ist nicht echt. Hinter ihr versteckt sich genauso ein Vorwurf, eine Beschuldigung oder auch ein Urteil wie hinter einer Du-Botschaft.

> **BEISPIEL**
>
> „Ich finde, du bist nervig" ist ebenso sehr ein Urteil wie „Du nervst".

- Die unvollständige Ich-Botschaft
  Häufig teilen Praxismitarbeiter nur einen Teil (meist den negativen) der Gefühle und Empfindungen mit.

> **BEISPIEL**
>
> „Es ärgert mich, dass Sie heute schon wieder zu spät zum Termin kommen."
> Vollständig würde es heißen: „Es ärgert mich, dass Sie heute schon wieder zu spät kommen. Aber ich bin froh, dass Ihnen nichts passiert ist."

- Die abgeschwächte Ich-Botschaft
  Offen und aufrichtig die eigenen Empfindungen mitzuteilen bedeutet, sie auch so zu verstehen zu geben, wie sie wirklich sind.

Häufig fällt es Praxismitarbeitern schwer, auch starke Empfindungen auszudrücken.

> **BEISPIEL**
>
> „Ich war so erschrocken, als ich sah, wie Sie auf der Treppe gestürzt sind."
> Völlig echt würde es heißen: „Ich war ganz starr vor Schreck. Mir läuft es jetzt noch heiß und kalt den Rücken runter."

Eine gute Hilfe für das Senden von Ich-Botschaften ist es, wenn Sie sich fragen:
- Was geht in mir vor?
- Welche meiner Bedürfnisse sind durch das Verhalten des Gesprächspartners bedroht?
- Worin bestehen meine eigenen primären Empfindungen?

(Siehe auch Abschnitt 3 Feedback)

2.5 Kommunikationssperren

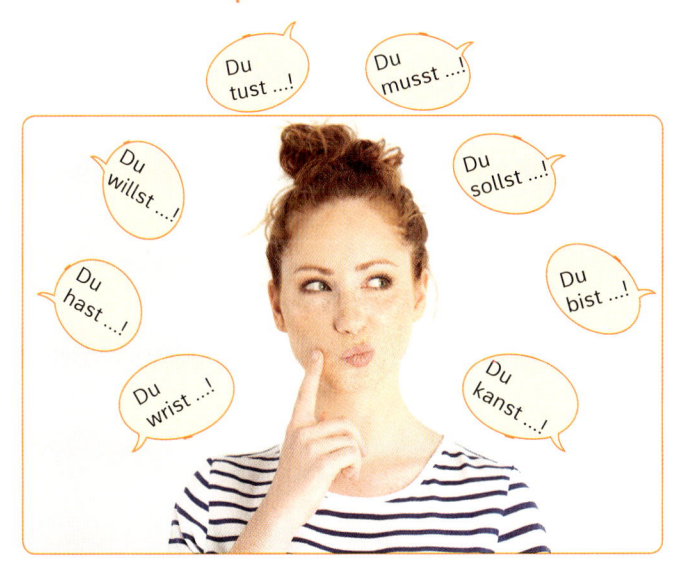

Wenn wir uns mit anderen im Konflikt befinden oder Kritikgespräche führen, benutzen wir häufig Äußerungen wie diese:
- „Lass das sein …"
- „Wenn du so weiter …"
- „So kann man …"
- „Sie sind …"
- „Warum musst du immer …"
- „Du solltest …"

Sätze mit solchen Aussagen nennen wir Du-Botschaften, denn sie enthalten in der Regel eine ausgeprägte Du- (oder Sie)-Komponente.

Häufig werden sie vom anderen als Herabsetzung, als Ablehnung empfunden und provozieren Rechtfertigungen und Vergeltungsmaßnahmen. Anstelle der Bereitschaft zur Veränderung können sie eher Widerstand und Groll hervorrufen.
Du-Botschaften mischen sich in das Verhalten, Fühlen oder Wollen des anderen ein. Sie offenbaren aber nichts oder nur Ungenaues über die dahinterstehenden Probleme des Senders. Du-Botschaften machen nur Aussagen über den Empfänger.

Analysiert man Gespräche genauer, stellt man fest, dass die meisten Äußerungen eine ausgeprägte Du- oder Sie-Botschaft enthalten.

> **BEISPIEL**
>
> „Sie können aber auch nie pünktlich zum Behandlungstermin erscheinen."

Du-Botschaften haben oft einen wertenden, negativen Unterton. Trotzdem senden wir immer wieder Du-Botschaften an den Gesprächspartner.

Mit Du-Botschaften läuft man Gefahr, die Beziehung zum Patienten und Kunden zu schädigen, denn sie verursachen Schuldgefühle, werden als herabsetzender Tadel empfunden und provozieren womöglich unerwünschte Reaktionen.

Wenn Patienten und Kunden Probleme haben, sind Mitarbeiter einer Praxis meist schnell mit Rat und Hilfe zur Stelle. Es wimmelt von guten Ratschlägen aufgrund eigener Erfahrungen und beruflicher Fachkenntnisse. Der Patient wird überhäuft mit „Sie sollten ...", „Sie müssen ...", „Sie können ...".
Trotz der guten Absichten können solche Äußerungen vom Patienten vielleicht als Bevormundung und unterschwelliger Vorwurf verstanden werden.
Sie hemmen außerdem die weitere Mitteilungsbereitschaft des Gesprächspartners.

Du-Botschaften gehören zu den sog. Kommunikationssperren, die der amerikanische Psychologe Dr. Thomas Gordon zusammengestellt hat. Sie können das Gespräch und das aktive Zuhören abrupt beenden.
Mit den folgenden Kommunikationssperren bringen Sie Patienten und Kunden, die Ihnen ein Problem anvertrauen wollen, zum Schweigen; statt zu helfen, blockieren Sie.

> Dr. Thomas Gordon (1918–2002) war praktizierender Psychologe in den USA. Durch seine Arbeit mit Kindern und Jugendlichen erkannte er die große Bedeutung der Kommunikation und gewaltfreien Konfliktlösung für die Beziehung zwischen Menschen.
> Sein Konzept der erfolgreichen Kommunikation basiert u. a. auf den beiden Pfeilern:
> - aktives Zuhören
> - Senden von Ich-Botschaften

Im Folgenden werden häufig gebrauchte Formulierungen aufgeführt, die von Praxismitarbeitern gegenüber Patienten und Kunden eingesetzt werden:
- Befehlen, anordnen, kommandieren
  Dem Patienten oder Kunden sein Verhalten vorschreiben

> **BEISPIEL**
> „Diesen Verband dürfen Sie auf keinen Fall abnehmen."

- Ermahnen, drohen
  Dem Patienten und Kunden sagen, welche Folgen eintreten, wenn er etwas tut

> **BEISPIEL**
> „Wenn Sie die Katze weiterhin mit Schokolade füttern, dann sehe ich keinen Sinn mehr in der Behandlung!"

- Moralisieren, predigen, mit „müsstest" und „solltest" argumentieren
  Dem Patienten und Kunden sagen, was er tun müsste oder sollte

> **BEISPIEL**
> „Sie sollten dem Kaninchen wenigstens eine Stunde Auslauf ermöglichen."

- Ratschläge erteilen
  Kann aussagen, dass der andere nicht fähig ist, seine Probleme selbst zu lösen

> **BEISPIEL**
> „Ich an Ihrer Stelle würde den Jungen in einen Fußballverein zum Abnehmen schicken."

- Belehren, Vorhaltungen machen

> **BEISPIEL**
> „Wenn Sie sich die Zähne nicht regelmäßig putzen, dann müssen Sie die aufwendige Behandlung eben ertragen!"

- Kritisieren, beschuldigen
  Den Patienten und Kunden negativ beurteilen und sein Verhalten bewerten

> **BEISPIEL**
> „Da sind Sie selbst schuld. Wenn Sie mich nicht verstanden haben, hätten Sie nachfragen sollen."

- Loben, zustimmen
  Kann als manipulierende Ermutigung verstanden werden. Die hohen Erwartungen können beim Patienten und Kunden auch Stress auslösen.

> **BEISPIEL**
> „Das schaffen Sie schon. Das ist doch kein Problem für Sie …"

- Beschimpfen, lächerlich machen
  Kann das Selbstwertgefühl des Patienten negativ beeinflussen

> **BEISPIEL**
> „Das kann doch gar nicht wehtun, Heulsuse!"

- Interpretieren, analysieren
  Dies unterbindet Kommunikation aus Angst vor Bloßstellung und Verdrehung des Standpunkts.

> **BEISPIEL**
> „Sie haben doch nicht wirklich Schmerzen. Sie wollen doch nur eine Krankschreibung."

- Beruhigen, trösten, unterstützen
  Dies kann bewirken, dass der andere sich nicht ernst genommen fühlt. Beim Gesprächspartner kommt an: „Es ist nicht in Ordnung, dass ich mich schlecht fühle."

> **BEISPIEL**
> „Da müssen Sie sich keine Sorgen machen. Das hatte ich auch schon einmal …"

- Verhören, fragen
  Gründe, Motive, Ursachen zu finden versuchen und den Patienten dabei bloßstellen, bevor das Problem gelöst wird

> **BEISPIEL**
> „Wie viel haben Sie denn gestern wieder getrunken?"

- Ablenken, aufheitern
  Dies lässt den Gesprächspartner vermuten, dass seine Probleme nicht wichtig sind.

> **BEISPIEL**
> „Ach, das vergeht schon wieder. Melden Sie sich doch einfach morgen noch mal bei uns."

> **Profitipp**
>
> Du-Botschaften werden vom Gesprächspartner meist als Angriff auf die eigene Person erlebt. Deshalb haben sie eine entsprechend heftige Verteidigung, oft auch Gegenangriffe oder Verleugnungen zur Folge.
> Verzichten Sie daher besonders auch in konfliktträchtigen Gesprächen auf Du-Botschaften.

AUFGABE

Bitte formulieren Sie die folgenden Aussagen in Ich-Botschaften um.
Das Ziel ist, die eigene Meinung/das eigene Anliegen selbstbewusst und ehrlich zu äußern, ohne den Gesprächspartner anzugreifen oder zu brüskieren.
Bitte verwenden Sie wörtliche Rede.
- Da haben Sie mir nicht richtig zugehört.
- Das ist natürlich nicht leicht zu erklären.
- Zu dieser Frage haben wir noch nicht genügend Informationen bekommen.
- Sie haben mich aber lange warten lassen.
- Patient beschwert sich über lange Wartezeit: Dafür müssen Sie Verständnis haben.
- Patient beschwert sich über den zu hohen Preis: Das kann man so nicht sehen. Richtig ist, dass das Präparat supergünstig ist.
- Ihr Problem ist ganz einfach zu lösen. Sie brauchen nur …
- Sie sollten sich einmal überlegen, ob sich die höheren Kosten eines eigenen Blutzucker-Messgerätes nicht lohnen, statt Blutzucker in der Apotheke messen zu lassen.
- Patientin kramt in ihrer Handtasche: Sie hören mir nicht zu.
- Immer, wenn ich Sie etwas frage, weichen Sie mir aus.
- Es ist wissenschaftlich bewiesen, dass …
- Es ist doch eine Tatsache, dass …
- Passen Sie mal genau auf …
- Sie halten sich nicht an unsere Absprache.

3 FEEDBACK

Feedback ist eine Form des Gesprächs, in der Sie Ihren Gesprächspartner darüber informieren, wie Sie ihn sehen und wie er auf Sie wirkt.
Dabei erfahren und lernen Sie umgehrt, wie Sie von anderen gesehen werden.
Feedback besteht immer aus zwei Komponenten:
- Feedback geben
- Feedback bekommen

Ziel von Feedback ist es, dass alle Beteiligten
- sich ihrer Verhaltensweisen bewusst werden,
- einschätzen lernen, wie ihr Verhalten auf andere wirkt,
- sehen, was sie damit bei anderen auslösen.

> **Feedback** = Rückkopplung, Rückmeldung. Kommt aus dem Bereich von Rundfunk und Fernsehen: Reaktion des Publikums.

Feedback bietet einen Vergleich von Selbstbild und Fremdbild. Sie können also Ihre eigene Einschätzung von sich selbst (Selbstbild) mit der Einschätzung von anderen (Fremdbild) vergleichen und somit erfahren, wie Sie mit Ihrem Verhalten tatsächlich auf andere wirken.

Feedback geben
- Achten Sie auf Positives und melden Sie es anschaulich zurück.
- Sprechen Sie in Ich-Aussagen.
- Beschreiben Sie beobachtetes Verhalten konkret und ohne Wertung.
- Beschreiben Sie die sachliche und emotionale Wirkung auf Sie.
- Sprechen Sie denjenigen, der das Feedback bekommt, direkt an.
- Beobachten Sie, wie es ihm mit dem Feedback geht.
- Unterbreiten Sie Vorschläge für Veränderungsmöglichkeiten.

1. Was habe ich gesehen/ wahrgenommen?	
2. Wie hat das auf mich gewirkt?	
3. Was hat mir besonders gefallen? (Positives Feedback wirkt stärker!)	
4. Falls gewünscht: ein kleiner Tipp für das nächste Mal (Achten auf …)	

Feedback bekommen
- Öffnen Sie sich innerlich für die Wahrnehmung und Schlussfolgerung des Feedback-Gebers.
- Hören Sie zu und verstehen Sie das Feedback.
- Ist etwas unklar formuliert, hinterfragen Sie die Aussagen.
- Nehmen Sie das Feedback auf, reflektieren Sie die Aussagen und entscheiden Sie selbst, ob Sie Änderungen vornehmen möchten.

1. Ich höre dem anderen zu.	
2. Ich frage nach, wenn ich etwas nicht verstehe.	
3. Ich rechtfertige mich nicht.	
4. Ich sage „Danke" oder „Danke, es reicht".	

4 PRÄSENTATION

> **BEISPIEL**
>
> Die Praxis, in der Manuela arbeitet, plant in drei Wochen einen Vortrag über Raucherentwöhnung.
> Die Raucher unter den Patienten sollen hierbei neueste Behandlungsstrategien kennenlernen und letztendlich zum Aufhören motiviert werden.
> Manuela erhält von ihrem Chef den Auftrag, diesen Vortrag zu halten, damit er sich ganz der individuellen Beratung widmen kann.
> Sie freut sich auf die Aufgabe. Sie war selbst schon öfter bei Vorträgen und erinnert sich, dass einige davon richtig schlecht waren.
> Um sich gut auf den Vortrag vorzubereiten, bittet sie ihren Freund Thomas um Unterstützung.
> Thomas hat in der Praxis schon öfter bei Informationsveranstaltungen mitgearbeitet und weiß, wie eine perfekte Präsentation aussieht.

> **Profitipp**
>
> Ein junger Pfarrer, der seine erste Predigt in der Kirche halten sollte, fragte einen erfahrenen Kollegen um Rat, was er zu beachten habe.
> Der erfahrene Pfarrer antwortete ihm:
> - Steh grad auf!
> - Mach's Maul auf!
> - Hör bald auf!

4.1 Vorbereitung der Präsentation

Bei der Vorbereitung einer Präsentation müssen Sie sich fünf Kernfragen stellen:
1. In welchem Rahmen halte ich den Vortrag?
2. Für wen halte ich den Vortrag?
3. Was für ein Ziel habe ich?
4. Wie kann ich das Ziel erreichen?
5. Wie kontrolliere ich, ob mein Vortrag erfolgreich ist?

Rahmenbedingungen

Wo würden Sie lieber einen Vortrag halten? In der gewohnten Umgebung der Praxis oder der Schule oder an einem für Sie neuen und unbekannten Ort?
Wenn Sie die Räumlichkeiten nicht kennen, wenn Sie nicht wissen, was Sie dort erwartet, dann recherchieren Sie vorab, um unliebsame Überraschungen zu vermeiden.
Wenn Sie beispielsweise in einer Apotheke einen Vortrag über Diätnahrung halten werden, so ist es sinnvoll, sich die Apotheke vorab anzuschauen. Wo werden Sie stehen? Wo wird das Publikum sitzen? Sie sollten klären, ob die technischen Mittel zur Präsentation vorhanden sind (z. B. Leinwand für Bilder).

Zielgruppe

Wenn Sie vor einer Schulklasse Arbeitsergebnisse präsentieren, werden Sie sicherlich anders auftreten, als wenn Sie vor Patienten und Kunden einen medizinischen Vortrag halten.

Die Zielgruppe bestimmt den Stil Ihres Vortrags. Der Sprachstil wird vor dem jungen Publikum salopper sein als vor Patienten und Kunden.

Bei einem fremden Publikum müssen Sie damit rechnen, dass der Wissensstand über das Thema unterschiedlich hoch ist. Sie müssen mit Zwischenfragen rechnen.

Eine Rolle spielt auch, ob das Publikum freiwillig zu Ihrem Vortrag kommt oder ob es eine Pflichtveranstaltung (z. B. in der Schule) ist.

> **Profitipp**
>
> Klären Sie vorher, welche Erwartungen die Zuhörer an Sie und Ihre Präsentation haben. Wollen diese nur informiert werden oder ist das Ziel der Präsentation eine mögliche Kaufentscheidung?
>
> Wenn Sie beispielsweise vor Vegetariern einen Vortrag über die gesundheitliche Wirkung von Fleisch halten wollen, werden Sie keinen Erfolg haben, weil das Publikum eine andere Erwartungshaltung hat.
>
> Wenn die Zuhörer zu einem Vortrag über die Vorteile einer professionellen Zahnprophylaxe eingeladen werden, erwarten sie keine politische Bannrede über Gesundheitsreformen.

Ziel der Präsentation

„Wer nicht weiß, wohin er will, wird auch nie ankommen."
(Mark Twain)

Was wollen Sie mit der Präsentation erreichen? Nur wenn Sie Ihr Ziel kennen, werden Sie den Vortrag auch danach ausrichten können.

Ziele können sein:
- Wissen vermitteln
- Interesse für ein neues Produkt wecken
- Entscheidungshilfen anbieten
- andere von der eigenen Meinung überzeugen

Wenn Sie Ihr Ziel klar vor Augen haben, können Sie mit kritischen Zwischenfragen aus dem Publikum viel leichter umgehen. Sie haben schließlich Ihre Präsentation mit den passenden Argumenten abgestimmt. Die Struktur der Präsentation ist klar erkennbar.

Methoden der Präsentation

Jetzt beginnen Sie, die Präsentation inhaltlich und fachlich vorzubereiten. Sie recherchieren und bringen eigene Erfahrungen in das Thema ein. Sie geben der Präsentation eine Struktur.

- **Wie eröffne ich meine Präsentation?**
  Der Anfang entscheidet über den Erfolg oder den Misserfolg einer Präsentation. Ist Ihr Einstieg interessant, witzig oder gar aufrüttelnd, werden Ihnen die Zuhörer während des ganzen Vortrags folgen. In der Einleitung kommt es deshalb darauf an, das Interesse und Wohlwollen der Zuhörer zu gewinnen.

Anregungen zur Gestaltung des Einstiegs in eine Präsentation:
- ein Ereignis, das Sie selbst erlebt haben und das zum Thema passt
- ein treffendes Zitat oder Sprichwort
- eine kurze Vorführung (ein Zaubertrick, eine chemische Reaktion etc.)
- eine rhetorische Frage („Ist Mundgeruch nicht was Schreckliches?")
- eine humorvolle Geschichte oder ein Witz

> **Profitipp**
>
> **Vorsicht!**
> Wenn Sie noch nie gut waren im Witzeerzählen oder Sie sich nicht sicher sind, ob der Witz wirklich ankommt, dann lassen Sie es besser bleiben. Unterlassen Sie unbedingt auch zweideutige Witze oder Witze, bei denen bestimmte Menschengruppen diskriminiert werden.

- **Was will ich sagen?**
  Der Hauptteil der Präsentation behandelt das Thema. Kommen Sie zur Sache, reden Sie nicht lange um den heißen Brei herum. Die Zuhörer sind schließlich gekommen, um etwas von Ihnen zu erfahren.
  Bringen Sie nun die Fakten. Verwenden Sie zu jedem Punkt anschauliche Beispiele. Zeigen Sie Bilder, Grafiken, Diagramme.
  Setzen Sie geschickt Pausen oder rhetorische Fragen ein, damit der Zuhörer das Gehörte auch gedanklich verarbeiten kann.

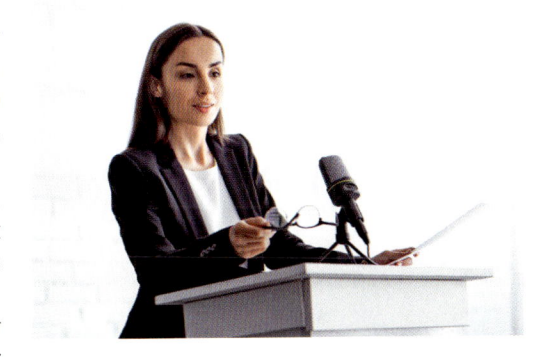

- **Wie schließe ich?**
  Jede Präsentation hat ein Ende. Die Zuhörer erwarten, dass Sie sich am Ende noch mal richtig ins Zeug legen. Der Schluss bleibt am besten im Gedächtnis.
  Am Schluss wird das Wichtigste zusammengefasst.
  Nennen Sie noch einmal Ihr Ziel und Ihr Anliegen. Greifen Sie zu einem emotionalen Appell.
  Der Schluss einer Präsentation soll positive Ausblicke geben und ruft die Zuhörer zum Handeln auf.

  Vermeiden Sie folgende Fehler beim Schluss eine Präsentation:
  - das Ende der Präsentation ankündigen und dann endlos weiterreden
  - das Ende öfter ankündigen
  - zum Ende hin immer schneller werden
  - sich nicht beim Publikum für die entgegengebrachte Aufmerksamkeit bedanken

> **Profitipp**
>
> **Merke:** Mittelmäßige Präsentation + guter Schluss = gute Präsentation
> Gute Präsentation + schlechter Schluss = schlechte Präsentation

Erfolgskontrolle

Wie kontrollieren Sie, ob Ihr Vortrag erfolgreich ist?
Durch Beobachtung des Publikums werden Sie sehr schnell feststellen, ob Ihr Vortrag ankommt oder nicht.
Haben Sie einzelne Zuhörer beauftragt, Ihnen durch versteckte Signale Hinweise zu geben, was Sie besser machen können (Blickkontakt, Lautstärke, Sprechtempo etc.)?
Der Erfolg einer Präsentation zeigt sich auch daran, ob der Zuhörer das angebotene Produkt annimmt (Verkaufserfolg).
Sprechen Sie eine gehaltene Präsentation mit einer Vertrauensperson durch. Die Nachbereitung kann wertvolle Hilfestellungen für künftige Präsentationen geben.
Mithilfe eines Fragebogens können Sie gezielt Feedback einholen.

Musterfragebogen Fremdeinschätzung

Sehr geehrte Damen und Herren,
nochmals herzlichen Dank für Ihr Interesse an diesem Vortrag. Ich bitte Sie, eine kurze Beurteilung dieser Präsentation vorzunehmen, damit ich Ihre Kritik und Ihre Anregungen bei der nächsten Veranstaltung berücksichtigen kann. Bitte benoten Sie die folgenden Leistungen von 1 = sehr gut bis 4 = mangelhaft, indem Sie die Note Ihrer Wahl ankreuzen. Bei Fragen ohne Benotungssystem bitte ich Sie um eine knappe Stellungnahme. Im Voraus vielen Dank!

Frage	Antwort
Was war Ihrer Ansicht nach das Ziel dieser Präsentation?	
Wie fanden Sie den Aufbau?	1 2 3 4
Wie fanden Sie die Beispiele?	1 2 3 4
Wie anschaulich war der Vortrag gestaltet?	1 2 3 4
War der Aufbau der Folien/Bilder/Filme etc. deutlich und klar?	1 2 3 4
Hat der Redner Folien und Bilder gut erklärt?	
Wo hätte der Redner ausführlicher, wo knapper sein können?	
Haben Sie etwas gelernt?	1 2 3 4
Hat der Redner laut und deutlich genug gesprochen?	1 2 3 4
Woran erinnern Sie sich spontan, wenn Sie an den Vortrag denken (Inhalte, Gesten, Geschichten …)?	

Frage	Antwort
Hat der Redner gut durch die Diskussion geführt?	1 2 3 4
Was könnte der Redner das nächste Mal besser machen?	
Haben Sie sich gelangweilt? Wenn ja, wann?	

4.2 Wirkungsfaktoren beim Präsentieren

> **Profitipp**
> Beobachten Sie einmal die Moderatoren z. B. einer Talkshow im Fernsehen. Wie verhalten sie sich und welche Methoden setzen sie ein, um
> - das Interesse der Zuschauer zu wecken,
> - die Zuschauer einzubeziehen,
> - sicherzustellen, dass der Zuschauer weiß, worum es bei der Sendung geht?

Blickkontakt
- Blickkontakt fällt vor allem dort auf, wo er nicht vorhanden ist.
- Je unsicherer und unkonzentrierter Sie beim Vortragen sind, desto mehr nimmt der Blickkontakt ab.
- Beziehen Sie alle Zuhörer in den Blickkontakt ein (Randbereiche nicht vernachlässigen!).
- Blickkontakt heißt: die Glaubwürdigkeit erhöhen, die Zuhörer einbeziehen, Kontakt herstellen, dem Ganzen Nachdruck verleihen.

Gestik und Mimik
- Lassen Sie Gestik zu (verschränken Sie nicht die Arme, halten Sie sich nicht fest …).
- Unterstreichen Sie wichtige Punkte Ihres Vortrags mit deutlicher Gestik (z. B. Aufzählungen mit den Fingern).
- Schenken Sie den Zuhörern ein freundliches Gesicht und hin und wieder ein Lächeln.

Körperhaltung
- Wenden Sie sich immer den Zuhörern zu.
- Vermeiden Sie eine zu steife Körperhaltung, bleiben Sie locker.
- Nehmen Sie eine sichere und offene Grundhaltung ein.
- Verstecken Sie sich nicht hinter einem Rednerpult.

Aspekte der Verständlichkeit
- Kurze, klare Sätze
- Ein Gedanke = ein Satz
- Klare Gliederung (roter Faden)
- Lebendig vortragen
- Modulieren Sie mit Ihrer Stimme (z. B. Stimmabsenkung am Satzende – Punkt – Pause).
- Prägnant und bildhaft auf den Punkt bringen
- Gestalten Sie Ihre Präsentation durch Medien, Gegenstände und Bewegungen anschaulicher.

Visualisierung

„Ein Bild sagt mehr als tausend Worte."

„Visualisierung" bedeutet, Ihre Botschaft in Bilder umzusetzen.
Bilder, Grafiken, Diagramme oder Modelle sollen komplexe Inhalte Ihrer Präsentation verständlicher machen.
Jeder Gedanke braucht ein eigenes Bild.
Wichtige Fakten werden besonders hervorgehoben und können im Gedächtnis der Zuhörer leichter verankert werden.
Möglichkeiten der Visualisierung:
- Mit Flipchart und Flipchartpapier
- Mit Kärtchen und Magneten auf einem Whiteboard
- Mit Kreide auf einer Tafel
- Direkt aus dem Computer über einen Beamer
- Mit Dokumentenkamera und Beamer

Profitipp

Vorsicht: Wenn Sie mit Folien, Plakaten oder wichtigen Texten arbeiten, achten Sie unbedingt darauf, dass sich keine Rechtschreibfehler einschleichen.
Die beabsichtigte Wirkung geht sonst verloren, weil der Zuhörer durch schlampige Rechtschreibung abgelenkt wird.

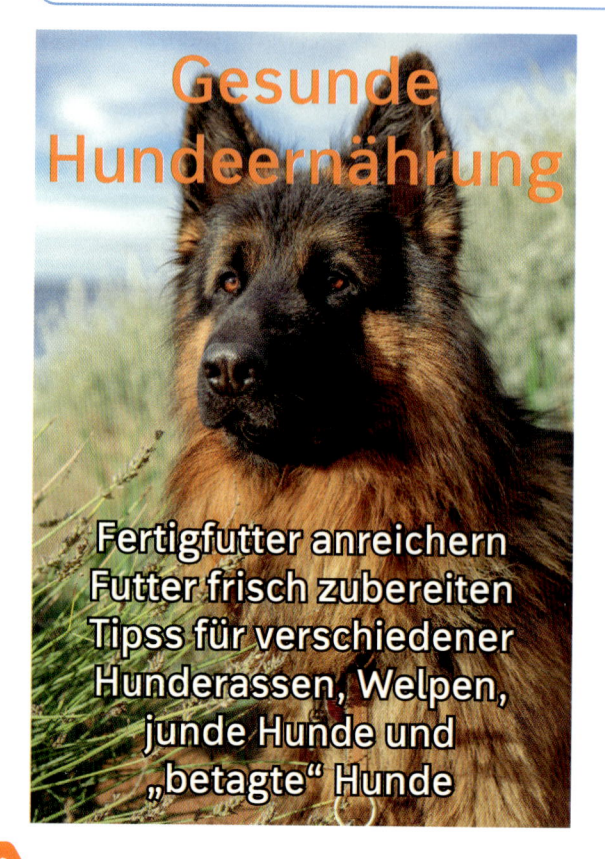

Gesunde Hundeernährung

Fertigfutter anreichern
Futter frisch zubereiten
Tipss für verschiedener
Hunderassen, Welpen,
junde Hunde und
„betagte" Hunde

Profitipp

Trickkiste für knifflige Situationen

Jeder Redner hat bereits knifflige Situationen erlebt und wird diese auch immer wieder erleben.

Keine Angst, mit zunehmender Routine und Professionalität werden Sie solche kniffligen Situationen immer besser meistern.

- **Lampenfieber:** Sicherlich kennen Sie das: Kurz vor einem Gespräch, einem wichtigen Date, vor einer Prüfung oder einem Vortrag meldet sich das Lampenfieber durch Herzklopfen, weiche Knie, Rumoren im Bauch, den Drang, nochmals zur Toilette zu gehen, Erröten oder auch Schweißausbrüche. Sie wissen selbst am besten, wo sich in Ihrem Körper Lampenfieber bemerkbar macht.

  Lampenfieber ist nichts Schlimmes. Ganz im Gegenteil: Lampenfieber sorgt dafür, dass Sie aufmerksamer und konzentrierter zur Sache gehen. Schon nach wenigen Minuten verschwindet das Lampenfieber meist wieder.

  Tipp: Ziehen Sie sich vor der Präsentation in ein stilles Eckchen zurück. Stellen Sie sich aufrecht hin und gehen dabei leicht in die Knie. Entspannen Sie Bauch und Po. Machen Sie sich locker. Atmen Sie tief und ruhig ein und aus. Sie sind gut vorbereitet. Sie haben einen Wissensvorsprung gegenüber dem Publikum.

- **Nervöse Hände:** Ihre Hände sollen weder schlaff am Körper baumeln, noch sollten Sie wild gestikulieren. Halten Sie Stichwortkarten in der einen Hand und gestikulieren sparsam, aber deutlich mit der anderen Hand. Wenn Sie ohne Stichwortkarten arbeiten, halten Sie einen Stift oder Zeigestab in der Hand. Das gibt Ihnen die notwendige Sicherheit und Sie wirken professioneller.

- **Versprecher:** Versprecher sind menschlich. Kein Redner ist perfekt. Lassen Sie sich nicht aus der Ruhe bringen. Entweder korrigieren Sie sich kommentarlos, oder Ihnen gelingt eine witzige Bemerkung, die Ihnen wieder Sicherheit im weiteren Vortrag gibt: *„Sie merken, dass ich bei diesem Wort noch Schwierigkeiten habe. Sie sollten es einmal geschrieben sehen ..."*

- **Unsicherheit:** Wenn Sie unsicher sind, wie Sie beim Zuhörer ankommen, bitten Sie vorher eine Kollegin oder auch den Chef, Ihnen kleine Signale zukommen zu lassen. Zum Beispiel kann ein Griff ans Ohr bedeuten, dass Sie lauter sprechen sollten. Der Griff zum Mund soll Sie auffordern, deutlicher zu sprechen. Ein Kopfnicken soll Sie aufmuntern, den Vortrag so prima weiterzuführen.

Regeln und Vereinbarungen für die eigene Präsentation

1. Ich spreche so laut, dass mich alle Zuhörer verstehen.
2. Ich spreche deutlich.
3. Ich spreche in ganzen Sätzen.
4. Ich spreche und beachte dabei die Satzzeichen.
5. Ich betone wichtige Worte.
6. Ich spreche so langsam, dass meine Zuhörer Zeit für die gedankliche Verarbeitung haben.
7. Ich achte auf meine Atmung.
8. Ich lege passende Sprechpausen ein.
9. Meine Stimme klingt überzeugend und sicher.

10. Ich vermeide Füllwörter wie „äh", „mh", „also", „und dann" usw.
11. Ich habe einen sicheren Stand.
12. Ich achte auf meine Körperhaltung.
13. Ich achte auf die Haltung meiner Arme und Hände.
14. Ich achte auf meine Mimik.
15. Meine Gesten passen zu meinen Worten.
16. Ich halte Blickkontakt zu meinen Zuhörern.
17. Meine Zuhörer merken, dass ich mit dem Inhalt meiner Präsentation vertraut bin.
18. Ich achte auf _____
19. Ich achte auf _____

Profitipp

Führen Sie eine persönliche Zielkarte.

Die Zielkarte ermöglicht es jedem Redner, ausgehend von seinen bisher erworbenen Fähigkeiten, sich ein oder mehrere neue persönliche Ziele bei einer Präsentation zu setzen. Dadurch wird er bei seinem momentanen Übungsstand abgeholt. Er kann seine Schwächen selbst erkennen, gezielt korrigieren und sich in seinem persönlichen Tempo weiterentwickeln.

Beibehalten	Achten auf

Einsatz einer Zielkarte
- Nehmen Sie sich vor jeder Übung anfangs ein bis drei Punkte aus der Liste vor, auf die Sie besonders achten wollen.
- Wenn Sie in der Zielkarte bereits auf der Seite „Beibehalten" mehrere Punkte stehen haben, nehmen Sie vor jeder Übung einen Punkt aus dem Bereich „Achten auf" und zwei Punkte aus dem Bereich „Beibehalten".
- Aktualisieren Sie Ihre persönliche Zielkarte nach jedem Feedback.
- Können Sie Punkte von „Achten auf" nach „Beibehalten" verschieben?
- Möchten Sie einen weiteren Punkt zu „Achten auf" dazunehmen? (Hier sollten höchstens zwei bis drei Punkte stehen.)

Der Bewertungsmaßstab einer Präsentation kann individuell danach ausgerichtet werden, wie die persönlich angestrebte Weiterentwicklung gelungen ist. Das langfristige Ziel ist dabei, dass nach einer Übungsphase, die sich über einen langen Zeitraum erstreckt, möglichst alle Punkte beachtet und umgesetzt werden. Die vorgeschlagene

Liste der Regeln und Vereinbarungen kann anfangs auf wenige Punkte vereinfacht werden. Sie kann mit dem Fortschritt des Vortragenden durch andere Punkte erweitert werden. Die persönliche Zielkarte begleitet den Redner. Sie sollte vom Vortragenden selbst, z. B. in seinem Portfolio, geführt und bei jeder neuen Präsentation vorgelegt und ergänzt werden. Neben die Veränderung des Eintrags notiert der Vortragende das Datum. Wenn eine Zielkarte voll ist, wird eine weitere angelegt. Die persönliche Entwicklung und die Fortschritte sind damit über einen längeren Zeitraum dokumentiert.

AUFGABE

Je öfter Sie vor einer Gruppe etwas vortragen, desto mehr Sicherheit und Routine gewinnen Sie. Bei der folgenden Übung sollen Sie ganz bewusst über kein fachlich-medizinisches Thema referieren, sondern in den Vortrag auch Ihre eigene Persönlichkeit einbinden. Zeigen Sie dem Publikum ein Stück von sich selbst. Zeigen Sie Gefühle und „Bilder" von bereits Erlebtem.

Halten Sie einen Kurzvortrag (zwei bis drei Minuten) zu einem der folgenden Themen:
- „Wenn ich könnte, wie ich wollte ..."
- „Liebe ist ..."
- „Diesen Traum möchte ich mir einmal erfüllen ..."
- „Da war ich richtig stolz auf mich ..."
- „Heimat bedeutet für mich ..."
- „Freiheit heißt für mich ..."
- „Das möchte ich nie mehr durchmachen ..."
- „Ich will etwas bewegen ..."
- „Familie ..."
- „Das würde ich sofort ändern ..."
- „Zukunft ..."
- „..."

5 DIGITALE KOMMUNIKATION

Immer mehr Patienten wenden die Möglichkeit an, digital mit Arztpraxen zu kommunizieren. Es können Termine online vereinbart werden, viele Praxen bieten bereits eine Videosprechstunde an oder kommunizieren per E-Mail.

Die Vorteile der digitalen Kommunikation liegen z. B.:
- in der Entlastung des Praxisteams durch eine digitale Anamnese. Patienten können Anamnesedaten, Formulare und Fragebögen zu Patientenaufnahme und Patientenaufklärung (z. B. OP-Aufklärung) selbstständig bereits vor dem Praxisbesuch durch Onlineanwendungen eingeben,

- in geringeren Wartezeiten am Telefon,
- in geringeren Wartezeiten auf Rezepte oder sonstige Arztdokumente.

Doch auch in der digitalen Kommunikation mit Patienten und Tierbesitzern gilt: „Der Ton macht die Musik." Achten Sie auf einen sachlichen, freundlichen Ton. Beachten Sie die Netiquette. Die **Netiquette** beschreibt die Verhaltensregeln bei der elektronischen Kommunikation. Die Regeln sollen für einen respektvollen Umgang sorgen bei der virtuellen Kommunikation mit zumeist unbekannten Menschen. Diese Spielregeln stellen empfohlene Höflichkeitsformeln dar.

Die wichtigsten **Netiquette-Regeln:**
- Verzichten Sie auf Beleidigungen, Verunglimpfungen, Provokationen oder sogar Drohungen gegenüber anderen. Respektieren Sie die Meinung anderer und äußern Sie konstruktive Kritik.
- Achten Sie auf die Lesbarkeit.
- Achten Sie beim Schreiben auf korrekten Satzbau, korrekte Rechtschreibung und nutzen Sie die Zeichensetzung. Verwenden Sie Groß- und Kleinschreibung. Verzichten Sie auf zu viele farbliche Markierungen oder andere Formatierungen.
- Überflüssige Informationen weglassen.

Auf Kameraeinstellung und Bildhintergrund achten.

KAPITEL 4

Umgang mit Patienten

Manuela kommt nach einem langen Arbeitstag müde und erschöpft aus der Praxis nach Hause. Nach dem Abendessen schreibt sie noch eine E-Mail an Zara und Thomas: „Heute Nachmittag hat uns der Sohn einer langjährigen Patientin einen leckeren selbst gebackenen Kuchen vorbeigebracht. Er wollte sich dafür bedanken, dass wir seine 86-jährige Mutter in unserer Praxis immer so umsichtig und einfühlsam betreuen. Frau Schmid leidet an einem schweren Diabetes, sie hört und sieht schlecht, ist gehbehindert und braucht viel Hilfe. Das kostet uns natürlich immer Zeit, aber auch das gehört zu unserem Berufsalltag."

Thomas antwortet sofort: „Ich bin traurig. Wir mussten heute nach der Sprechstunde eine Katze einschläfern, die viele Jahre in unserer Praxis behandelt wurde und immer so lieb und zutraulich war. Die ganze Familie war dabei und es war ein tränenreicher Abschied. Auch mir sind fast die Tränen gekommen und ich musste mich ganz schön anstrengen, um mit den Tierbesitzern noch ein paar tröstliche Worte zu sprechen. Ich kann mich nur schwer daran gewöhnen, dass unsere Patienten kürzer leben als eure und wir immer wieder Abschied nehmen müssen."

Auch Zara schickt schon bald eine Antwort: „Es freut mich auch, wenn ein Patient dankbar ist und unsere Leistung zu schätzen weiß. Unsere Patienten sind leider oft ängstlich und angespannt. Ich kann das aber gut verstehen, denn wer geht schon gerne zum Zahnarzt? Meist müssen wir bei den Patienten auch Behandlungen durchführen, die nicht so angenehm sind. Meine Kollegin und ich bemühen uns immer, besonders freundlich und verständnisvoll zu sein."

1 PATIENTEN EMPFANGEN UND BEGLEITEN

1.1 Der erste Eindruck – der Patient fühlt sich willkommen

Patienten kommen in Ihre Praxis, weil sie sich krank fühlen oder sich Sorgen um ihre Gesundheit oder die ihres Tieres machen.

Der Patient wünscht sich, dass
- Sie ihn höflich, freundlich und mit Wertschätzung empfangen,
- Sie sich sofort und aufmerksam um sein Anliegen kümmern,
- Sie seine Situation verstehen und ihm die nötige Hilfestellung geben,
- Sie Zeit für ihn haben,
- Sie auf Diskretion achten,
- Sie ihn über alles klar und genau informieren,
- Sie und das Praxisteam ihn als kompetente Fachkräfte betreuen und behandeln.

Der Patient kann die Qualität der medizinischen Leistung meist nicht sicher beurteilen, er registriert aber sehr genau, wie mit ihm umgegangen wird.

In der Arztpraxis verbringt der Patient oft wesentlich mehr Zeit mit der Medizinischen Fachangestellten als mit dem Arzt. Bei der Terminvereinbarung, der Patientenaufnahme, der Wartezeit und Teilbereichen der Diagnostik und Therapie wird er von Ihnen allein betreut. Ob sich der Patient in der Praxis gut aufgehoben und versorgt fühlt, hängt also in entscheidendem Maße von Ihnen ab.

Sie haben in der Hektik des Praxisalltags für den einzelnen Patienten nur wenig Zeit. Durch den gezielten Einsatz der Kommunikationsregeln können Sie trotzdem erreichen, dass der Patient zufrieden Ihre Praxis verlässt. Sie leisten damit auch einen wichtigen Beitrag zur langfristigen Patientenbindung an Ihre Praxis.

Bereits wenn der Patient die Praxis betritt und zum Empfangsbereich geht, schätzen Sie ihn aufgrund seiner nonverbalen Signale (Mimik, Gestik, Haltung, Kleidung usw.) ein und machen sich ein Bild von ihm.
Auch der Patient gewinnt auf seinem Weg zu Ihnen den ersten emotionalen Eindruck von der Praxis. Schon nach wenigen Worten am Empfang wird der Patient entscheiden, ob er zur Praxis Vertrauen fassen und sich hier wohlfühlen kann.
Deshalb ist es wichtig, schon in diesen ersten Minuten der Kommunikation einen positiven Eindruck von der Praxis und ihren Mitarbeitern zu vermitteln.

1.2 Signale der Höflichkeit und Aufmerksamkeit

Gute Umgangsformen geben dem Patienten das Gefühl, ein willkommener und geschätzter Kunde zu sein.

G-N-A-Regel
Die ersten 30 Sekunden entscheiden oft über den weiteren Verlauf der Kommunikation. Deshalb ist es wichtig, diesen Gesprächsanfang sorgfältig zu gestalten. Zeigen Sie Ihre Gesprächsbereitschaft durch Mimik, Gestik und Körperhaltung und wenden Sie die G-N-A-Regel an.

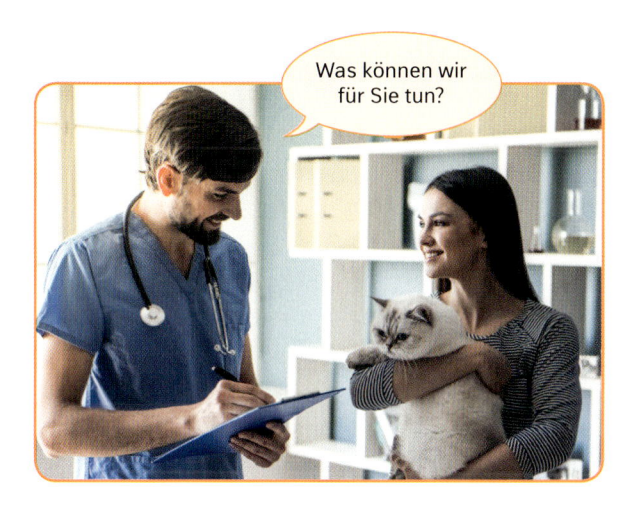

- Begrüßen Sie den Patienten: Verwenden Sie eine in Ihrer Gegend übliche, der Tageszeit und dem Alter des Patienten angepasste Grußformel (Hallo, Moin Moin, Grüß Gott, Guten Tag, Gruezi, Servus, Guten Abend etc.).
- Sprechen Sie den Patienten mit seinem Namen an: unter 16 Jahren mit Du und Vornamen, über 16 Jahren mit Sie und „Frau" bzw. „Herr".
  Bei Personen, die Sie auch privat kennen und duzen, behalten Sie das Du in der Praxis bei.
- Nennen Sie Ihr Anliegen, fragen Sie den Patienten nach seinem Anliegen oder zeigen Sie ihm Ihre Bereitschaft, jetzt für ihn da zu sein.

AUFGABE

Mit den folgenden Fragen können Sie dem Patienten Ihre Bereitschaft zeigen, sich um ihn zu kümmern.
Welche Wirkung erreichen Sie mit den unterschiedlichen Formulierungen?
- „Was kann ich für Sie tun?"
- „Was können wir für Sie tun?"
- „Kann ich Ihnen helfen?"
- „Wie kann ich Ihnen helfen?"

Korrekte Anrede
Bei der Begrüßung, bei Telefonaten und im Gespräch mit einem Patienten oder einem anderen Kommunikationspartner vermitteln Sie Ihre Wertschätzung durch die korrekte Anrede.

Bestimmte **akademische Titel** und **Adelstitel** sind Namensbestandteile und müssen bei der Anrede neben „Herr" oder „Frau" zum Namen genannt werden.
Die Ehepartner erweben mit der Heirat keine akademischen Titel und auch bei Adelstiteln gibt es unterschiedliche Regelungen. Sie sprechen also die Ehefrau von Herrn Dr. Benz, falls sie nicht selbst einen Doktortitel erworben hat, mit „Frau Benz" an.

Umgang mit Patienten

Bei **mehreren akademischen Titeln**, z. B. Doktor und Professor, wird nur der höherwertige Titel bei der Anrede verwendet, also in diesem Beispiel nur „Professor".
Personen, die denselben akademischen Titel besitzen, lassen ihn bei der gegenseitigen Anrede weg.

Patienten mit **Doppelnamen** werden mit beiden Namen angesprochen, z. B. „Frau Müller-Angerberg" und nicht nur „Frau Müller" oder „Frau Angerberg".

Die **Adelstitel** bleiben in der Bundesrepublik Deutschland Bestandteil des Familiennamens, z. B. Otto Graf Hohenhausen und nicht Graf Otto Hohenhausen. Für die korrekte Anrede lassen Sie „Herr" oder „Frau" weg und verwenden nur den Adelstitel mit Namen, z. B. „Gräfin von Schönstein" und nicht „Frau Gräfin von Schönstein".

Ein Anrecht auf die Anrede mit einem **Prädikatstitel**, wie z. B. Durchlaucht, besteht nicht mehr. Er findet nur noch im gesellschaftlichen Leben und bei der Ermittlung des Rangs im Protokoll Beachtung.

Patienten mit einem Adelstitel oder einem akademischen Titel legen meist großen Wert auf die korrekte Anrede.

Titel	Persönliche Anrede
Doktor (Dr.)	Herr Doktor/Frau Doktor
Professor (Prof.)	Herr Professor/Frau Professor
von	Herr von/Frau von
Botschafter	Exzellenz
Konsul	Herr Konsul/Frau Konsulin
Freiherr/Freifrau	Freiherr/Freifrau
Graf/Gräfin	Graf/Gräfin

Beachten Sie bitte: Für die **Anrede im Schriftverkehr** gelten andere Regeln.
Bei Anschrift und schriftlicher Anrede werden alle akademischen Titel oder Adelstitel in absteigender Wertigkeit genannt, z. B. Frau Prof. Dr. med. Angela Prommersberger oder Freiherr von Schönlein-Karlsfeld.
Auch andere akademische Grade, wie z. B. Dipl.-Ing. (Diplomingenieur) oder Dipl.-Hdl. (Diplomhandelslehrer) gehören in die Anschrift.
Wenn mehrere Personen einen Doktortitel besitzen, können diese vor der Nennung der Namen mit Dres. (= Doktores) zusammengefasst werden, z. B. Dres. Bärbel Kutzner und Andreas Wagner.

Profitipp

Tragen Sie ein Namensschild!

Der Patient möchte den Namen der Person kennen, die ihn betreut. Er möchte auch Sie mit Namen ansprechen und sich an Ihren Namen erinnern.

Ihr Name muss auf dem Namensschild gut lesbar sein, auch noch über die persönliche Distanzzone von einem Meter. Ihr Namensschild kann mit dem Praxislogo geschmückt sein und Ihre Funktion in der Praxis kennzeichnen.

In der Kinderarztpraxis sollte für kleine Kinder, die noch nicht lesen können, zusätzlich ein Symbol oder Tier das Namensschild ergänzen.

Über das Namensschild zeigen Sie dem Patienten auch, wie Sie angesprochen werden möchten.

Wenn nur Ihr Vorname auf dem Namensschild steht, darf Sie der Patient mit dem Vornamen ansprechen. Wenn Sie nur Ihren Familiennamen auf das Namensschild schreiben, wird Sie der Patient so ansprechen.

Wenn das Namensschild beide Namen trägt, können Sie durch eine kleinere Schrift beim Vornamen dem Patienten mitteilen, dass er den Nachnamen wählen soll.

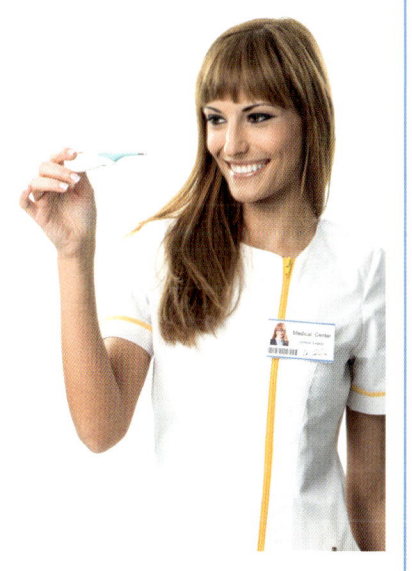

Die kleinen Zauberworte „bitte" und „danke"

„Bringen Sie den Überweisungsschein mit" oder „Bringen Sie bitte den Überweisungsschein mit" – beide Sätze verfolgen inhaltlich dasselbe Ziel. Mit dem Wort „bitte" zeigen Sie, dass Sie die Spielregeln der Höflichkeit kennen. Sie sorgen für eine positive Stimmung.

Der Ton macht die Musik: Die Worte „bitte" und „danke" sprechen die Gefühlsebene des Patienten an.

Im ersten Fall fordern Sie vom Patienten etwas, im zweiten Fall bitten Sie ihn um etwas. Sie geben ihm damit auf der Gefühlsebene noch das Recht zur eigenen Entscheidung. Mit der Bitte akzeptieren Sie auch ein Nein. Bei der Forderung kann es im Falle der Ablehnung zum Konflikt kommen.

Eine Praxismitarbeiterin, die einen Patienten bittet, etwas zu tun, vermittelt ihm dadurch Respekt und Wertschätzung. Sie stellt sich als Bittende gleichzeitig auf eine dem Patienten untergeordnete Ebene und erhöht damit die Bereitschaft des Patienten, auf ihre Bitte positiv zu reagieren.

Wenn Sie sich bedanken, zeigen Sie dem Patienten, dass sein Handeln für Sie nicht selbstverständlich ist und von Ihnen geschätzt wird.

Die kurzen Worte „bitte" und „danke" kosten Sie nicht viel Zeit. Sie erzielen damit aber beim Patienten immer eine positive Wirkung. Setzen Sie die beiden „Zauberworte" oft ein, auch im Umgang mit dem Praxisteam und den Praxispartnern.

Diskretion

> Der Begriff diskret bedeutet „verschwiegen", „unauffällig", „rücksichtsvoll".

Die Gründe, weshalb ein Patient Ihre Praxis aufsucht, sind oft sehr persönlich. Es ist dem Patienten unangenehm oder peinlich, über bestimmte Beschwerden zu sprechen, vor allem, wenn es sich um die Bereiche Sexualität, Suchtverhalten oder Inkontinenz (Verlust der Kontrolle über Harn- und Stuhlabgang) handelt. Diskretion gibt dem Patienten das Vertrauen darauf, dass seine Geheimnisse sicher gehütet bleiben.

Diskretion bedeutet mehr als die reine Schweigepflicht. Diskretion umfasst die Rücksichtnahme auf die besondere Situation eines Patienten. Sie verhindert auch, dass die anderen Patienten den Grund des Praxisbesuchs, z. B. für eine bestimmte Untersuchung, erkennen können.

Akzeptieren Sie, dass der Patient über bestimmte Themen nur mit dem Arzt selbst ungestört sprechen will.
Ein Patient, der auf Diskretion vertraut, wird eher bereit sein, sich zu öffnen und über seine Probleme zu sprechen.

Die Diskretion ist gestört, wenn
- sich am Empfang oder in einem Behandlungszimmer mehrere Patienten gleichzeitig aufhalten,
- Sie von einem Patienten verlangen, dass er sich entkleiden soll, schon bevor der Arzt das Sprechzimmer betritt (ein unbekleideter Patient fühlt sich ungeschützt und damit immer als unterlegener Gesprächspartner),
- Praxismitarbeiter untereinander laut über einzelne Patienten sprechen,
- das Arzt-Patient-Gespräch durch Telefonate und Anliegen der Praxismitarbeiter unterbrochen wird.

AUFGABE

Welche Patientenanliegen, Diagnosen und Untersuchungen erfordern besondere Diskretion?
Wie können Sie in diesen Situationen die Diskretion gewährleisten?

1.3 Corporate Identity

Die Praxiseinrichtung und -ausstattung, das Mitarbeiterteam, die Erreichbarkeit der Praxis, Wartezeiten, Informationsbroschüren und die Homepage:
Dies alles prägt den Gesamteindruck, den die Patienten von einer Praxis haben.
Ob die Patienten und ihre Angehörigen eine Praxis weiterempfehlen oder eher unzufrieden sind, hängt nicht nur von der Qualität der medizinischen Leistungen ab, sondern besonders davon, wie sie die Praxis als Gesamtbetrieb empfinden.
Der Patient registriert zwar die Einzelleistung der Praxismitarbeiter, seine Bewertung und Einschätzung der Praxis richtet sich aber auch nach dem Gesamteindruck der Praxis.

> **Corporate Identity** = das Erscheinungsbild einer Firma in der Öffentlichkeit
> Unternehmensidentität, einheitliches Firmenbild, in dem sich das Selbstverständnis hinsichtlich Leistungsangebot und Arbeitsweise widerspiegelt

Der **positive Gesamteindruck** ist keine Frage des Zufalls. Das Zauberwort heißt **Corporate Identity** und meint, eine Praxisphilosophie zu entwickeln, sie zu leben und nach außen hin zu zeigen.

Mit der Coporate Identitiy vermitteln Sie dem Patienten auf der nonverbalen Ebene
- die Zielsetzung der Praxis,
- dass alle Mitarbeiter als Team gemeinsam um die optimale Versorgung des Patienten bemüht sind,
- dass Ihre Praxis im positiven Sinne einzigartig und unverwechselbar ist.

Das Team entwickelt im Rahmen des Qualitätsmanagements zusammen mit den Chefs gemeinsam die eigenen Ziele und Grundsätze der Praxis. Es ist wichtig, dass alle Teammitglieder sich mit der Praxisphilosophie identifizieren können und sie mittragen.
Die erarbeiteten Ziele und Grundsätze werden in Form eines Leitbilds schriftlich festgehalten und stehen allen Praxismitarbeitern zur Verfügung. Dieses **Leitbild** kann auch durch einen Aushang oder in den Praxisinformationen an die Patienten weitergegeben werden.
Neue Teammitglieder bekommen eine Einführung, damit sie sich mit den Praxiszielen identifizieren können.

Corporate Identity betrifft alle Praxisbereiche:
- das äußere Erscheinungsbild der Praxis (**Corporate Design**)
- das Verhalten der Mitarbeiter untereinander und gegenüber Patienten oder anderen Praxispartnern (**Corporate Behaviour**)
- die externe und die interne Kommunikation (**Corporate Communication**)

Corporate Design
Mit „Corporate Design" ist das einheitliche optische Erscheinungsbild der Praxis gemeint.
Dazu gehören die einheitliche Praxiskleidung, die Gestaltung der Räume, das Praxislogo, Visitenkarten und Briefpapier, Praxiszeitung und Internetauftritt.

Die Ziele und Grundsätze der Praxis werden in geeignete Materialien, Farben, Formen, Zeichen, Symbole und Schriftarten umgesetzt. So wird z. B. eine naturheilkundlich orientierte Praxis ein anderes Praxisdesign haben als eine Kinderarztpraxis oder eine chirurgische Praxis.

An der zum Praxisdesign passenden einheitlichen Arbeitskleidung erkennt der Patient sofort, wer zum Team gehört. In einheitlich gestalteten Praxisräumen erkennt der Patient die Zielsetzung der Praxis und kann sich leichter orientieren.

Ein Logo, das vom Patienten wiedererkannt wird, betont diese Einheitlichkeit. Es fördert die positive Identifikation der Patienten und Mitarbeiter mit der Praxis.

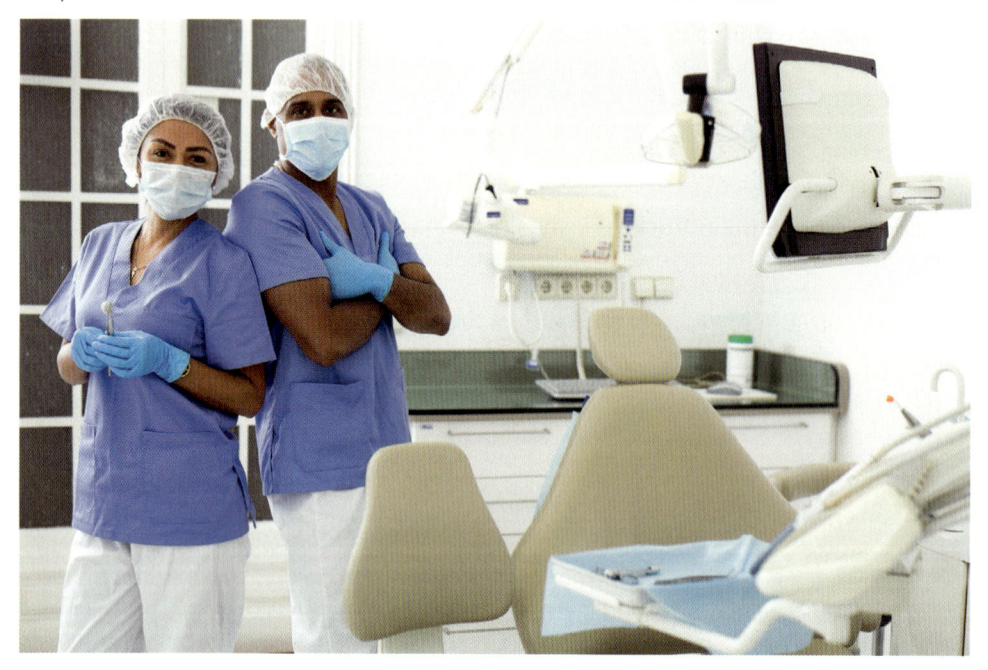

Corporate Behaviour
„Corporate Behaviour" (engl. behaviour = Benehmen) meint, dass alle Praxisangehörigen – auch der Arzt oder die Ärztin – gegenüber allen außenstehenden Personen gleichbleibend freundlich, offen und hilfsbereit auftreten. Dabei ist es gleichgültig, ob es sich um Patienten, Kollegen, Lieferanten oder den Hausmeister handelt. Bei jedem Außenkontakt vermitteln die Mitarbeiter gewollt oder ungewollt ein Bild davon, wie es in der Praxis zugeht.

Corporate Communication
„Corporate Communication" umfasst die externe und die interne Kommunikation. Wichtig ist, für bestimmte Bereiche einheitliche Sprachregelungen festzulegen, zum Beispiel für die Terminvergabe.
Dabei ist zu regeln, was gesagt wird und wie das zu geschehen hat. Letzteres ist eng mit dem Corporate Behaviour verbunden.
Ebenso wichtig ist jedoch auch die interne Kommunikation. Der Praxisinhaber sollte gewährleisten, dass alle Mitarbeiter regelmäßig auf den aktuellen Stand kommen und

wissen, was gerade ansteht. Aber auch für die interne Kommunikation gilt es, auf das Wie zu achten. Ein respektvoller und freundlicher Umgang untereinander ist die Voraussetzung dafür, auch gegenüber Patienten höflich und zuvorkommend aufzutreten.

„Eine Sprache sprechen" heißt auch, den Geheimcode der Praxis entziffern zu können. Für die Weitergabe von Informationen, die für den Praxisablauf und den richtigen Umgang mit einem Patienten wichtig sind, aber vom Patienten selbst nicht so direkt verstanden werden sollen, eignet sich eine Verschlüsselung der Botschaft. So lautet vielleicht bei Patienten, die Schmerzen ohne Organbefund mit südländischem Temperament theatralisch ausleben, die praxisinterne Diagnose „Morbus Mediteraneus". Hinter der Mitteilung „Frau Wagner, bitte in Zimmer 10 kommen" kann sich die Information verbergen, dass es frischen Kaffee gibt.

Verschiedene Medien, zum Beispiel die Homepage der Praxis oder eine Praxisbroschüre, können die Corporate Communication unterstützen, weil sie die Patienten konkret informieren. Sie können auch als eine Art Leitlinie für das Personal dienen, weil in ihnen die Praxisphilosophie und damit verbundene Sprachregelungen festgelegt sind.

AUFGABE

Zeigen Sie, wo in Ihrer Praxis Corporate Identity umgesetzt wird.
Tragen Sie Beispiele zusammen.
- Was gefällt Ihnen?
- Womit können Sie sich identifizieren?
- Welche Vorteile hat Corporate Identity in Ihrer Praxis?
- An welchen Stellen oder in welchen Situationen kann die Corporate Identity in Ihrer Praxis verbessert werden?

Profitipp

Zeigen Sie Ihren Patienten auf einem **Organigramm**, das z. B. in der Wartezone oder am Empfang aufgehängt ist:
- Wer ist wer in dieser Praxis?
- Wer ist in dieser Praxis für was zuständig?

In großen Praxen oder medizinischen Versorgungszentren helfen **Übersichtspläne** und einheitliche **Hinweisschilder** dem Patienten bei der Orientierung.

1.4 Wartezonen und Wartezeiten

Nachdem Sie die Patientendaten aufgenommen haben, hat der Patient bis zum Arztkontakt noch eine Wartezeit vor sich.
Während der Wartezeit haben Sie üblicherweise keine verbale Kommunikation mit dem Patienten. Über die Gestaltung der Wartezonen und die Dauer der Wartezeit findet aber nonverbale Kommunikation statt.

Früher waren ein volles Wartezimmer und lange Wartezeiten ein Zeichen für den guten Ruf des Arztes. Heute empfindet der Patient das eher als ein Zeichen für schlechtes Praxismanagement.

Die Wartezeit prägt den Eindruck des Patienten von der Praxis entscheidend mit. Er hat genügend Zeit, sich in Ruhe umzusehen. Es lohnt sich deshalb, die Wartezonen besonders sorgfältig zu gestalten.
Sorgen Sie für einen abwechslungsreichen und angenehmen Aufenthalt. Nutzen Sie die Wartezeiten, um den Patienten über die Angebote Ihrer Praxis zu informieren.

Wenn viele Patienten im Wartezimmer sitzen, erweckt das den Eindruck, dass man noch lange warten muss. Verteilen Sie deshalb die Patienten auf verschiedene kleinere Wartezonen, z. B. Sitzplätze im Empfangsbereich, vor dem Labor oder in einem Behandlungszimmer.

Der Patient empfindet es als positiv, wenn gleich nach der Aufnahme etwas mit ihm geschieht. Wenn der Arzt die Untersuchungen schon festgelegt hat, können Sie sofort mit der Blutentnahme, EKG-Ableitung, Blutdruckmessung oder anderen Maßnahmen beginnen. So erkennt der Patient, dass man sich mit ihm beschäftigt, und ist dann eher bereit, auf den Arztkontakt noch zu warten.

Während der Wartezeit wird der Patient über die ihm bevorstehenden Untersuchungen oder Behandlungen nachdenken und möglicherweise Ängste aufbauen.

Die Folgen von langen Wartezeiten sind
- Zunahme von Ängsten, Unruhe und Nervosität,
- sinkende Stimmung, der Patient wird ungeduldig und beginnt gereizt oder aggressiv zu reagieren,
- der Eindruck von schlechter Organisation.

Je länger die Wartezeiten sind, umso höher muss der Komfort im Wartezimmer sein. Der ideale Wartebereich bietet eine gute Mischung aus Entspannung, Ablenkung und Information.
Die Entspannung kann durch Farbgestaltung, Bilder, Vorhänge, Pflanzen und Dekoartikel gefördert werden. Zeitschriften, Informationsbroschüren, Spiel- und Beschäftigungsangebote, Videopräsentationen ohne Ton oder Getränkeangebote bringen den Patienten auf andere Gedanken und informieren gezielt.

Checkliste für Wartezonen
- Spiegelt die Einrichtung die Zielsetzung und Art der Praxis wider? Ist die Corporate Identitiy umgesetzt? Hat die Wartezone eine individuelle Note?
- Ist der Wartebereich auf die Patientenzielgruppe (z. B. Kinder, ältere Patienten) abgestimmt? Entspricht er den Bedürfnissen der Patienten? Gibt es Sitzgelegenheiten, auf denen auch stark übergewichtige Patienten sicher Platz nehmen können?
- Stimmen die Beleuchtung und die Temperatur? Ist für regelmäßiges Lüften gesorgt?
- Ist das Lese- und Informationsmaterial aktuell?
- Ist durch die Form und Anordnung der Sitzmöbel für Bequemlichkeit, aber auch für Diskretion gesorgt?
- Gibt es Sichtkontakt zum Praxispersonal und den anderen Praxisbereichen, z. B. durch eine Glastür oder die offene Gestaltung der Wartezone. In einem geschlosse-

nen Wartezimmer kann sich der Patient entspannen und zurückziehen, er kann sich aber auch allein gelassen und vergessen fühlen.
- Werden die Wartezeiten genutzt, um den Patienten auf die bevorstehende Untersuchung und das Gespräch mit dem Arzt vorzubereiten? Während der Patient wartet, kann er z. B. einen Anamnesebogen ausfüllen oder eine Aufklärungsinformation über geplante Impfungen, Diagnostik- und Therapieverfahren lesen.
- Wer ist für die Gestaltung, Pflege und Ordnung in den Wartebereichen verantwortlich?

Bei den folgenden Aspekten lohnt sich eine kritische Betrachtung:
- Musik kann zwar entspannend wirken, aber es ist schwer, den Musikgeschmack aller Patienten zu treffen. Musik sollte deshalb auf bestimmte Wartezonen begrenzt oder über Kopfhörer angeboten werden.
- Der Geruch von Duftlampen darf nicht aufdringlich sein und sollte nur unterschwellig wahrgenommen werden.
- Durch übermäßige Werbung für Praxisleistungen, die der Patient selbst zahlen muss, kann leicht der Eindruck entstehen, dass die Praxis nur an Selbstzahlern interessiert ist.
- Klagen über die Auswirkungen von Gesundheitsreformen und hohe Kosten erzeugen beim Patienten ein negatives Bild. Er muss befürchten, dass er in dieser Praxis gar nicht mehr optimal behandelt werden kann.

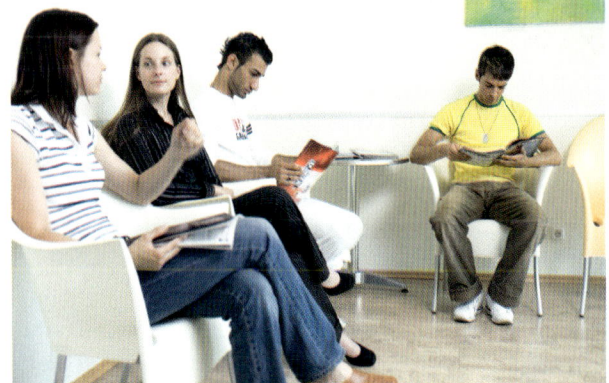

AUFGABE

Überprüfen Sie die Wartebereiche in Ihrer Praxis.
Versetzen Sie sich in die Lage eines wartenden Patienten.
Passen die Wartezonen zum Gesamteindruck der Praxis?
Sind die Bedürfnisse der Patienten erfüllt?
Welche Verbesserungsmöglichkeiten gibt es?

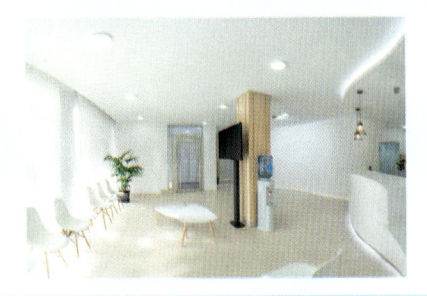

> **Profitipp**
>
> Holen Sie den Patienten immer persönlich aus dem Wartezimmer ab und begleiten Sie ihn zum Arztzimmer oder Behandlungsraum.
> Sprechen Sie den Patienten mit seinem Namen an und bitten Sie ihn mitzukommen. Die anderen wartenden Patienten dürfen jedoch nicht erfahren, was mit dem Patienten jetzt geschieht.
> Das Aufrufen über eine Sprechanlage ist unpersönlich und kann die Schweigepflicht verletzen.

Nicht jede Praxis lässt sich über ein konsequentes Bestellsystem regeln.
Wenn sich aufgrund von Notfällen die Wartezeiten verlängern, behalten Sie so die Situation im Griff:
- Informieren Sie die wartenden Patienten persönlich.
- Äußern Sie Ihr Bedauern und nennen Sie den Grund für die Verzögerung, soweit dies unter Beachtung der Schweigepflicht möglich ist. Eine Entschuldigung ist nicht erforderlich, da Sie die Situation nicht persönlich verschuldet haben.
- Bieten Sie den Patienten Möglichkeiten an, die Wartezeit sinnvoll zu nutzen (z. B. die Praxis kurzfristig für die Erledigung von Einkäufen zu verlassen, einen anderen zeitnahen Termin zu vereinbaren).
- Versuchen Sie, Patienten, die noch nicht in der Praxis sind, telefonisch, per SMS oder Email zu informieren und auf einen späteren Termin umzubestellen.

> **Profitipp**
>
> Wartezeiten bis 15 Minuten werden vom Patienten noch akzeptiert. Eine längere Wartedauer empfindet der Patient zunehmend unangenehmer.
> Wenn es in Ihrer Praxis immer wieder zu langen Wartezeiten und Patientenbeschwerden kommt, analysieren Sie in einer Teambesprechung die Ursachen und verbessern Sie Ihr Zeitmanagement.
> Nehmen Sie jede Patientenbeschwerde ernst und als Chance für eine Verbesserung. Die Zeit und Energie, die Sie benötigen, um wartende Patienten zu vertrösten, können Sie für wichtigere Aufgaben einsetzen.

1.5 Begleitung bei Diagnostik und Therapie

Zuverlässige und motivierte Mitarbeit des Patienten (Compliance) ist eine wichtige Voraussetzung für die Durchführung und den Erfolg einer Untersuchung, Therapiemaßnahme oder Operation.
Als Medizinische Fachangestellte unterstützen Sie die Arbeit des Arztes durch Beratung und Information der Patienten. Um diese Aufgaben zu erfüllen, müssen Sie selbst über alle Themen sehr gut in-

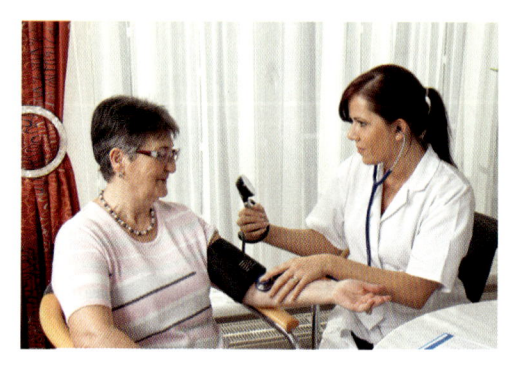

formiert sein. Die Kommunikationsregeln aus den Kapiteln 1 bis 3 helfen Ihnen, erfolgreiche Patientengespräche zu führen.

Grundlagen für das Patientengespräch
- Sorgen Sie dafür, dass das Gespräch an einem ungestörten Ort und nicht unter Zeitdruck stattfindet.
- Bringen Sie die erforderliche Geduld mit.
- Beantworten Sie alle Fragen des Patienten.
- Überprüfen Sie durch aktives Zuhören, ob der Patient Sie verstanden hat.
- Machen Sie bei Vereinbarungen klare Zielvorgaben.
- Geben Sie dem Patienten alle Empfehlungen, Anweisungen und Vereinbarungen auch schriftlich mit.
- Achten Sie darauf, dass die Informationen ausreichend und gut lesbar sind. Halten Sie für Patienten mit geringen Deutschkenntnissen Informationen in deren Muttersprache bereit. Falls dies nicht ausreichend ist, fordern Sie die Patienten auf, einen Dolmetscher mitzubringen. Kinder sind nicht als Dolmetscher für Ihre Eltern geeignet. Auch beim Dolmetscher muss die Schweigepflicht sichergestellt sein.

Vorbereitungsgespräche
Sie tragen bereits bei der Terminvergabe auch die Verantwortung für die richtige Vorbereitung des Patienten. Sie klären den Patienten über Maßnahmen auf, die er im Rahmen der Vorbereitung auf eine Untersuchung oder Operation ergreifen muss.

Wichtige vorbereitende Maßnahmen sind
- nüchtern in die Praxis kommen für eine Blutentnahme oder Operation,
- Abführmaßnahmen zur Darmentleerung vor einer Darmspiegelung,
- Weglassen bestimmter Medikamente vor einer Operation.

Wenn Sie dem Patienten den Grund für die Maßnahme erklären, wird es ihm leichter fallen, die Vorschriften zu beachten.
Auch Informationen über den Ablauf der Behandlung und das richtige Verhalten danach können im Voraus schon angesprochen werden. Der Patient oder Tierbesitzer wird weniger unter Erwartungsangst leiden und kann sich auf die Zeit danach schon vorbereiten.

Das Vorbereitungsgespräch kann auch eine gute Gelegenheit sein, auf spezielle Angebote der Praxis im Rahmen von IGeL-Leistungen hinzuweisen.

Bei operativen Eingriffen und bestimmten Untersuchungen oder Therapien muss der Patient zuvor über mögliche Risiken und Komplikationen aufgeklärt werden und sein schriftliches Einverständnis geben.

Zur Vorbereitung auf das Aufklärungsgespräch übergibt die MFA dem Patienten ein vorbereitetes Informationsblatt. Sie darf Verständnisfragen zum Inhalt beantworten. Die Einverständniserklärung darf der Patient aber erst nach seinem Gespräch mit dem Arzt unterschreiben.

Umgang mit Patienten

> **Profitipp**
>
> Nehmen Sie die Aufklärungspflicht sehr ernst und halten Sie sich dabei genau an die Anweisungen des Arztes.
> Eine ungenügende oder fehlerhafte Aufklärung kann juristische Folgen nach sich ziehen. Beim Auftreten von Komplikationen könnte der Patient den Arzt wegen Vernachlässigung der Aufklärungspflicht verklagen.

Unterstützung des Arztes bei Diagnostik und Therapie

Während sich der Arzt z. B. auf einen operativen Eingriff konzentrieren muss, gehört es zu Ihren Aufgaben, den Patienten oder das Tier genau zu beobachten. Sie helfen dem Patienten durch Informationen über den Stand der Behandlung, Fragen nach Schmerzen, beruhigende Maßnahmen, wie z. B. das Streicheln des Tieres oder Ablenkung durch ein Gespräch.

Vor allem in Zahn- und Tierarztpraxen überlassen es die Ärzte häufig den Fachangestellten,
- dem Patienten oder Tierbesitzer genauere Informationen über die Krankheit zu geben,
- mit ihm Maßnahmen der Prophylaxe zu besprechen und einzuüben,
- ihn über gesundheitsförderndes Verhalten aufzuklären.

Therapiebegleitung

Eine Therapie wird nur Erfolg zeigen, wenn der Patient verstanden hat, wie er sie korrekt durchführen muss.

Die MFA kann hier unterstützend und motivierend auf den Patienten einwirken bei der
- Erstellung von Einnahmeplänen für die verordneten Medikamente,
- Einweisung in die Handhabung medizinischer Geräte, z. B. Blutdruckmessung,
- Beratung über Therapiemaßnahmen, die der Patient zu Hause durchführen kann, z. B. Anlegen von Wadenwickeln bei Fieber, Kühlung nach Zahn- und Kieferoperationen oder Verbandwechsel,
- Begleitung von chronisch Kranken, z. B. durch Schulung von Diabetikern.

AUFGABE

Überlegen Sie für Ihre eigene Praxis:
- Wo kann ich den Arzt durch Beratung und Information der Patienten unterstützen?
- Welche Inhalte sind für diese Patientengespräche wichtig?
- Wie kann ich diese Inhalte so formulieren, dass der Patient sie versteht?
- An welchen Stellen erleichtern Bilder oder Grafiken das Verständnis?
- Gibt es bereits von der Industrie vorgefertigte Informationsunterlagen oder muss ich selbst Informationsmaterial, das für meine Praxis besser passt, verfassen?
- Wodurch kann ich den Patienten motivieren, die Vorbereitung für eine Untersuchung oder seine Therapie konsequent durchzuführen?

> **Profitipp**
>
> Klären Sie die Inhalte der Informations- und Beratungsgespräche immer mit dem Arzt ab. Üben Sie diese Gespräche mit ihm.
> Der Arzt muss sich auch aus juristischen Gründen darauf verlassen können, dass Ihre Informationen vollständig und fachlich richtig sind.

AUFGABE

Vieles wird als selbstverständlich hingenommen. Wir vergessen häufig, jemanden für etwas zu loben oder uns zu bedanken.
Wie wirken positive und freundliche Worte auf einen Patienten oder eine Kollegin?
Wie reagieren Sie selbst auf Lob?

1.6 Terminvereinbarung und Recall

Die Terminvereinbarung, telefonisch oder persönlich, ist oft der erste Kontakt des Patienten zur Praxis. Bereits hier können Sie dem Patienten das Gefühl vermitteln, dass er in der Praxis willkommen ist und mit seinen Problemen ernst genommen wird.

Zuerst müssen Sie die wichtige und verantwortungsvolle Entscheidung treffen, ob
- es sich um einen akuten Notfall handelt,
- die Praxis für die Behandlung des Patienten geeignet ist (z. B. bei einer Überweisung),
- ein Hausbesuch vielleicht sinnvoller ist,
- wegen der geschilderten Symptome ein zeitnaher Termin vereinbart werden muss,
- eine längerfristige Planung möglich ist.

Wenn Sie nicht allein entscheiden können, fragen Sie den Arzt oder eine erfahrenere Kollegin.

AUFGABE

Wie können Sie an der Stimme und der Ausdrucksweise des Patienten erkennen, dass es sich um einen Notfall handelt?
Erstellen Sie für Ihre Praxis eine Liste von Symptomen, die auf einen akuten Notfall hinweisen.
Welche Patienten benötigen in Ihrer Praxis schnell einen Termin?
Für welche Symptome und Untersuchungen kann auch ein späterer Zeitpunkt vereinbart werden?

Berücksichtigen Sie bei der Terminvergabe auch den Grund für den Praxisbesuch und die persönliche Situation des Patienten.
- Muss der Patient nüchtern kommen, z. B. für eine Blutentnahme oder Operation?
- Ist der Patient berufstätig?
- Wie ist die Verkehrsverbindung zur Praxis? Findet der Patient den Weg?
- Ist eine Begleitperson erforderlich?
- Hat der Patient Behinderungen?

Bieten Sie dem Patienten Termine an und richten Sie sich, soweit es der Praxisablauf ermöglicht, nach den Wünschen des Patienten. Zeigen Sie dem Patienten, dass er die Hauptperson ist.

> **Profitipp**
>
> Die Abrechnung bestimmter, meist höherwertiger Gebührenordnungsziffern erfordert in einem Quartal mehrere Praxiskontakte pro Behandlungsfall. Berücksichtigen Sie das auch bei der Terminvergabe.
> Zum Ende des Quartals hin kann ein Termin, der erst im nächsten Quartal liegt, für die Abrechnung von Vorteil sein, da viele Abrechnungsziffern nur einmal im Quartal verwendet werden können. Das Wohl des Patienten muss bei solchen Überlegungen aber immer im Vordergrund stehen.

Stellen Sie sicher, dass der Patient den Termin nicht vergisst.
- Geben Sie bei der persönlichen Terminvereinbarung immer eine schriftliche Erinnerung mit.
- Wiederholen Sie am Ende des Telefonats den Termin noch einmal zum Mitschreiben oder lassen sich den Termin noch einmal bestätigen.
- Bitten Sie den Patienten, dass er den Termin rechtzeitig absagt, wenn er verhindert ist.
- Lang dauernde Behandlungstermine, wie z. B. Operationen oder umfassende Zahnbehandlungen, werden meist langfristig vereinbart. Die Praxis muss sich auf diese Termine besonders einstellen und vorbereiten. Damit der Patient diesen Termin nicht vergisst, vereinbaren Sie mit ihm, dass er z. B. zwei Tage vorher den Termin noch einmal bestätigt oder dass Sie ihn telefonisch oder Online erinnern dürfen.

Recall-System

> **Recall** = „das Zurückrufen", „wieder bzw. erneut rufen"
> = die Praxis wieder in Erinnerung bringen, den Patienten an eine Kontrolluntersuchung, Vorsorge- bzw. Früherkennungsuntersuchung oder einen Impftermin erinnern

Das Recall-System hat eine langfristige Patientenbindung an die Praxis zum Ziel. Es eignet sich für Kontrolluntersuchungen, Vorsorge- bzw. Früherkennungsuntersuchungen oder Impftermine, an die der beschwerdefreie Patient nicht selbst durch Schmerzen oder andere Symptome erinnert wird.

Dass z. B. der Hund oder die Katze jedes Jahr geimpft werden sollte, kann ein Tierbesitzer, der sich an seinem rundum gesunden und lebensfrohen Tier erfreut, leicht vergessen.

Durch eine schriftliche Mitteilung oder einen Telefonanruf erinnert die Praxis an diese Termine oder kann über neue Praxisangebote informieren. Auch digitale Medien wie E-Mail, Kurznachrichten und die Homepage oder der Newsletter der Praxis eignen sich hierfür. Ebenso können Glückwünsche zum Geburtstag oder ein Weihnachtsgruß die Praxis wieder in Erinnerung rufen. Weil die Werbung für die Praxis und ihre Leistungen von der Berufsordnung für Ärzte stark eingeschränkt ist, müssen die aktuellen Vorschriften berücksichtigt werden.

Bedenken Sie, dass ein Recall-System vom Patienten als besonderer Praxisservice, aber auch als Aufdringlichkeit empfunden werden kann. Holen Sie sich deshalb im Idealfall das Einverständnis des Patienten.

Verschicken Sie Ihren Recall wegen der Schweigepflicht nicht als Postkarte oder Fax.

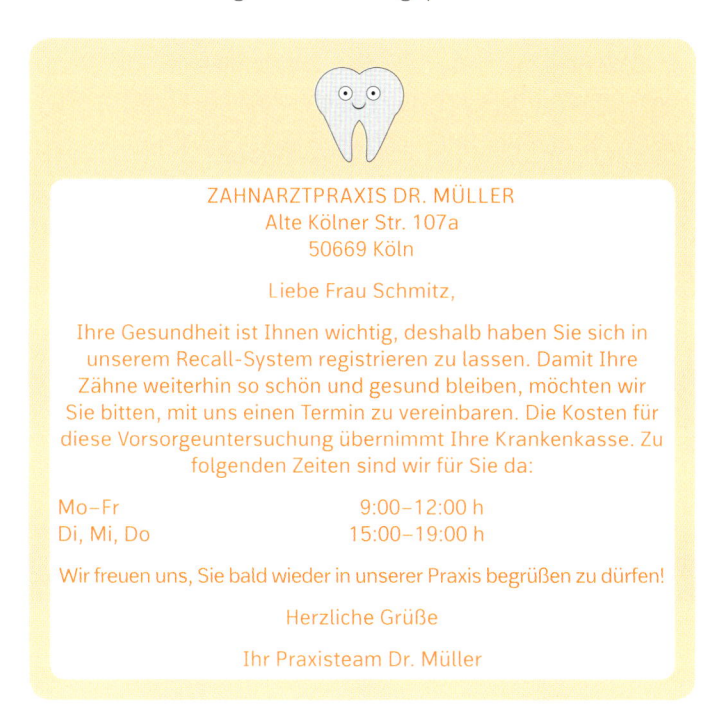

ZAHNARZTPRAXIS DR. MÜLLER
Alte Kölner Str. 107a
50669 Köln

Liebe Frau Schmitz,

Ihre Gesundheit ist Ihnen wichtig, deshalb haben Sie sich in unserem Recall-System registrieren zu lassen. Damit Ihre Zähne weiterhin so schön und gesund bleiben, möchten wir Sie bitten, mit uns einen Termin zu vereinbaren. Die Kosten für diese Vorsorgeuntersuchung übernimmt Ihre Krankenkasse. Zu folgenden Zeiten sind wir für Sie da:

Mo–Fr	9:00–12:00 h
Di, Mi, Do	15:00–19:00 h

Wir freuen uns, Sie bald wieder in unserer Praxis begrüßen zu dürfen!

Herzliche Grüße

Ihr Praxisteam Dr. Müller

Umgang mit Patienten

2 PATIENTENGRUPPEN

Alle Patienten sind gleich wichtig und haben das Anrecht, von Ihnen professionell und respektvoll behandelt zu werden – aber nicht jeder Patient ist gleich. Die Art der Erkrankung, das Alter, die Charaktereigenschaften und die persönliche Situation eines Patienten erfordern einen individuellen Umgang.

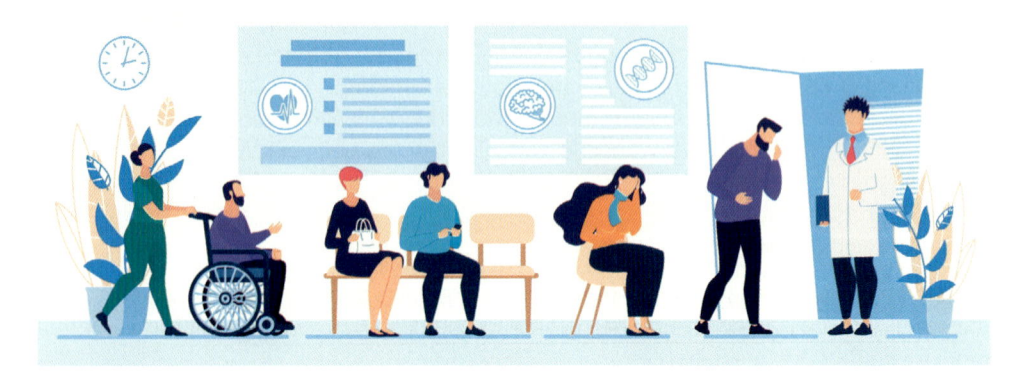

Ein Arztbesuch erfolgt nicht grundlos. Es geht dabei immer um ein wichtiges Gut des Menschen: seine Gesundheit. Der Verlust der Gesundheit bedeutet Verlust an Lebensqualität bis hin zum Verlust des Lebens selbst. Die Gefühle und das Verhalten des Patienten sind deshalb oft von Unsicherheit, Anspannung und Angst geprägt.

Empathie, Klarheit und Authentizität (siehe Kapitel 1) sind Ihre Erfolgsfaktoren beim Umgang mit Patienten.

Empathie
Versuchen Sie, jede Situation auch immer aus der Sicht des Patienten zu betrachten. Behandeln Sie Ihre Patienten so, wie Sie selbst im Krankheitsfall behandelt werden möchten.
Wenn Sie z. B. schon einmal für mehrere Wochen Ihren rechten Arm in einen Gipsverband hatten, wissen Sie genau, wie schwierig in dieser Situation schon kleine Verrichtungen wie Anziehen oder Ausziehen sein können.

Jeder Patient ist anders. Patienten unterscheiden sich durch ihr Alter, die Art ihrer Erkrankung und die Reaktion auf diese Erkrankung. Versuchen Sie, die Situation eines Patienten individuell richtig einzuschätzen. Erkennen Sie seine Bedürfnisse schon im Voraus und bemühen Sie sich, diese Bedürfnisse bestmöglich zu erfüllen.

Klarheit
Begleiten Sie Ihre Patienten mit klaren und für sie verständlichen Informationen. Beachten Sie dabei besonders die Sprachebene (Kapitel 2), die Förderer der Klarheit und Verständlichkeit (Kapitel 1) und die Regeln für eine gedächtnisgerechte Sprache (Kapitel 2).

Authentizität
Unterstützen Sie die Führung des Patienten mit der Kraft Ihrer persönlichen Ausstrahlung. Überzeugen Sie den Patienten von Ihrer Fach- und Handlungskompetenz. Sie vermitteln dem Patienten dadurch das Gefühl, dass er bei Ihnen in besten Händen ist.

> **Profitipp**
>
> Erkennen und thematisieren Sie die Sorgen und Wünsche Ihrer Patienten.
> Nehmen Sie bewusst wahr, welche Probleme oder Schwierigkeiten beim Umgang mit den Patienten in der Praxis häufig auftreten.
> Überlegen Sie im Team,
> - wie Sie die Wünsche Ihrer Patienten noch besser erfüllen können,
> - wie Sie auf die Sorgen und Probleme Ihrer Patienten eingehen können,
> - welche Regeln beim Umgang mit einem schwierigen Patienten gelten sollen.
>
> Vermerken Sie die Wünsche und speziellen Bedürfnisse oder Vorlieben eines Patienten in der Patientendatei. Braucht der Patient besondere Hilfen?
> Der Patient wird angenehm überrascht sein, wenn Sie sich bei seinem nächsten Praxisbesuch bereits persönlich auf ihn eingestellt haben. Verzichten Sie auf den Eintrag von negativen Patienteneigenschaften und Bemerkungen. Verschlüsseln Sie diese Botschaften an anderer Stelle, denn ein Patient hat jederzeit das Recht auf die Einsicht und Kopie seiner Patientendatei.

2.1 Kinder und Eltern

Kinder werden von ihren Eltern in die Praxis gebracht. Der Patient und damit die Hauptperson ist aber das Kind. Zeigen Sie auch schon einem kleinen Kind, dass Sie es wahr- und ernst nehmen. Sprechen Sie zuerst mit dem Kind selbst und nicht nur über seinen Kopf hinweg mit den Eltern. Nennen Sie das Kind bei seinem Namen und versuchen Sie, mit dem Kind möglichst oft auf Augenhöhe und nicht von oben herab zu kommunizieren.

Kinder wünschen sich eine kindgerechte und freundliche Umgebung, in der sie sich wohlfühlen. Gestalten Sie die Praxisräume so, dass ein Arztbesuch zum Erlebnis wird. Fröhliche Farben, interessante Bilder, anregendes Spielmaterial, spannende Lektüre, kurze Filme auf einem Tablet oder Rätsel lenken das Kind ab und entlasten die Eltern.
Für Säuglinge, gesunde Kinder, die zu Früherkennungsuntersuchungen oder Impfterminen kommen, und für Jugendliche werden eigene Wartezonen oder Sprechzeiten eingerichtet.

Eine nicht immer einfache Aufgabe ist es, Kinder mit besonders ansteckenden Infektionskrankheiten zu erkennen. Sie müssen so durch die Praxis zum Behandlungsraum geschleust werden, dass sie keinen Kontakt zu den anderen Patienten haben.

Ängstliche und kranke Kinder reagieren anders als im normalen Alltag.
Die Anwesenheit der Eltern oder ein Kuscheltier können dem Kind Sicherheit und Geborgenheit vermitteln. Sehr ängstliche Eltern können aber auch ihre eigenen Ängste auf das Kind übertragen. In solchen Fällen ist es manchmal besser, das Kind in einen anderen Raum zu bitten und es allein zu behandeln.

Instrumente und Geräte sollten nicht im Blickfeld der Kinder liegen. Es gibt für Kinder auch spezielle Untersuchungsgeräte, z. B. ein Stethoskop in Form einer Schlange, die das Interesse der Kinder wecken.

Welche Worte versteht ein Kind? Lernen Sie die Sprache der Kinder. Benutzen Sie eine kindgerechte Sprache, aber keine Babysprache. Vermeiden Sie dabei Wörter, die beim Kind Angst auslösen könnten. Informieren Sie das Kind seinem Alter gemäß und ehrlich über das, was Sie mit ihm jetzt vorhaben. Untersuchungen können Sie auch spielerisch, z. B. an einem kranken Stofftier oder einer Puppe, zeigen und erklären. Wenn ein Kind das Instrument zuerst selbst in die Hand nehmen und selbst ausprobieren darf, wird es eher zur Untersuchung bereit sein.

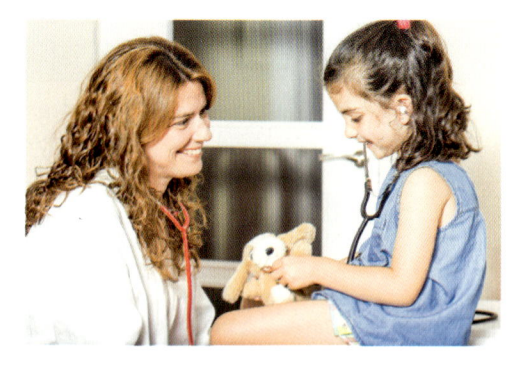

> **Profitipp**
>
> Um ein langfristiges Vertrauen zum Kind aufzubauen, sagen Sie ihm immer die Wahrheit. Das Kind muss sich auf Sie und Ihre Informationen verlassen können.
> Sagen Sie z. B. bei einer Injektion „Du wirst einen kleinen Stich spüren" und nicht „Das tut gar nicht weh".
> Mit einer Lüge erreichen Sie nur ein einziges Mal Ihr Ziel.

Wenn ein Kind für Ihre Erklärungen zu klein oder nicht zugänglich ist, versuchen Sie es mit Ablenkung. Fragen aus der Erlebniswelt des Kindes, beruhigende Worte oder das Spiel mit einer Handpuppe lenken die Aufmerksamkeit des Kindes von der Behandlung weg.

Der Umgang mit Kindern erfordert Ruhe und Geduld. Kinder haben feine Antennen für Nervosität und Hektik. Sie reagieren dann häufig mit einer Verweigerung der weiteren Mitarbeit. Kinder, die nicht kooperativ sind, dürfen auf keinen Fall mit Gewalt oder Drohungen („Wenn du nicht brav bist, bekommst du eine Spritze!") zu einer Behandlung gezwungen werden. Ein erneuter Versuch bei einem späteren Praxisbesuch gelingt vielleicht besser.

Kinder verstehen klare Regeln. Vermitteln Sie dem Kind seine Grenzen. Zeigen Sie ihm, was erlaubt ist und welche Verhaltensweisen Sie nicht dulden.

Kinder können nicht mit Vernunftsgründen von der Notwendigkeit einer Untersuchung oder Therapie überzeugt werden. Sie brauchen Motivation („Zusammen schaffen wir das") und viel Lob („Da warst du aber tapfer"). Auch die Aussicht auf eine kleine Belohnung verbessert die Mitarbeit und erhöht die Bereitschaft zu einem weiteren Praxisbesuch.

Wenn Sie keine Erfahrung im Umgang mit Kindern haben, suchen Sie privat den Kontakt mit Kindern. Lernen Sie dabei ihre Sprache, Denkweise und Erlebniswelt besser kennen.

> **Profitipp**
>
> Informieren Sie sich, welche Film- und Fernsehhelden oder Comicfiguren aktuell die Herzen der Kinder höher schlagen lassen. Ihr Wissen macht Sie zum Partner des Kindes und Sie haben außerdem ein interessantes Gesprächsthema.

2.2 Alte Menschen

Der Umgang mit älteren Patienten fordert von Ihnen viel Geduld und Zeit. Genauso wie Kinder brauchen Menschen mit zunehmendem Alter mehr Zuwendung und Hilfe. Vielleicht fällt es Ihnen manchmal schwer, das Verhalten älterer Menschen zu verstehen.

Die folgenden Überlegungen können Ihnen helfen, die Lebenssituation Ihrer alten Patienten richtig einzuschätzen und die für eine gelungene Kommunikation erforderliche Empathie aufzubringen.

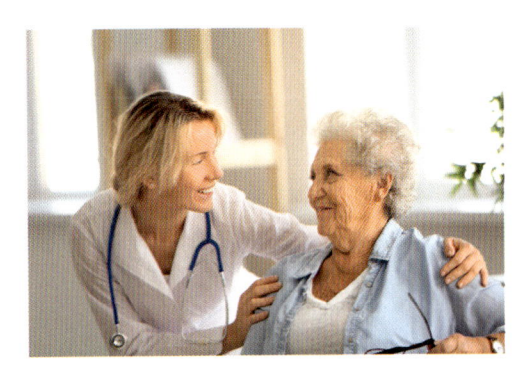

- Ältere Patienten leiden meist an mehreren chronischen Krankheiten gleichzeitig. Sie sind auf medizinische Betreuung und die regelmäßige Versorgung mit Arzneimitteln angewiesen und müssen deshalb als Dauerpatienten häufig in die Praxis kommen.
- Meist sind ältere Patienten schon langfristig an die Praxis gebunden. Sie kennen die Ärzte und das medizinische Fachpersonal gut. Die Abläufe in der Praxis sind ihnen sehr vertraut. Das verleitet manche Patienten dazu, bestimmte Vorrechte für sich daraus abzuleiten. Durch die langjährige Bekanntschaft können sich Sympathien, aber auch Abneigungen entwickeln. Wenn Sie einen Patienten viele Jahre begleiten, werden Sie mit seinen Lebensumständen und dem Verlauf seiner Krankheit vertraut. Es fällt Ihnen leichter, auch Veränderungen seiner Person, wie z. B. Schwerhörigkeit oder eine beginnende Demenz, zu verstehen und mitzutragen.
- Viele alte Menschen leben allein und haben nur wenig Abwechslung und Ansprache in ihrem Alltag. Der Praxisbesuch wird zu einem besonderen und wichtigen Ereignis. Sie freuen sich darauf, in der Praxis auf Menschen zu treffen, mit denen sie sich unterhalten können. In der Praxis bekommen sie auch das Gefühl, dass man sich um sie kümmert. Oft erlaubt Ihnen der Praxisablauf nicht, genügend Zeit für die gewünschte Zuwendung aufzubringen. Das kann, wenn Sie den älteren Patienten lieb gewonnen haben, auch zu einem inneren Konflikt führen, über den Sie sich unbedingt mit dem Praxisteam aussprechen sollten.
- Viele Alterskrankheiten sind mit chronischen Schmerzen verbunden. Sie selbst wissen vielleicht schon aus eigener Erfahrung, wie sich Schmerzen auf die Stimmung auswirken. Auch das Bewusstsein, dass die meisten ihrer Krankheiten nicht mehr heilbar sind, sondern sich verschlimmern werden, kann zu Depressionen und Verstimmungen führen. Von manchen alten Menschen können Sie aber auch lernen, wie selbst ein schweres Leiden noch ein zufriedenes Leben ermöglichen kann.
- Wahrnehmung und Motorik sind mit fortschreitendem Alter immer stärker eingeschränkt. Es entstehen mehrfache Behinderungen und eine zunehmende Hilflosigkeit. Laufen, an- und auskleiden, hören, lesen, verstehen – alles geht viel langsamer als beim jüngeren Patienten und oft ist Ihre Mithilfe gefordert. Vielleicht fällt es Ihnen schwer, die erforderliche Zeit und Geduld dafür aufzubringen. Ungeduld überträgt sich auf den Patienten und erzeugt zusätzliche Nervosität und Unsicherheit.
- Besonders ältere Patienten legen großen Wert auf Respekt, höfliche Umgangsformen, freundliche und aufmerksame Zuwendung und Ihre Unterstützung. Nehmen Sie

sich gelegentlich Zeit für ein persönliches Gesprächen mit Ihren älteren Patienten. Sie werden dabei oft erstaunliche sowie interessante Informationen über die Biografie und das Schicksal dieser Menschen erfahren, die vielleicht auch für Ihr eigenes Leben Bedeutung gewinnen können.
- Alte Patienten müssen oft zu Hause von Angehörigen oder Pflegediensten versorgt und betreut werden. Halten Sie Kontakt zu den Pflegepersonen und stimmen Sie mit ihnen die erforderlichen Untersuchungs- und Therapiemaßnahmen ab.

AUFGABE

Wie fühlt sich ein älterer Mensch, der nicht mehr richtig sieht und hört, in Ihrer Praxis? Verschmieren Sie die Gläser einer alten Sonnenbrille in der Mitte mit Fettcreme. So etwa sieht ein alter Patient mit Makuladegeneration. Stopfen Sie sich Watte in die Ohren. Gehen Sie so allein und später mit einer Kollegin durch die Praxis und lassen Sie sich behandeln, z. B. Blutdruck messen.
Wie fühlen Sie sich? Was könnten Sie verändern, damit ein Patient in dieser Situation besser zurechtkommt?

2.3 Patienten aus anderen Ländern, Kulturen und Religionen

Sind Sie in einem fernen Urlaubsland, dessen Sprache sie nicht verstehen, schon einmal krank geworden und mussten ärztliche Hilfe in Anspruch nehmen?

Neben der Sprachbarriere, die Sie mit einem Dolmetscher überwinden konnten, haben Sie vielleicht auch der Aufbau des dortigen Gesundheitswesens und die unterschiedlichen Methoden der Diagnostik und Therapie verunsichert.

Wenn Patient, Praxismitarbeiter und Arzt nicht dieselbe Sprache sprechen, erschwert das mangelnde Sprachverständnis die Diagnosestellung, die Therapie und die Aufklärungspflicht.

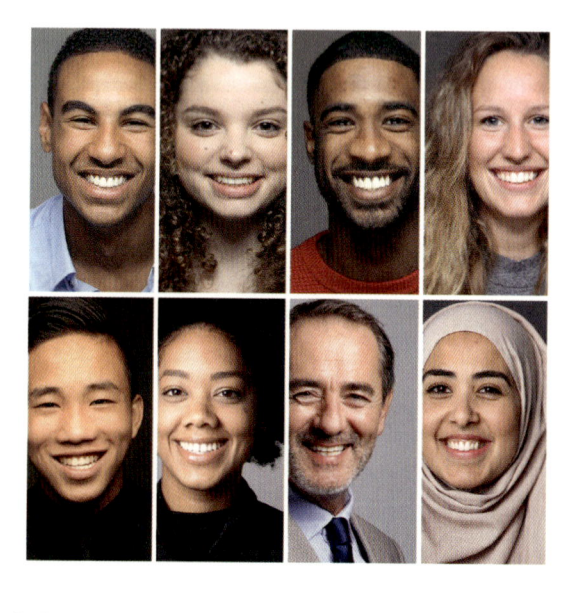

- Besorgen Sie für Ihre Patienten mit fehlenden oder geringen Deutschkenntnissen schriftliche Informationen in deren Muttersprache. Passendes Informationsmaterial wird z. B. von Pharmafirmen als Praxisservice angeboten oder kann bei Einrichtungen des öffentlichen Gesundheitsdienstes und Verlagen bestellt werden.

- Entwerfen Sie mithilfe eines Dolmetschers selbst Fragebögen oder auf die Praxis abgestimmte Informationsblätter.
- Halten Sie für Notfälle ein Wörterbuch oder ein digitales Übersetzungsprogramm bereit, das die wichtigsten medizinischen Begriffe in mehrere Sprachen übersetzt.
- Sprechen Sie langsam und deutlich. Formulieren Sie kurze Sätze mit korrekter Grammatik. Verwenden Sie für Ihre Erklärungen nach Möglichkeit einfache Worte aus der alltäglichen Umgangssprache.
- Fragen Sie nach, ob eine Kommunikation in englischer Sprache möglich ist. Frischen Sie Ihre Englischkenntnisse zusammen mit dem Praxisteam regelmäßig auf. Übersetzen Sie gemeinsam die für die Patientenversorgung wichtigsten Fragen und Anweisungen.

Profitipp

Achten Sie bei der Einstellung einer neuen Mitarbeiterin darauf, welche Fremdsprachen sie spricht. Kann sie durch ihre Sprachkenntnisse dazu beitragen, dass sich Patienten mit dieser Muttersprache in Ihrer Praxis gut betreut und verstanden fühlen?

Patienten mit Migrationshintergrund oder Gäste aus fremden Ländern und Kulturkreisen haben oft ein anderes, tief verwurzeltes Verständnis und Erleben ihres Körpers und ihrer Krankheit. Nicht nur die Krankheiten selbst können anders sein, sondern auch die Vorstellungen über die Krankheitsursachen und die geeignete Therapie. Ein Patient misstraut vielleicht den vom Arzt verordneten Arzneimitteln und verlässt sich lieber auf die gewohnten traditionellen und landesüblichen Naturheilverfahren.

Wir sind es gewohnt, eine Krankheit und ihre Ursache nach unseren wissenschaftlichen Erkenntnissen zu beurteilen. In einem anderen Kulturkreis wird Krankheit z. B. auch als unabwendbares Schicksal oder Strafe empfunden. Vor diesem Hintergrund anderer Wertvorstellungen kann eine bestimmte Diagnose, wie z. B. Aids, zur Ächtung und zum Ausstoß aus der Gruppe führen. Die Hemmschwelle für einen Arztbesuch ist deshalb entsprechend hoch.

Krankheiten im Bereich der Intimzonen, die einen Bezug zur Sexualität haben, gehören in manchen Kulturkreisen zu den Tabuthemen. Die Beschwerden werden hinter anderen Symptomen versteckt und können nur durch verständnisvolles und einfühlsames Nachfragen erkannt werden.

Auch die Religion kann das Verhalten von Patienten in der Praxis beeinflussen. Streng muslimische Frauen wünschen sich, dass ihre Bekleidungsvorschriften auch bei einer Untersuchung respektiert werden. Einige Religionsgruppen lehnen bestimmte Therapien, wie z. B. eine Bluttransfusion, ab.

Informieren Sie sich über die Länder, aus denen Ihre Patienten kommen. Wenn Sie die sprachlichen, kulturellen und religiösen Besonderheiten Ihrer Patienten kennen und verstehen, fällt es Ihnen leichter, diesen Patienten mit Achtung und Einfühlungsvermögen zu begegnen und ihre Anliegen ernst zu nehmen.

2.4 Patienten mit Behinderungen

Es ist nicht immer einfach, mit Menschen, die durch eine Behinderung eingeschränkt sind, richtig umzugehen. Es hilft Ihnen aber, wenn Sie möglichst viel über die Bedürfnisse dieser Menschen wissen. Wer die Behinderung nicht selbst hat, kann sich nicht wirklich in die Situation der Betroffenen einfühlen.

Wenn Sie in Ihrer Praxis häufig Patienten mit Behinderungen betreuen, sammeln Sie möglichst viele Informationen über die spezielle Behinderung durch Gespräche mit den Betroffenen selbst oder ihren Betreuungspersonen und durch Kontakte zu den entsprechenden Verbänden und Selbsthilfegruppen.

Überprüfen Sie immer wieder durch neu gesammelte Erfahrungen, in welchen Bereichen Sie in Ihrer Praxis einem Patienten oder Kunden mit einer Behinderung Hilfestellung und Erleichterung ermöglichen können.

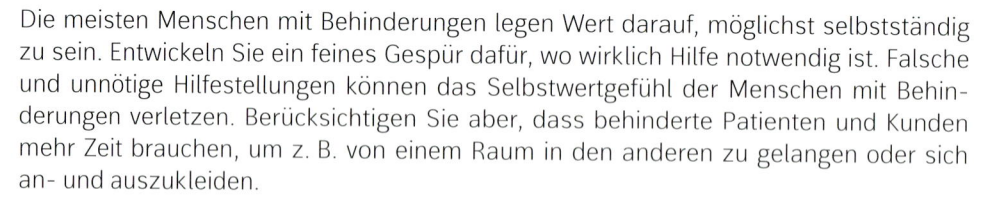

Die meisten Menschen mit Behinderungen legen Wert darauf, möglichst selbstständig zu sein. Entwickeln Sie ein feines Gespür dafür, wo wirklich Hilfe notwendig ist. Falsche und unnötige Hilfestellungen können das Selbstwertgefühl der Menschen mit Behinderungen verletzen. Berücksichtigen Sie aber, dass behinderte Patienten und Kunden mehr Zeit brauchen, um z. B. von einem Raum in den anderen zu gelangen oder sich an- und auszukleiden.

Patienten mit schweren Behinderungen sind für den Praxisbesuch manchmal auf Begleitpersonen oder Transportdienste angewiesen. Denken Sie deshalb bei der Terminplanung auch an den Zeiteinsatz und die Kosten der Begleitpersonen.

> **Profitipp**
>
> Fragen Sie Patienten oder Kunden mit Behinderungen, welche Art von Hilfe Sie brauchen und wie sie die Praxis besser unterstützen kann.
> Vermerken Sie in der Patientendatei die Art der Behinderung und der erforderlichen Hilfen. So können Sie sich bereits bei der Terminvergabe darauf einstellen.

Je nach Fachrichtung und Lage Ihrer Praxis ist der Anteil an Patienten mit Behinderungen unterschiedlich hoch. Die folgenden Tipps und Überlegungen helfen Ihnen bei der Betreuung und Zusammenarbeit mit Menschen, die durch ihre Behinderungen im Alltagsleben eingeschränkt sind.

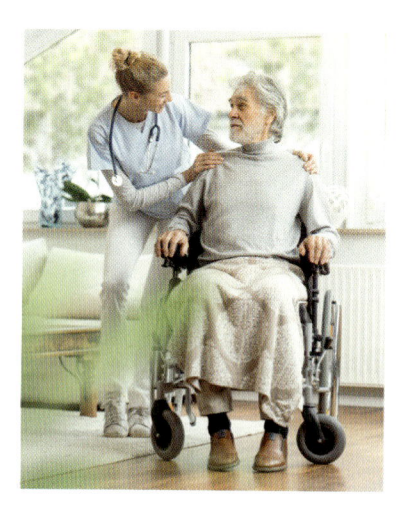

Patienten mit Gehbehinderung

Sie sind auf Gehhilfen, Rollator, Rollstuhl oder die Führung durch eine Begleitperson angewiesen.
- Ist der Zugang zur Praxis und die Praxis selbst barrierefrei?
- Gibt es einen funktionsfähigen Lift und evtl. eine Rampe für den Hauseingang?
- Sind die Böden rutschfest?
- Sind an den Wänden im Gang Handläufe angebracht?
- Ist ein Abstellplatz für Rollator oder Rollstuhl vorhanden?
- Ist im Wartebereich Platz für einen Rollstuhl?
- Öffnen sich die Türen automatisch?

Sehbehinderte oder blinde Patienten

Wenn ein Patient oder Kunde keinen Blickkontakt zu Ihnen aufnimmt, unsicher in der Orientierung wirkt oder sich beim Lesen seinen Text nahe vor die Augen hält, kann das ein Anzeichen für eine Sehbehinderung sein.

Jüngere Menschen können die Sehbehinderung durch Gehör und Tastsinn ein Stück weit ausgleichen. Bei älteren Patienten ist das meist nicht mehr möglich und sie sind deshalb besonders auf Ihre Hilfe angewiesen. Leihen Sie einem sehbehinderten oder blinden Patienten Ihre Augen, indem Sie ihm Ihre Seheindrücke mit Worten beschreiben.

- Stellen Sie sich dem sehbehinderten Patienten mit Ihrem Namen und Ihrer Funktion vor. Er fühlt sich dadurch angesprochen und kann Sie an Ihrer Stimme wiedererkennen.
- Informieren Sie den Sehbehinderten darüber, wo er sich gerade befindet. Beschreiben Sie den Raum und seine Funktion sowie die Tätigkeiten, die Sie gerade ausführen.
- Führen Sie den sehbehinderten Patienten durch die Praxis. Fragen Sie nach, wie er geführt werden möchte. Beseitigen Sie Stolperschwellen.
- Sprechen Sie den Sehbehinderten immer zuerst an, bevor Sie ihn anfassen. Erklären Sie alle Untersuchungen vorher, denn der Patient kann nicht sehen, was Sie mit ihm vorhaben.
- Sorgen Sie im Wartebereich für einen Platz mit guter Beleuchtung. Gibt es Unterhaltungsliteratur in Großdruck oder mit vielen Bildern?
- Besorgen Sie Patienteninformationen und Fragebögen in Großdruck oder Blindenschrift. Halten Sie eine Leselupe bereit.
- Schreiben Sie für den sehbehinderten Patienten eine persönliche Therapieanweisung, z. B. für die Einnahme von Arzneimitteln, in deutlicher und ausreichend großer Schrift.

> **Profitipp**
>
> Gibt es in Praxisnähe einen Optiker?
> Informieren Sie sich bei ihm, welche neuen Hilfsmittel den Alltag eines sehbehinderten Patienten erleichtern können.
> Lassen Sie sich von ihm Tipps für den Umgang mit sehbehinderten Patienten geben.
>
> Ein Patient, der Ihnen vertraut, ist vielleicht dankbar für eine Anregung, die ihm wieder mehr Lebensqualität ermöglicht.

AUFGABE

Ist Ihre Praxis behindertengerecht eingerichtet?
Machen Sie Ihre eigenen Erfahrungen:
- Fahren Sie im Rollstuhl durch die Praxis.
- Versuchen Sie, mit Gehhilfen durch die Praxis zu laufen.
- Verbinden Sie Ihre Augen mit einer Augenbinde und lassen Sie sich von einer Kollegin durch die Praxis führen.

Hörbehinderte oder gehörlose Patienten

Eine Hörbehinderung erkennen Sie daran, dass der Patient oder Kunde ein Hörgerät trägt, oft nachfragt oder auf Ihre Ansprache über eine weite Distanz sowie von hinten nicht reagiert. Mit den folgenden Empfehlungen gelingt Ihnen erfolgreiche Kommunikation auch mit einem hörbehinderten oder gehörlose Patienten:

- Suchen Sie einen ruhigen Ort für das Gespräch aus, denn Hintergrundgeräusche erschweren das Verständnis.
- Setzen Sie sich dem Patienten gegenüber und sprechen Sie nicht über weite Entfernungen.
- Sprechen Sie hörbehinderte Patienten immer nur von vorne an. Wenn sie beim Sprechen Ihr Gesicht sehen, können sie die Worte durch die Lippenbewegungen und die Mundmotorik besser entschlüsseln.
- Sprechen Sie langsam und mit etwas tieferer, natürlicher Stimme. Ihre Aussprache wird deutlicher, wenn Sie jedes Wort bewusst bis zum Ende aussprechen. In der Umgangssprache werden die Endsilben meist verschluckt.
- Bilden Sie kurze Sätze. Beobachten Sie genau die Mimik des hörbehinderten Patienten. Wenn Sie erkennen, dass Ihre Worte nicht verstanden wurden, wiederholen Sie den ganzen Satz und nicht nur einzelne Worte.
- Unterstreichen Sie Ihre Worte durch gezielt eingesetzte Mimik und Gestik.
- Nur wenn trotz der oben erwähnten Regeln keine ausreichende Kommunikation möglich ist, verwenden Sie Papier und Stift oder eine Kommunikationstafel.
- Bitten Sie gehörlose Patienten, dass sie sich bei wichtigen Gesprächen von einem Angehörigen oder Dolmetscher begleiten lassen, der über die Gebärdensprache vermitteln kann.

Kommunikationstafel für Menschen mit Sprechbehinderung.

Versuchen Sie mithilfe der Kommunikationstafel, etwas mitzuteilen, ohne zu sprechen.

	A	B	C	D	E	F	G	H	I	J	K	L		M–Z
							0 / 1	2 / 3	4 / 5	6 / 7	8 / 9	10		M
	antworten	arbeiten	be-/kommen	bin – sein	brauchen	Wie bitte?		wie viel	Guten Tag!					N
	ein-/schlafen	essen	warten	fragen	geben	Bitte	wer	warum	Ich heiße					O
	gehen	haben	helfen	hören	kaufen	Danke!	wo	welche/r/s	Ich kann alles verstehen, aber nicht sprechen.					P
	kennen	können	lernen	müssen	reden	Verzeihung	was		Bitte schauen Sie!					Q
	sehen	sitzen	sollen	suchen	telefonieren	OK	wann	wie	ich / mir / mich / du / dir / dich	er	mein/e	sein/e		R
	trinken	vor-/lesen	ver-/stehen	wissen	wollen	?	der, die, das	ob	gefährlich	sie	dein/e	ihr/e		SCH
	Zahn	Tablette	Kopf	Warte-zimmer	Computer	Datum	alt	fertig	langsam	abends	auf	bei		S
	Euro	Übelkeit	Farbe	Fenster	Herz	Fieber	gut	kaputt	leicht	früh	für	gestern		T
	Praxis	Bauch	Gegenstand	Geld	Getränk	Glas	langweilig	laut	müde	heute	immer	jetzt		U
	Apotheke	Arzt	Rezept	Arznei-mittel	Luft	Urin	leise	lustig	schlau	mehr	mit	morgen		V
	Schmerz	Rücken	Arm	Richtung	Bein	Schwindel	nervig	neu	schwierig	nach	nachts	nicht		W
	Stift	Straße	Ohr	Appetit	Durst	Toilette	schlecht	schnell	wütend	oft	spät	viel		XY
	Treppe	Nase	Übelkeit	Wasser	Auge	zu Hause	traurig	viel		von	unter	zu		Z

Quelle: in Anlehnung an: Handicapped, Aktion für ein faires Miteinander

AUFGABE

Welche Worte und Begriffe werden in Ihrer Praxis besonders häufig verwendet? Entwerfen Sie eine Kommunikationstafel, die an die Bedürfnisse Ihrer Praxis angepasst ist. Im Internet finden Sie dazu passende Vorschläge und Apps für den medizinischen Bereich.

Viele ältere Patienten tragen ein Hörgerät. Im Idealfall ist das Hörgerät so eingestellt, dass ein ausreichendes Hörverständnis möglich ist. Das Richtungshören ist aber eingeschränkt. Auch für den Träger eines Hörgeräts ist es wichtig, dass Sie mit ihm deutlich, langsam und natürlich sprechen, das Gesagte wiederholen, die Sprechdistanz kurz halten und Hintergrundgeräusche vermeiden. Weil das Hörgerät die Schallwellen verstärkt, wird eine zu laute Stimme als unangenehm empfunden.

Profitipp

Gibt es in Praxisnähe einen Hörgeräteakustiker?
Informieren Sie sich bei ihm über die neuesten Entwicklungen in der Hörgerätetechnik. Lassen Sie sich von ihm Tipps für den Umgang mit hörbehinderten Patienten geben.

Patienten mit geistiger Behinderung und Demenzkranke

Demenz
ist eine organisch bedingte Störung der Hirnleistung. Die typischen Symptome sind chronische Verwirrtheit, der Verlust des Gedächtnisses und der intellektuellen Fähigkeiten sowie eine Veränderung der Persönlichkeit.

Der Umgang mit geistig behinderten und dementen Patienten erfordert viel Geduld, Einfühlungsvermögen und Verständnis.
Wegen der gestörten Hirnleistung ist der Kommunikationskreislauf erschwert. Die von Ihnen gesendeten Botschaften können vom geistig behinderten oder dementen Empfänger nur in begrenztem Rahmen bewertet und verarbeitet werden. Die Reaktionen lösen beim Sender, der das nicht berücksichtigt, zunächst Unverständnis, Ungeduld, Hilflosigkeit und vielleicht sogar Aggressionen aus.

Die Betroffenen sind sich ihrer Hirnleistungsstörung meist nicht bewusst und können sie auch nicht verändern. Sie sind darauf angewiesen, dass sie von Ihnen mit ihrem Verhalten so angenommen werden, wie sie sind.
Nicht über die Sachebene, aber auf der Beziehungs- und Gefühlsebene nehmen die in ihrer Hirnleistung eingeschränkten Patienten sehr wohl wahr, wie mit ihnen umgegangen wird. Ein Lächeln wird immer verstanden. Begegnen Sie geistig behinderten und dementen Patienten in der Praxis mit derselben Freundlichkeit und Aufmerksamkeit wie allen anderen Patienten. Strahlen Sie bewusst Ruhe, Sicherheit und Vertrauen aus. Nehmen Sie Beschimpfungen niemals persönlich.

- Vermeiden Sie längere Wartezeiten. Die ungewohnte Umgebung der Praxis kann bei diesen Patienten Unruhe, Angst oder Gereiztheit auslösen. Sorgen Sie während der Wartezeiten für eine angemessene Beschäftigung oder ermöglichen Sie einen Blick aus dem Fenster.
- Lassen Sie geistig behinderte und demente Patienten nicht allein. Bitten Sie die Begleitperson, bei diagnostischen und therapeutischen Maßnahmen dabeizubleiben und Sie zu unterstützen. Vertraute Personen haben in fremder Umgebung einen beruhigenden Einfluss und schaffen es vielleicht besser als Sie, den Patienten zur Mitarbeit zu bewegen.
- Nehmen Sie sich ausreichend Zeit und bleiben Sie, auch wenn es schwerfällt, immer geduldig. Hektik oder laute Worte verstärken die Unsicherheit und Unruhe der Patienten und verhindern die weitere Mitarbeit.
- Arbeiten Sie mit Bildern und setzen Sie Ihre Körpersprache gezielt ein. Wenn Sie dem Patienten etwas zeigen oder vormachen, kann er das leichter verstehen als eine Erklärung nur mit Worten.
- Die betroffenen Patienten haben nur eine kurze Aufmerksamkeitsspanne. Geben Sie kurze Anweisungen mit einfachen Worten in deutlicher und ruhiger Sprache. Die nächste Anweisung darf erst folgen, wenn der erste Auftrag ausgeführt ist: „Ziehen Sie bitte Ihre Jacke aus", „Setzen Sie sich bitte hier auf den Stuhl." Vermeiden Sie lange Erklärungen und Diskussionen.
- Stellen Sie geschlossene und einfache Fragen, die nur kurze Antworten bzw. ein Ja oder Nein als Antwort zulassen.
- Geben Sie Informationen, z. B. über die Therapie, nicht nur an die Begleitperson, sondern auch an den Patienten selbst. Er bekommt dadurch das Gefühl, dass es um ihn geht und dass er als Mensch ernst genommen wird. Sehen Sie es nicht als vergebliche Mühe an, auch wenn Sie wissen, dass er es nicht wirklich versteht oder alles nach wenigen Minuten bereits wieder vergessen hat.
- Führen Sie Untersuchungen und Behandlungen in Anwesenheit der Begleitperson oder einer Kollegin durch, um im Zweifelsfall einen Zeugen für die korrekte Durchführung zu haben.
- Sammeln Sie Ihre ganz persönlichen Erfahrungen im Umgang mit geistig behinderten und dementen Patienten. Sprechen Sie die Gefühle, die diese Menschen bei Ihnen auslösen, auch offen im Praxisteam an.
- Hören Sie auf die Informationen und Ratschläge der Angehörigen. Wenn Sie mehr über das Schicksal Ihrer Patienten wissen, schaffen Sie es leichter, die erforderliche Empathie zu entwickeln. Haben Sie auch ein offenes Ohr für die Sorgen und Probleme der Angehörigen.

Profitipp

Nehmen Sie Kontakt zu Selbsthilfegruppen auf. Informieren Sie sich und die Angehörigen, evtl. durch eine Fortbildungsveranstaltung in der Praxis.
Zeigen Sie die Bereitschaft Ihrer Praxis, auf die Bedürfnisse dieser Patienten einzugehen, auch nach außen.
Die Zusammenarbeit mit einer Selbsthilfegruppe ist eine Möglichkeit, neue Patienten an die Praxis zu binden.

2.5 Patienten mit psychischen Erkrankungen

Beim Umgang mit psychisch auffälligen Patienten bietet Ihnen die Empathie keine Hilfestellung. Selbst mit bester Vorstellungskraft werden Sie sich nicht in die Erlebniswelt eines Patienten hineinversetzen können, der an einer Depression oder Neurose leidet. Noch weniger Verständnis werden Sie für die Denkweise eines psychotischen Patienten aufbringen können.

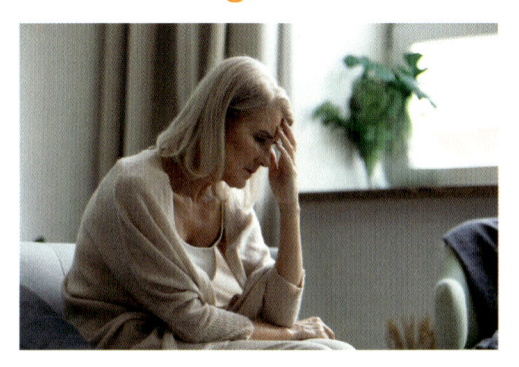

> **Depression („traurige Verstimmung")**
> Seelische Störung, die durch eine gedrückte und pessimistische Stimmungslage charakterisiert ist. Im Rahmen der Erkrankung können Angstzustände und der Wunsch nach Selbsttötung auftreten.

> **Neurose**
> Psychisch bedingte Gesundheits- und Verhaltensstörung, deren Symptome Folge eines unbewussten, in der Kindheitsentwicklung verwurzelten Konflikts sind, z. B. Angstneurose, Zwangsneurose. Bei einer Zwangsneurose muss der Betroffene aus einem inneren Zwang heraus immer wieder bestimmte Handlungen, wie z. B. Händewaschen, ausführen. Für den Außenstehenden ergeben diese Handlungen keinen Sinn, denn die Hände sind nicht verschmutzt und die Haut durch das viele Waschen meist schon geschädigt.

> **Psychose**
> Gruppe von schweren seelischen Veränderungen.
> Dazu gehören in unterschiedlicher Ausprägung: Störungen des Antriebs (Depression, Manie), des Denkens und der Persönlichkeit, Verwirrtheitszuzstände sowie Wahnerscheinungen. Die Erkrankten erleben sich z. B. als mehrere Personen gleichzeitig oder hören innere Stimmen, die ihr Handeln steuern.
> Psychosen können auch durch Alkohol und Drogen ausgelöst werden.

Vernünftigen Argumenten sind diese Patienten meist nicht zugänglich. Sie können auch nicht auf Ihr Verhalten und Ihre Anweisungen in der erwarteten, angemessenen und gewohnten Form reagieren. So wird z. B. ein Lächeln von Ihnen nicht unbedingt als freundliche und aufmunternde Geste gewertet. Versuchen Sie trotzdem, diesen Patienten mit

Offenheit, Freundlichkeit und höflichen Gesten zu begegnen. Geben Sie klare und verständliche Anweisungen und lassen Sie sich nicht auf Diskussionen ein.

Besprechen Sie mit dem Arzt und den Teammitgliedern, welches Verhalten, abhängig von seiner Störung, diesem Patienten gegenüber erforderlich ist.

2.6 Ängstliche Patienten

> **Angst** ist ein emotionaler (= gefühlsmäßiger) Erregungszustand. Er wird ausgelöst durch die Erwartung oder Vorstellung einer Bedrohung oder Gefahr für die Seele oder den Körper.

Angst beeinträchtigt das Denk- und Handlungsvermögen. Sie drückt sich in körperlichen Stressreaktionen aus, wie z. B. Beschleunigung von Puls und Atmung, Schwitzen, Übelkeit, Mundtrockenheit, Muskelverspannungen oder Magenbeschwerden (siehe Kapitel 9).

Der ängstliche Patient fühlt sich hilflos und ausgeliefert. Das Kranksein wird als bedrohliche Belastung erlebt. Er hat Angst vor einer bestimmten Diagnose, z. B. einem bösartigen Tumor, oder vor medizinischen Apparaten. Er befürchtet, dass ihm Schmerzen oder ein Schaden zugefügt werden.

Während einige Patienten sich ängstlich und schüchtern zurückziehen, versuchen die anderen, durch Flucht- und Vermeidungsreaktionen ihrer Angst zu entkommen. Reizbarkeit, Beschwerden, Streitgespräche, arrogantes Auftreten oder plötzliches Weggehen aus der Praxis sind Versuche, die Unsicherheit und Angst zu überspielen.

Zu den Aufgaben der Medizinischen Fachangestellten gehört es, beim Patienten Anzeichen von Angst rechtzeitig zu erkennen und für Angstabbau zu sorgen.
- Lassen Sie ängstliche Patienten nicht zu lange warten. Während der Wartezeit wird sich der Patient vor allem mit sich selbst und seinen Krankheitssymptomen beschäftigen und dadurch immer mehr Angstgefühle aufbauen. Angst kann auch Schmerzen verstärken.
- Stellen Sie sich Ihrem Patienten mit Namen vor und zeigen Sie ihm, dass Sie als sein Ansprechpartner jetzt für ihn da sind und sich um ihn kümmern werden. Vermeiden Sie den Wechsel zu einer Kollegin.
- Vermeiden Sie Hektik und eine gereizte oder unfreundliche Stimmung. Beides verstärkt die Angst und Unsicherheit des Patienten.
- Achten Sie auf Diskretion. Patienten empfinden manche Diagnosen und Untersuchungen als peinlich und sie haben große Angst davor, dass andere Personen davon erfahren könnten.
- Bereiten Sie Ihren Patienten nicht stumm auf eine Untersuchung oder Behandlung vor. Fragen Sie ihn, wie er sich fühlt, denn oft haben Patienten mehr Angst, als sie offen zeigen. Sprechen Sie die Angstgefühle mit verständnisvollen Worten an und versuchen Sie, unbegründete Sorgen und Ängste durch fachliche Informationen auszuschalten.

- Erklären und begründen Sie dem Patienten Ihre Arbeitsschritte oder die Funktion eines medizinischen Geräts. Verwenden Sie Fachbegriffe nur, wenn Sie sicher sind, dass der Patient sie auch richtig versteht. Vermitteln Sie Ihrem ängstlichen Patienten Sicherheit durch sachliche Ruhe und Fachkompetenz.
- Lenken Sie ängstliche Patienten durch ein Gespräch über ein allgemeines Thema ab. Unterstützen Sie den Patienten durch aufmunternde Worte. Machen Sie sich aber nicht lustig über seine Angst.
- Ein gut durchorganisierter Praxisablauf, fachkompetente Mitarbeiter und ein positiver äußerer Eindruck der Praxis schaffen Vertrauen und helfen dem Patienten, seine Ängste abzubauen.

> Eine **Phobie** ist eine panische, krankhafte Angst vor einer bestimmten Situation oder einem Objekt, z. B. vor einer Injektion oder vor Spinnen. Die Phobie ist eine zwanghafte und unbegründete Angst. Sie wird nicht durch eine ernsthafte Bedrohung oder Gefahr ausgelöst.

Patienten mit Phobien leiden an einer psychischen Störung (Neurose). Sie können diese Patienten durch Vernunftargumente nicht von der Sinnlosigkeit ihrer Angst überzeugen. Durch Verhaltenstherapie gelingt es häufig, sie wieder an die Angst auslösenden Situationen oder Objekte zu gewöhnen. Dokumentieren Sie in der Patientendatei die Art der Phobie. Vermeiden Sie beim Praxisbesuch, diese Patienten mit den Phobie auslösenden Objekten oder Situationn zu konfrontieren. Besprechen Sie mit dem behandelnden Arzt im Vorfeld, wie z. B. bei einer Spritzenphobie eine Impfung trotzdem durchgeführt werden kann.

2.7 Schwierige Patienten

In der Praxis kommen Sie jeden Tag mit vielen sehr unterschiedlichen Menschen zusammen. Genau wie im Alltag finden Sie vermutlich die meisten Menschen normal und unauffällig. Einige sind Ihnen sicher besonders sympathisch und Sie freuen sich auf den Kontakt mit ihnen. Es sind aber auch immer einige Menschen dabei, die durch eine Eigenart ihrer Person oder ihr Verhalten zu schwierigen Kommunikationspartnern werden. Versuchen Sie, den Patiententyp rechtzeitig zu erkennen, und reagieren Sie entsprechend.

Anspruchsvoller Patient
Er zeigt eine hohe Erwartungs- und Anspruchshaltung gegenüber der Praxis. Er beschäftigt sich intensiv mit sich selbst und seiner Krankheit. Meist hat er bereits mehrere Behandlungsversuche in anderen Praxen hinter sich. Er äußert seine Wünsche und Forderungen schon beim Eintreffen in der Praxis. Die Diagnostik soll mit den modernsten Apparaten und die Behandlung mit den neuesten und teuersten Methoden erfolgen.

Zeigen Sie Ihre fachliche Kompetenz und Ihre Bereitschaft, sich im Rahmen des normalen Praxisablaufs um ihn zu kümmern. Weisen Sie ihn freundlich darauf hin, dass nicht alles, was möglich ist, auch sinnvoll und machbar ist. Informieren Sie ihn über alle IGeL-

Leistungen Ihrer Praxis, er ist vermutlich daran interessiert. Rechnen Sie damit, dass auch Ihre Praxis den Patienten nicht zufriedenstellen wird.

Aufgeklärter Patient und Besserwisser

Er hat sich vor dem Arztbesuch in Büchern, Zeitschriften, Fernsehen und Internet genauestens informiert. Er weiß über die neuesten Behandlungsmethoden und auch über alle Außenseitermethoden Bescheid. Er hat seine Symptome schon selbst analysiert und eine Vermutungsdiagnose gestellt. Er wünscht sich Bestätigung und Perfektion.

Erklären Sie ihm, nach welchen Methoden Ihr Arzt und das Praxisteam arbeiten. Machen Sie ihm klar, dass alle Praxismitarbeiter durch regelmäßige Fortbildungen auf dem neuestens Wissensstand sind. Zeigen Sie kurz Anerkennung für sein medizinisches Wissen. Lassen Sie sich aber nicht auf lange Diskussionen ein, sondern verweisen Sie auf die Kompetenz des Arztes. Wenn es um ein spezielles Gesundheitsproblem geht, können Sie ihn auffordern, sein eigenes Informationsmaterial beim nächsten Praxisbesuch mitzubringen.

Aggressiver und gereizter Patient

Er äußert offen, laut und oft auch beleidigend seine Verärgerung. Die geäußerte Kritik ist meist unsachlich, pauschal und greift Sie persönlich an.
Schlechte Praxisorganisation mit langen Wartezeiten und unzureichende Informationen lösen bei vielen Patienten Verärgerung und Spannung aus. Hinter den Aggressionen verstecken sich oft Unsicherheit und Angst sowie der Wunsch, die Kontrolle zu behalten. Auch private Probleme und Unzufriedenheit mit der persönlichen Situation können aggressives Verhalten auslösen. Bei psychisch Kranken und Hirnverletzten kann aggressives Verhalten auch ein Krankheitssymptom sein.

Durch den aggressiven Patienten fühlen Sie sich schnell persönlich angegriffen und haben den berechtigten Wunsch, sich zu verteidigen.
Stoppen Sie Ihre eigenen Emotionen und nehmen Sie sich bewusst zurück. Atmen Sie, bevor Sie antworten, tief durch und lassen Sie damit erst einmal Dampf ab. Versuchen Sie, ruhig, freundlich und gelassen zu bleiben. Vielleicht hilft Ihnen dabei der Gedanke, dass ein kranker Mensch empfindlicher und gereizter reagiert als ein gesunder.

Lassen Sie den Patienten immer zuerst aussprechen und hören Sie sich das Problem an. Reagieren Sie nicht auf der Beziehungsebene, sondern nur auf der Sachebene. Rechtfertigen Sie sich nicht, denn ein verärgerter und aggressiver Patient ist Ihren Argumenten in dieser Situation nicht zugänglich. Bleiben Sie verständnisvoll, denn eine gereizte oder beleidigte Reaktion von Ihrer Seite würde das aggressive Verhalten noch verstärken und zur weiteren Eskalation führen.

Wenn die aggressive Stimmung durch einen organisatorischen Fehler des Praxisteams ausgelöst wurde, bitten Sie dafür um Entschuldigung. Wenn Ihnen ein fachlicher Fehler unterlaufen ist, ziehen Sie sofort einen Arzt hinzu.

Sprechen Sie mit einem aggressiven Patienten nicht vor den anderen Patienten. Bitten Sie ihn in einen Bereich der Praxis, wo Sie sich mit ihm in Ruhe und allein auseinandersetzen können. So verhindern Sie, dass die gereizte Stimmung sich auf andere Patienten überträgt. Wenn Sie die Aggressionen allein nicht stoppen können, holen Sie den Arzt zu Hilfe.

Umgang mit Patienten

AUFGABE

Stellen Sie sich einen Patienten, mit dem Ihnen die Kommunikation schwerfällt oder den Sie nicht mögen, genau vor. Notieren Sie sich:
- Warum ist der Patient schwierig, unzufrieden, nörglerisch, fordernd?
- Welche Situationen waren es konkret, die Ihnen unangenehm aufgefallen sind?

Sprechen Sie mit Ihren Kolleginnen darüber, wie sie den Patienten erlebt haben? Durch die genauere Analyse des Patienten und der Situation gelingt es Ihnen vielleicht, einen anderen Zugang zum Patienten zu finden.

Auch wenn Ihnen ein Patient aufgrund seines Verhaltens oder wegen einer bestimmten Eigenschaft überhaupt nicht sympathisch ist, versuchen Sie trotzdem, irgendetwas Gutes an ihm zu finden, z. B. seine Kleidung, seinen Hund, seine Stimme usw.
Die positive Seite wird Sie versöhnlicher stimmen.

Ein schwieriger Patient oder Kunde wird meist nicht von allen Praxismitarbeitern als gleichermaßen problematisch empfunden. Diskutieren Sie gemeinsam: Wer aus dem Praxisteam kann am besten mit diesem Patienten oder Kunden umgehen? Wer hat den besten Draht zu ihm? Wählen Sie diese Kollegin als bevorzugten Ansprechpartner für diesen Patienten während seines Praxisaufenthalts aus.

Wenn das Verhalten eines Patienten den Praxisablauf empfindlich stört oder ein normaler Umgang mit diesem Patienten oder Kunden unmöglich erscheint, kommt als allerletzte Lösung nur noch eine Trennung infrage. Eine solche Trennung erfordert das Einverständnis des Arztes, der das dem Patienten gegenüber auch persönlich vertreten muss.

Profitipp

Beschwerden sind eine Chance zur Verbesserung!
Fragen Sie gezielt nach dem Grund für die Beschwerde.
Beschwert sich der Patient vielleicht zu Recht über einen Fehler, den Sie bisher noch nicht bewusst wahrgenommen haben?
Bedanken Sie sich in diesem Fall für den Hinweis und suchen Sie nach Verbesserungsmöglichkeiten.

Praxistipps für den Umgang mit schwierigen Patienten
- Beachten Sie den Gesprächsrahmen. Verhandeln Sie nicht mit oder vor allen, sondern nur mit dem Betroffenen allein.
- Zeigen Sie nonverbal Aufmerksamkeit und Gesprächsbereitschaft.

- Sprechen Sie den Gesprächspartner mit Namen (und Titel) an.
- Machen Sie sich bewusst: Jede Botschaft hat vier Seiten. Auf welchem Ohr höre ich gerade besonders empfindlich?
- Zeigen Sie Empathie für Ihren Gesprächspartner: „Wer bist du wirklich?", „Warum sagst du das?", „Was veranlasst dich dazu, so zu handeln?"
- Sprechen Sie den Konflikt konstruktiv und um eine Lösung bemüht an.
- Klären Sie Ihr Anliegen und bringen Sie das Problem auf den Punkt.
- Bleiben Sie beim Sachinhalt: „Worum geht es hier wirklich?"
- Fragen Sie bei Unklarheiten sofort nach.
- Machen Sie mit Ich-Botschaften auf Ihre eigenen Gefühle aufmerksam: „So wirkt das auf mich, so fühle ich mich."
- Halten Sie eigene negative Gefühle unter Kontrolle. Reagieren Sie nicht aus Wut oder Zorn heraus. Atmen Sie vor dem ersten Satz durch oder denken Sie zuerst in Ruhe nach, wie Sie reagieren möchten.
- Verwenden Sie positive Formulierungen.
- Vermeiden Sie Du-Botschaften, Vorwürfe, Verallgemeinerungen, Killerphrasen, Drohungen, Warnungen, Unterstellungen und Belehrungen.
- Entwerten Sie den Gesprächspartner nicht.
- Wenn Sie einen Fehler gemacht haben, entschuldigen Sie sich dafür.
- Geben Sie Ihrem Gesprächspartner eine zweite Chance, zeigen Sie Bereitschaft zu Versöhnung und Neuanfang.
- Schließen Sie das Gespräch mit einer Vereinbarung ab.
- Vergessen Sie nicht, auch etwas Nettes zu sagen!

2.8 Schwerkranke Patienten und Trauernde

Einen Patienten begleiten bedeutet auch, ihm bei schweren oder tödlich verlaufenden Erkrankungen oder beim Tod seines Haustiers bis zum Ende zur Seite zu stehen.

Die Menschen reagieren unterschiedlich auf eine traurige Nachricht oder eine Diagnose, die ihre Existenz und ihr Leben bedroht.

Wie eine solche Nachricht verarbeitet wird und die Reaktion darauf ausfällt, hängt ab
- vom Alter,
- von der Persönlichkeit,
- vom religiösen Hintergrund,
- vom Rückhalt in einer Familie oder einem Freundeskreis und
- von der Lebenserfahrung des Betroffenen.

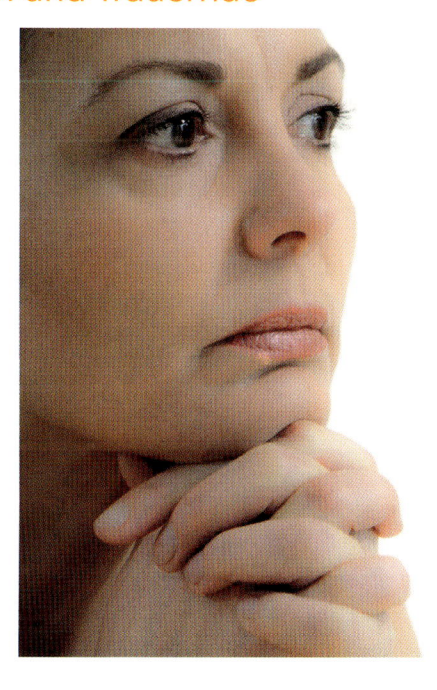

Loslassen und Verarbeiten

Im ersten Moment nach dem Erhalt der schlechten Nachricht steht der Empfänger unter einer Art Schock des Nervensystems. Bewusstsein und Denkfähigkeit sind im Sinne einer Schutzreaktion wie betäubt und eingeschränkt. Auch das Reaktionsvermögen ist beeinträchtigt. Handlungen werden wie automatisch weitergeführt, es können aber auch unerwartete Verhaltensweisen, wie z. B. plötzliches Weglaufen, auftreten. Dieses erste Gefühl der Betäubung geht nach einiger Zeit, wenn das Bewusstsein zurückkehrt, über in Traurigkeit, Verzweiflung, Wut, Angst, Schuldgefühle oder Depression.

Um mit einem Verlust der Gesundheit oder eines Angehörigen fertig zu werden, muss der Betroffene Trauerarbeit leisten. Das Wort „Trauerarbeit" beschreibt einen länger dauernden und anstrengenden Prozess des Loslassens und der bewussten Auseinandersetzung mit der neu eingetretenen Lebenssituation.

Verlust- und Trauerprozesse verlaufen nach den Erkenntnissen der bekannten Sterbeforscherin Elisabeth Kübler-Ross in mehreren Verarbeitungsphasen:

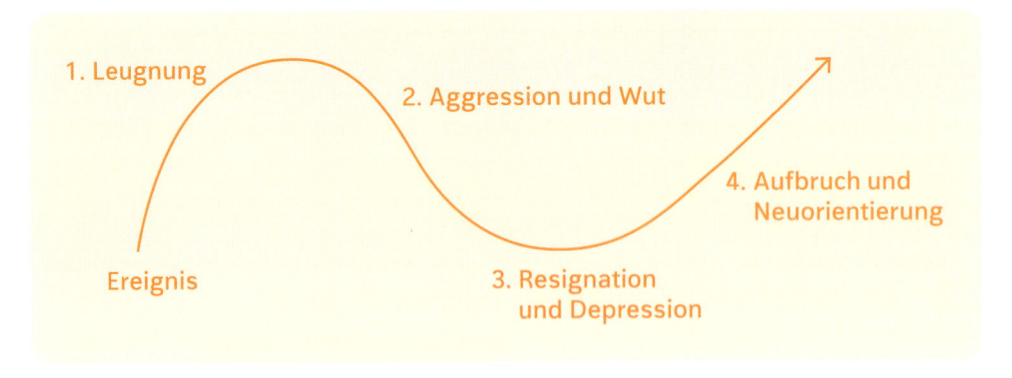

- **Phase 1: Leugnung**
  Man möchte das Ereignis nicht wahrhaben und flieht vor der Realität. Man sucht nach Möglichkeiten, der Situation zu entkommen und weiterzumachen wie bisher. Man will nicht glauben, dass eine Hoffnung sich nicht erfüllt hat oder dass ein Mensch oder Tier wirklich gestorben ist.

- **Phase 2: Wut und Aggression**
  Man wehrt sich gegen die Situation. Man sucht nach Erklärungen und Schuldigen, an denen man seine Wut auslassen kann. Man fragt sich „Warum gerade ich?", „Was habe ich falsch gemacht?".

- **Phase 3: Resignation und Depression**
  Wenn Leugnung oder Aggressionen keine Lösung gebracht haben, beginnt man den Kampf aufzugeben. Man erkennt, dass das Ereignis unabänderlich ist und der Verstorbene oder die Gesundheit nicht mehr wiederkommen. Man verfällt in Resignation und Depression. Es ist noch nicht gelungen, das tragische Ereignis als Teil des eigenen Lebens anzunehmen.

- **Phase 4: Aufbruch und Neuorientierung**
  Wenn man es schafft, das Alte und Verlorene aufzugeben und sein Leben unter den neuen Umständen zu akzeptieren, gelingen Aufbruch und Neuorientierung. Durch

diese Weiterentwicklung ist auch die eigene Persönlichkeit gereift, z. B. wenn ein schwerkranker Patient seine Erkrankung bewusst annimmt und sich mit ihr bewusst auseinandersetzt.

Diese Phasen des Loslassens und Abschiednehmens dauern bei jedem Menschen unterschiedlich lang. Es besteht auch die Gefahr, in einer dieser Phasen, z. B. in der Depression, stecken zu bleiben. Wer die Trauerarbeit nicht leisten kann, muss damit rechnen, dass sich sein Körper mit Krankheitssymptomen zu Wort meldet und wehrt.

Kommunikation mit schwerkranken und sterbenden Patienten

Ein Todesfall oder die lebensbedrohliche Erkrankung eines Angehörigen oder Patienten erinnern uns immer wieder schmerzlich daran, dass auch uns selbst so etwas zustoßen kann. Wir werden uns in diesem Moment ganz deutlich bewusst, dass unser eigenes Leben und unsere Gesundheit ein Geschenk und nicht eine Selbstverständlichkeit ist. Diese Gedanken verstärken auch unbewusst unsere Betroffenheit und Hilflosigkeit. Man möchte mit diesen Dingen lieber nicht so direkt konfrontiert werden und versucht, einer direkten Begegnung auszuweichen. Man hat Angst davor, nicht die richtigen Worte zu finden oder eine emotionale Reaktion des Betroffenen auszulösen. Dabei brauchen vor allem schwerkranke und sterbende Patienten Ihre menschliche und fachliche Hilfe und Begleitung.

- Es ist die Aufgabe des Arztes, einen schwerkranken Patienten über seinen Zustand und seine Prognose zu informieren. Sprechen Sie deshalb immer mit dem Arzt ab, was Sie als Praxisteam bei der weiteren Betreuung dieses Patienten beachten sollten.
- Versuchen Sie herauszufinden, in welcher Phase der Trauer und Verarbeitung sich der Patient befindet. Es wird Ihnen dann leichter fallen, ein verständnisvolles und wertfreies Gespräch mit ihm zu führen.
- Hoffnung vermindert die Angst. Nehmen Sie einem schwerkranken Patienten die Hoffnung nicht, aber machen Sie auch keine falschen Hoffnungen. Vermeiden Sie Sätze wie „Es wird schon wieder", wenn Sie und der Betroffene genau wissen, dass keine Hoffnung auf eine Genesung mehr besteht.
- Vermitteln Sie als Praxisteam dem Patienten das Gefühl, dass Sie ihm auch auf seinem letzten Weg, z. B. bei der Schmerztherapie, eine wichtige Hilfe sein können.
- Hören Sie den Sorgen und Ängsten geduldig zu, auch wenn es immer wieder um dasselbe Thema geht. Wer über seine Probleme sprechen kann, setzt sich aktiv damit auseinander und kann Druck abbauen. Damit wächst auch die Chance, eine Erkrankung zu akzeptieren und bewusst auf diesem Weg weiterzugehen.
- Finden Sie durch aktives Zuhören heraus, ob der Betroffene über seine Krankheit oder seinen bevorstehenden Tod sprechen will. Ermutigen Sie den Patienten, über das zu sprechen, was ihn bewegt. Zeigen Sie ihm Gesprächsbereitschaft auch für die Themen, über die er vielleicht mit den Angehörigen nicht sprechen kann. Weichen Sie ernsten Themen nicht aus.
- Akzeptieren Sie, dass der Tod ein Teil des Lebens ist und zum Praxisalltag dazugehört. Schieben Sie eigene Trauerprozesse nicht als Routine beiseite. Sprechen Sie im Team öfter darüber, was Sterben für Sie bedeutet und welche Gefühle der Umgang mit schwerkranken Patienten oder Tieren bei Ihnen auslöst.
- Schützen Sie sich selbst durch eine persönliche Distanzzone. Es ist sehr tragisch, wenn ein Mensch oder Tier an seiner Krankheit schwer leidet oder stirbt. Machen Sie

sich bewusst, dass Sie nicht selbst betroffen sind, sondern dass es sich um das Problem eines anderen handelt. Begleiten Sie Ihre schwerkranken Patienten mit Einfühlungsvermögen. Aber Sie überfordern sich, wenn Sie mit jedem Einzelnen mitleiden. Sie können helfen, die Last mitzutragen, aber Sie können die Last nicht wegnehmen.

Umgang mit Angehörigen
Auch die Angehörigen müssen sich mit der schweren Erkrankung oder dem bevorstehenden Sterbeprozess auseinandersetzen. Auch sie wünschen sich Informationen und haben das Bedürfnis, über ihre Sorgen, Ängste und Traurigkeit zu sprechen. Beachten Sie bei diesen Gesprächen unbedingt die Schweigepflicht.

Oft geht es bei den Fragen der Angehörigen auch um praktische Dinge wie z. B.: „Was muss ich für die häusliche Pflege besorgen? Wer unterstützt mich bei der Pflege? Macht der Arzt Hausbesuche, wenn kein Praxisbesuch mehr möglich ist?"

> **Profitipp**
>
> Halten Sie Informationsmaterial über Pflegedienste, den Bezug von Pflegeartikeln, die ambulante und stationäre Versorgung von Palliativpatienten oder Selbsthilfegruppen bereit. Informieren Sie sich auch selbst immer wieder über Angebote sowie die Aktualität des Informationsmaterials.

Es wird auch immer wieder passieren, dass Angehörige Ihnen die Todesnachricht eines Patienten telefonisch oder persönlich überbringen. Der Tod eines Patienten, der vielleicht über viele Jahre in Ihrer Praxis behandelt wurde, wird auch Sie berühren. Zeigen Sie den Angehörigen Ihr aufrichtiges Mitgefühl. Überlegen Sie sich schon im Vorfeld einmal, welche Worte in einer solchen Situation angemessen sind. Fragen Sie Ihren Arzt, ob Sie ein Abschiedsgespräch mit ihm anbieten dürfen.

Falls die Angehörigen persönlich in der Praxis vorbeikommen, setzen Sie sie in ein ruhiges Zimmer. Dort kann der Arzt ein letztes Abschiedsgespräch mit ihnen führen. Abschied nehmen ist ein wichtiger Prozess. Er wird unterstützt, wenn in einem Gespräch alle noch offenen Fragen, z. B. über die Todesursache, angesprochen werden dürfen.

Wenn der Tod eines Patienten Sie persönlich sehr betroffen macht, helfen auch kleine Trauerrituale, wie z. B. das Anzünden einer Kerze im Aufenthaltsraum, um die Situation besser zu verarbeiten.

AUFGABE

Denken Sie in einer ruhigen Minute darüber nach: Wie ist Ihre eigene Einstellung
- zu einer plötzlich auftretenden schweren Krankheit,
- zum Altern,
- zum Sterben?
- Sprechen Sie auch mit Ihrer Familie oder guten Freunden über diese Themen.

Wenn Sie sich mit diesen Fragen bewusst auseinandersetzen, verlieren Sie die Angst davor, mit anderen über diese Themen zu sprechen.

KAPITEL 5
Kommunikation am Telefon

„Hier Zahnarztpraxis von Dr. Martin und Dr. Becker, wie kann ich Ihnen helfen?"

„Guten Morgen, hier spricht Sabine Kreuz, ich hatte letzte Nacht fürchterliche Zahnschmerzen …"

„… ach je, deshalb rufen hier ja auch die meisten an … Und wie kann ich Ihnen jetzt helfen?"

„… könnten Sie mich bitte aussprechen lassen?"

„… kleinen Moment bitte, ich habe da gerade eine Patientin vor mir. Ich kümmere mich gleich wieder um Ihr Problemchen … So jetzt bin ich ganz Ohr, versprochen. Also Frau, wie war doch gleich noch mal der Name? Was gibt's?"

„Mein Name ist Sabine Kreuz und ich möchte bitte rasch einen Termin, da ich seit vergangener Nacht starke Zahnschmerzen habe."

„Ah ja, waren Sie schon mal bei uns?"

„Nein, ich war noch nie bei Ihnen. Ich wohne erst seit vier Wochen in der Stadt und Ihre Praxis wurde mir von einer Arbeitskollegin empfohlen."

„Schön. Wie sind Sie denn versichert, Frau Pleuss?"

„Hören Sie, mein Name ist K-R-E-U-Z und ich rufe an, weil ich einen Termin möchte. Können Sie mir da bitte weiterhelfen?"

„Also bitte, ich mache nur meine Arbeit. Wegen eines Termins geht heut gar nichts. Wir sind total voll. Frühestens in drei Tagen. Da könnte ich Sie reinschieben. Passt das?"

„Nein, das passt überhaupt nicht. Und wissen Sie was? Mir passt Ihr Ton auch überhaupt nicht! Ich werde mich an eine andere Zahnarztpraxis wenden. Sie haben eben eine Patientin verloren. Ich kann Sie auch beim besten Willen nicht weiterempfehlen. Auf Wiederhören!"

„Na ja, dann halt nicht. Sie wollen ja schließlich was von uns! Und Sie haben ja schließlich angerufen! Nicht umgekehrt! Tschüss!"

1 TELEFONIEREN AM ARBEITSPLATZ

Telefonieren ist die mündliche Visitenkarte Ihrer Praxis.

Das Telefon gehört zu den wichtigsten Arbeitsmitteln der Praxismitarbeiter.
Der erste Kontakt eines Patienten zu Ihrer Praxis läuft meist über das Telefon. Dies ist damit auch die erste Möglichkeit, zum Patienten eine gute Beziehung aufzubauen.

Sie nutzen das Telefon für eine Vielzahl von Praxisaufgaben:
- Terminvereinbarungen
- Management von Notfällen
- Auskünfte über Praxisangebote
- Anfragen von Patienten (z. B. Befunde, Selbstmedikation)
- Bestellungen von Praxisbedarf
- Kontakt zu anderen Ärzten und Praxispartnern

Im privaten Umgang miteinander ist es vielleicht egal, wie wir uns am Telefon verhalten. Für ein erfolgreiches Telefonat in einer Praxis gilt es jedoch, bestimmte Regeln einzuhalten.

Wenn Sie mit der besten Freundin telefonieren, können Sie sich Zeit lassen und nebenbei noch mit anderen Dingen beschäftigen.
Bei einem Telefongespräch in der Praxis müssen Sie sich auf die Gesprächssituation konzentrieren, um in kurzer Zeit Ihr Gesprächsziel zu erreichen.

Telefonieren gehört zu den schwierigen Bereichen der Kommunikation, weil Telefongespräche ohne die körpersprachlichen Signale der Gesprächspartner auskommen müssen.

Die nicht sichtbaren (nonverbalen) Körpersignale brauchen eine bewusste „vertonte Übersetzung".
So zeigt sich zum Beispiel in Ihrer Stimme Ihre momentane Stimmung.

Kurze Sätze, deutliche Aussprache, eine bildhafte Sprache und Beispiele zur Verdeutlichung des Gesagten sind besonders gefordert.

Kontrollfragen sind notwendig, um zu prüfen, ob der Gesprächspartner zuhört und alles versteht.
Termine, Telefonnummern etc. müssen wiederholt werden, weil Neues, das Sie zum ersten Mal hören, nur zu 20 Prozent sofort gespeichert werden kann.

Informationen werden kommuniziert durch:
- das gesprochene Wort   ca. 7 %
- Stimme und Tonfall   ca. 38 %
- visuelle Eindrücke   ca. 55 %

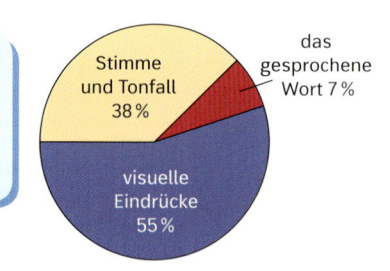

Erfolgreiche Telefonate in einer Praxis verlangen Regeln und eine besondere Sorgfalt und stellen daher eine große Herausforderung dar.

AUFGABE

Ob Ihr Telefonat gelingt oder nicht, hängt in hohem Maße von Ihrer Persönlichkeit ab. Machen Sie sich deshalb einmal die Stärken Ihrer Stimme und Sprache bewusst und setzen Sie diese gezielt ein.

Individueller Sprechstil	Typische Klangfärbung	Eigener Name
Überprüfen Sie mithilfe einer kurzen Tonbandaufzeichnung die Wirkung Ihres Sprechstils. Trainieren Sie Deutlichkeit, Sprechtempo und Lautstärke. Dialekt und Akzent sind erlaubt, solange Sie für den Gesprächspartner verständlich bleiben.	Ihre Stimme ist Teil Ihrer Individualität und vermittelt einen persönlichen Eindruck. Schließlich lässt sich nur mit einem Individuum eine Gesprächsbasis aufbauen. Eine angenehme Stimme kann schnell eine Vertrauensbasis schaffen.	Der eigene Name ist das wichtigste Identifikationsmittel einer Person am Telefon. Nennen Sie Ihren Vor- und Nachnamen, das macht Sie unverwechselbar und wirkt sympathisch.

Seien Sie nicht überrascht, wenn Ihre Stimme auf dem Tonband verzerrt und in Ihren Ohren sonderbar klingt. Wir nehmen unsere eigene Stimme anders wahr, als es die Umwelt tut. Meist empfinden wir unsere eigene Stimme als zu hoch.

Die optimale Stimme klingt freundlich, beschützend, warm, aber auch durchsetzungsfähig und fest.
Trainieren Sie mithilfe der Tonbandaufzeichnungen Ihre Stimme.
Je tiefer, desto besser und überzeugender wirkt die Stimme.
Stimmlage, Sprechmelodie und Sprechtempo sollten ständig variiert werden.

Übungen:
- **Stimmvolumen:** Versuchen Sie, eine Kerze auszublasen, die mit ausgestrecktem Arm vor dem Körper gehalten wird. Dadurch wird Ihre Stimme gekräftigt und Sie wirken selbstsicher und glaubwürdig.
- **Atmung:** Stellen Sie sich Ihren Lieblingsduft oder eine wunderbare Blume vor und atmen Sie tief ein. Die fließende, ruhige Atmung verhindert, dass Ihnen mitten im Satz die Luft ausgeht.

2 DER TELEFONARBEITSPLATZ

Der Arbeitsplatz in einer medizinischen Praxis sollte so eingerichtet sein, dass die Mitarbeiter ohne Hektik und Stress in einer möglichst ruhigen Umgebung ihre Aufgaben erledigen können.

Um erfolgreich telefonieren zu können, muss der Telefonarbeitsplatz ergonomisch und praktisch eingerichtet sein. Im direkten Zugriffsbereich der Praxismitarbeiter befinden sich:
- Terminplaner und Monitor für Zugriff auf Patientendaten
- Schreibmaterial
- Telefonnotizblock
- Telefonverzeichnis
- Checklisten für Standardanfragen und Standardantworten
- notwendige Unterlagen (z. B. bei Bestellungen von Praxisbedarf)

Die Ergonomie des Telefonarbeitsplatzes wird gefördert durch einen Bürostuhl, der eine aufrechte Sitzposition anatomisch unterstützt, und die Verwendung eines Headsets.

Headsets bieten eine Fülle von Vorteilen beim Telefonieren:
- Sie haben beide Hände frei, um während des Telefonats Notizen machen zu können oder den PC zu bedienen.
- Da Sie den Telefonhörer nicht mehr zwischen Ohr und Schulter einklemmen müssen, vermeiden Sie Verspannungen im Schulter-Hals-Bereich.
- Ihre Stimme klingt angenehmer und entspannter, weil Ihre Körperhaltung gerade und unverkrampft ist.
- Moderne Headsets übertragen Ihre Stimme optimal und reduzieren Nebengeräusche auf ein Minimum.
- Sie können über das Headset mit leiser Stimme sprechen, dabei schonen Sie Ihre Stimmbänder und erhöhen die Diskretion.

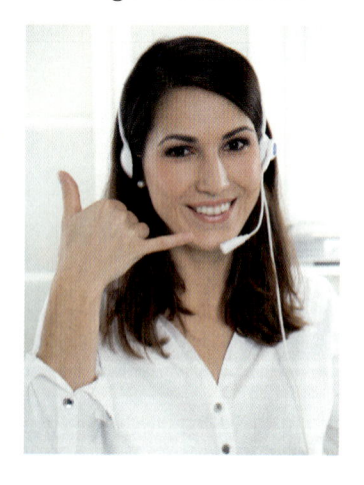

Ein ganz wesentlicher Aspekt beim Telefonieren ist die Beachtung der Schweigepflicht.

Im Empfangsbereich ist die Gefahr groß, dass in der Hektik Informationen und Daten von Patienten leichtsinnig und unbefugt offengelegt werden.

Achten Sie darauf, dass beim Telefonieren Patienten keine Rückschlüsse auf den Gesprächspartner ziehen können.

Verhindern Sie das Mithören Ihres Gesprächspartners bei Rückfragen durch die Verwendung der Stummschaltung des Telefons. Dabei darf der Anrufer jedoch nicht den Eindruck haben, dass er aus der Leitung geworfen wird oder dass man ihn am Telefon verhungern lässt. Weisen Sie daher den Gesprächspartner höflich darauf hin, dass Sie ihn kurz in die Warteschleife schicken.

Idealerweise ist in einer Arztpraxis ein eigener Telefonarbeitsplatz eingerichtet, der von den Patienten abgeschirmt ist.

Zur Schweigepflicht gehört auch, dass Sie dem Gesprächspartner keine Informationen über andere Personen herausgeben dürfen.

Wünschen Angehörige von Patienten, Arztkollegen, Versicherungen oder Krankenkassen Auskünfte über einen bestimmten Patienten, so leiten Sie das Gespräch im Zweifelsfall immer an den Arzt weiter.

> **Profitipp**
>
> **Patienten- und serviceorientiertes Verhalten am Telefon**
> Fehler, die am Telefon begangen werden, können zum Verlust von Patienten führen. Stimmt der erste Eindruck am Telefon, fühlt sich der Anrufer ernst genommen und bei Ihnen gut aufgehoben.
> Ein professionelles Telefonat ist eine entscheidende Weichenstellung für die Zufriedenheit des Patienten und dessen langfristige Bindung an die Praxis.

3 ZEHN GEBOTE FÜR PROFESSIONELLES TELEFONIEREN

1. Heben Sie den Hörer zwischen dem 2. und 3. Klingelzeichen ab

Schon beim ersten Klingelzeichen abzuheben ist sicherlich gut gemeint, praktisch jedoch zu früh. Die Hektik in einer Praxis gibt Ihnen in dieser Kürze keine Chance zur Konzentration auf den eingehenden Anruf.

Selbst das eigene Gehirn registriert zu diesem Zeitpunkt nur „Oh! Ein Anruf" und das Hirn des Anrufers merkt „Oh! Es ist nicht besetzt!".

Übrigens: Auch der Anrufer stellt sich noch kurz auf den Anruf ein, erwartet also, dass es zwei- bis dreimal klingelt.

2. Melden Sie sich mit einer freundlichen Stimme

Lächeln Sie, wenn Sie den Telefonhörer abheben. Ihre Stimme bekommt ganz automatisch einen freundlichen Tonfall, wenn Sie lächeln. Sympathie und Vertrauen unseres Gesprächspartners können wir nur dann gewinnen, wenn wir einen freundlichen Eindruck hinterlassen.

3. Fassen Sie sich beim Melden kurz

„Einen wunderschönen guten Tag und herzlich willkommen in der Praxis Dr. Binder und Dr. Krause, mein Name ist Susanne Schwandt, wie kann ich Ihnen helfen?" – lange Meldefloskeln sind überholt. Der Anrufer weiß ja, wo er angerufen hat. Er möchte sein Anliegen rasch loswerden.

Melden Sie sich mit **Praxisnamen, Ihrem eigenen Namen und dem Tagesgruß in dieser Reihenfolge.**

Damit der Anrufer sich an Ihre Stimme gewöhnt und sich auf Sie einstellen kann, legen Sie zwischen den einzelnen Punkten eine kurze Pause ein.

> **BEISPIEL**
>
> 1. „Praxis Dr. X und Dr. Y." (Anrufer: „Oh jaa, da bin ich richtig!")
>   >Pause<
> 2. „Sie sprechen mit Susanne Helfer." (Anrufer: „Aha, ich spreche also mit Frau Helfer.")
>   >Pause<
> 3. „Guten Tag" oder „Grüß Gott" (Anrufer: „Hier bin ich also willkommen.")

4. Konzentrieren Sie sich auf das Telefonat

Der Anrufer einer Arztpraxis hat meist ein ernstes Anliegen. Er merkt sofort, ob Sie neben dem Telefonat noch andere Dinge erledigen.
Laute Hintergrundgeräusche signalisieren dem Anrufer, dass ihm nicht die volle Aufmerksamkeit geschenkt wird.

Geben Sie dem Anrufer immer das Gefühl, dass Sie jetzt für diesen Moment ausschließlich für ihn da sind, sein Anliegen ernst nehmen und ihm helfen möchten.
Fühlen Sie sich in die Situation des Gesprächspartners ein. Der Anrufer fasst schneller Vertrauen zu Ihnen, wenn Sie Verständnis für sein Anliegen zeigen.

> **Profitipp**
>
> In der allgemeinen Hektik im Praxisablauf kann dem Anrufer nicht immer die notwendige Aufmerksamkeit gewidmet werden.
> Die Einführung und Bekanntgabe einer Telefonsprechstunde kann zur Entlastung im Arbeitsablauf beitragen.
> Die Telefonsprechstunde ist für kurze Beratungen und Befundmitteilungen gedacht. Die Patienten müssen das Verständnis aufbringen, dass außerhalb dieser Telefonsprechstunde nur in Notfällen zum Arzt durchgestellt werden kann.
> In solchen Fällen kann dem Patienten auch der Rückruf durch den Arzt angeboten werden.

5. Schätzen Sie die Dringlichkeit des Anrufs ein

Sie sind bei einem Telefonat in der Praxis die erste Kontaktperson eines Anrufers. Zu einer Ihrer wichtigsten Aufgaben zählt nun, dass Sie die eingehenden Anrufe sortieren in solche, die Sie selbst erledigen können, und solche, die nur vom Arzt angenommen werden können.
Außerdem müssen Sie erkennen, wie ernst die Situation des Anrufers ist.
Mit zunehmender Routine fällt es Ihnen immer leichter, durch eine geschickte Gesprächssteuerung die Dringlichkeit des Anrufs zu erfahren.

- Beurteilen Sie die Stimme des Anrufers. Können Sie eventuell hier schon die Dringlichkeit des Anrufs erkennen? Ist die Stimme klar und verständlich, oder klingt der Anrufer aufgeregt und vom Schmerz verzerrt?
- Fordern Sie den Anrufer auf, sein Anliegen knapp zu schildern. Durch sog. W-Fragen können Sie an die wichtigen Informationen herankommen, z. B.:
  - **Wo** tut es Ihnen weh?

- **Wie** hoch ist Ihre Temperatur?
- **Was** hat der Hund genau gefressen?
- **Wann** treten die Schmerzen auf?

> **W-Fragen** sind Fragen, die Sie z. B. mit wann, warum, weshalb, wo, wer, wie oder auch was beginnen.
> Sie erhalten durch diese offenen Fragen meist wesentlich mehr Informationen als bei geschlossenen Fragen, z. B.: „Wo genau haben Sie die Schmerzen, Herr Schulze?"
>
> Wollen Sie nur kurze Antworten – Ja oder Nein –, so stellen Sie geschlossene Fragen: „Geht es Ihnen heute besser, Herr Schulze?"

Wenn Sie nun ausreichende Informationen haben, entscheiden Sie, ob Sie das Gespräch zum Arzt durchstellen oder selbst erledigen können.

> **Profitipp**
>
> Vereinbaren Sie zusammen mit dem Arzt, bei welchen Beschwerden Sie was nachfragen müssen, um die Dringlichkeit (z. B. Notfall) des Anrufs zu erkennen.
> Wenn Patienten Auskünfte über Therapiemaßnahmen wünschen, dürfen Sie nur Empfehlungen geben, die zuvor mit dem Arzt abgesprochen sind.

- Wenn Sie erkennen, dass es sich um einen medizinischen Notfall handelt, leiten Sie sofort die notwendigen Maßnahmen ein, z. B.:
  - stellen Sie das Gespräch zum Arzt durch,
  - verständigen Sie den Notarzt oder
  - bitten Sie den Patienten, sofort in die Praxis zu kommen.
- Sie entscheiden nun auch, ob es sich um einen überflüssigen Anruf handelt (Werbung oder Meinungsumfragen am Telefon etc.).
  Blocken Sie diese Anrufer völlig ab.
- Sollte der Arzt im Moment verhindert sein, so bieten Sie dem Gesprächspartner einen Rückruf durch den Arzt an.

Fertigen Sie über alle Gespräche, die Sie nicht schon am Telefon vollständig erledigen konnten, eine Telefonnotiz mit allen wichtigen Informationen an.

Eine Telefonnotiz enthält:
- Name des Anrufers
- Zeitpunkt des Anrufs
- Grund des Anrufs
- Telefonnummer für Rückruf
- Name des Gesprächspartners in der Praxis
- weiteres Vorgehen

Kommunikation am Telefon

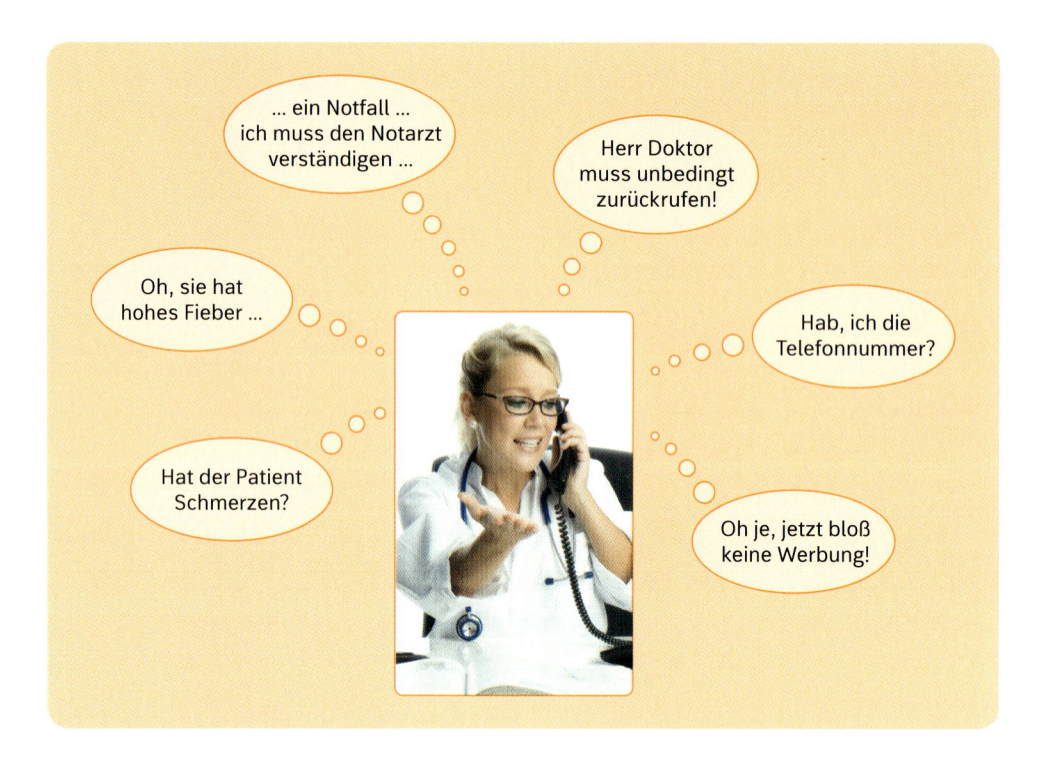

Sprechblasen um eine telefonierende Ärztin:
- ... ein Notfall ... ich muss den Notarzt verständigen ...
- Herr Doktor muss unbedingt zurückrufen!
- Oh, sie hat hohes Fieber ...
- Hab, ich die Telefonnummer?
- Hat der Patient Schmerzen?
- Oh je, jetzt bloß keine Werbung!

6. Sie können immer helfen

Gehen Sie auf Kundenwünsche ein und bieten Sie Lösungsmöglichkeiten an.

Sollte ein gewünschter Termin nicht möglich sein, so bieten Sie Alternativen an. Verhandeln Sie mit dem Anrufer so lange, bis Sie eine Lösung gefunden haben, die den Anrufer zufriedenstellt.

Hat ein Patient oder ein Tier Schmerzen, dann braucht der Anrufer einen möglichst zeitnahen Termin in der Praxis oder eine andere Form von Hilfe.

Bei akuten Notfällen oder wenn Sie das Risiko nicht sicher einschätzen können, verbinden Sie an den Arzt weiter.

AUFGABE

- Erstellen Sie für Ihre Praxis eine Telefon-Antwortliste, auf der Sie die Antworten für die typischen Fragen eines Patienten zusammentragen:
- Sprechzeiten
- Weg zur Praxis
- Information über die angebotenen Individuellen Gesundheitsleistungen (IGeL-Leistungen)
- Impfungen bei Tieren

7. Beachten Sie die Regeln des aktiven Zuhörens

Signalisieren Sie dem Anrufer, dass Sie ihn als Gesprächspartner und sein Anliegen ernst nehmen.

Ersetzen Sie die normalerweise sichtbaren Gesten des Zuhörens wie z. B. Lächeln, Kopfnicken, Stirnrunzeln durch *aha, soso, hmm, ich verstehe, tatsächlich* etc.
Vermeiden Sie unbedingt, länger schweigend zuzuhören.
Fassen Sie das, was Ihnen der Anrufer berichtet, in eigenen Worten kurz zusammen.
So zeigen Sie und gehen sicher, dass Sie alles richtig verstanden haben. Scheuen Sie sich nicht, nachzufragen, wenn etwas nicht klar geworden ist.
Mit der richtigen Fragetechnik („offene Fragen" oder „geschlossene Fragen") können Sie den Verlauf und die Länge des Telefongesprächs steuern.

Bei einem normalen Gespräch ist es möglich, an der Mimik zu erkennen, ob der Gesprächspartner alles verstanden hat bzw. eine Übereinstimmung zwischen den Partnern herrscht.
Da das bei einem Telefonat logischerweise nicht möglich ist, müssen Sie sensibel auf Stimmlage, Ausdruck und „verbale Gesten" des Anrufers achten.

Profitipp

Persönliche Anrede am Telefon
Sprechen Sie Ihren Gesprächspartner am Telefon gezielt mit Namen an. Das schafft eine persönliche Beziehung. An folgenden Stellen erweist sich dies als besonders wirkungsvoll:

- **Bei der Begrüßung**
  Setzen Sie sofort den Namen Ihres Gesprächspartners aktiv ein, wenn Sie ihn richtig verstanden haben. Wenn Sie ihn nicht richtig verstanden haben oder der Name gar nicht genannt worden ist, fragen Sie höflich nach. Menschen mit komplizierten Namen sind es meist gewohnt zu buchstabieren und wissen Ihr ernsthaftes Interesse an ihrer Person zu schätzen.
  Notieren Sie sich bereits zu Beginn des Telefonats den Namen des Anrufers. So vermeiden Sie peinliche Versprecher (z. B. Frau Muschi statt Frau Wuschi, Herr Bier statt Herr Vier).
  Bei komplizierten Namen notieren Sie sich zunächst den Klang des Namens und lassen den Anrufer erst einmal sein Anliegen vortragen.
  Wenn es im weiteren Gesprächsverlauf notwendig ist, den Namen zu nennen, bitten Sie nun um die genaue Schreibweise.

  Verwenden Sie zum Buchstabieren die genormten Buchstabiertafeln:

  Buchstabiertafel (noch in Planung)

	Deutsch	International	Sprechfunk	Englisch
A	Anton	Amsterdam	Alpha	Alfred
Ä	Ärger			
B	Berta	Baltimore	Bravo	Benjamin
C	Cäsar	Casablanca	Charlie	Charles
CH	Charlotte			
D	Dora	Dänemark	Delta	David

Kommunikation am Telefon

	Deutsch	International	Sprechfunk	Englisch
E	Emil	Edison	Echo	Edward
F	Friedrich	Florida	Foxtrot	Frederick
G	Gustav	Gallipoli	Golf	George
H	Heinrich	Havana	Hotel	Harry
I	Ida	Italia	India	Isaac
J	Julius	Jerusalem	Juliett	Jack
K	Kaufmann	Kilogramme	Kilo	King
	Ludwig	Liverpool	Lima	London
M	Martha	Madagaskar	Mike	Mary
N	Nordpol	New York	November	Nellie
O	Otto	Oslo	Oscar	Oliver
Ö	Ökonom			
P	Paula	Paris	Papa	Peter
Q	Quelle	Quebec	Quebec	Queen
R	Richard	Roma	Romeo	Robert
S	Samuel	Santiago	Sierra	Samuel
SCH	Schule			
T	Theodor	Tripoli	Tango	Tommy
U	Ulrich	Uppsala	Uniform	Uncle
Ü	Übermut			
V	Viktor	Valencia	Victor	Victor
W	Wilhelm	Washington	Whisky	William
X	Xanthippe	Xanthippe	X-Ray	X-Ray
Y	Ypsilon	Yokohama	Yankee	Yellow
Z	Zacharias	Zürich	Zulu	Zebra

(vgl. https://www.buchstabieralphabet.org/, [03.12.2021])

- **Während des Gesprächs**
  Wenn Sie eine Aussage besonders betonen möchten oder individuell auf den Anrufer eingehen, lassen Sie den Namen ab und zu im Gespräch einfließen. Achten Sie jedoch darauf, dass dies nicht übertrieben wirkt.

- **Am Ende des Telefongesprächs**
  Fassen Sie am Ende des Gesprächs das Ergebnis kurz zusammen. Holen Sie die Bestätigung des Gesprächspartners ein und sprechen Sie ihn dabei mit seinem Namen an. Dies erhöht die Verbindlichkeit der getroffenen Vereinbarung.

8. Verwenden Sie positive Formulierungen

Damit ein Telefonat erfolgreich und für den Anrufer auch zufriedenstellend abläuft, sollten die Aussagen klar, einfach, verständlich und vor allem positiv sein.
Wie wirken die folgenden Aussagen?
- „Das klappt heute nicht mehr."
- „Der Doktor hat jetzt keine Zeit."
- „Das ist doch nicht meine Schuld."
- „Ich würde in die Nothilfe fahren."
- „Das müssen Sie falsch verstanden haben."
- „Normalerweise wirkt das Medikament aber sofort."
- „Da muss ich mal eben nachschauen."
- „Vielleicht rufen Sie gegen Abend noch mal an?"

Profitipp

„Da **muss** ich mal eben im Terminkalender nachschauen" klingt nach einer nervigen Aufgabe.
Löschen Sie das Wort „muss" einfach aus dieser Aussage heraus, dann klingt es gleich wesentlich freundlicher:
„Da schaue ich mal eben im Terminkalender nach."

AUFGABE

- Formulieren Sie die oben angeführten Beispiele in positive Aussagen um.
- Erstellen Sie eine Liste von verbotenen Telefon-Wörtern.
- Überlegen Sie sich, warum bestimmte Formulierungen besonders negativ und zum Teil sogar aggressiv wirken.

9. Machen Sie sich groß

Stehen Sie in den Situationen, in denen Sie sich unsicher fühlen, von Ihrem Stuhl auf und telefonieren Sie im Stehen weiter.
Sie fühlen sich dadurch selbstbewusster, Ihre Stimme wird sicherer, und dies spürt Ihr Gesprächspartner am Telefon auch.

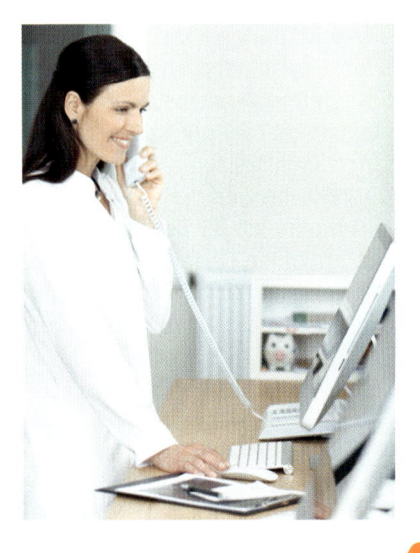

10. Beenden Sie das Gespräch aktiv

Es gibt für Telefongespräche zwei wichtige und entscheidende Phasen: den Anfang und das Ende.

Der erste Eindruck ist entscheidend – der letzte bleibt.

Am Ende des Telefonates ist es sinnvoll, das Ergebnis kurz und prägnant zusammenzufassen. So lassen sich mögliche Missverständnisse bei Terminvergaben oder bei Befunden vermeiden.
Versichern Sie sich, dass der Anrufer mit dem Gesprächsergebnis einverstanden ist. Sprechen Sie den Gesprächspartner dabei noch einmal mit seinem Namen an.
Nutzen Sie persönliche Anteile aus dem Telefonat, um das Gespräch zu beenden (z. B., der ebenfalls Patient ist) und den Gesprächspartner in einer positiven Stimmung zurückzulassen.

4 SCHWIERIGE TELEFONGESPRÄCHE

Kennen Sie das? Da gibt es Telefonate, die Ihnen nicht nur die Zeit stehlen, sondern zudem oft den letzten Nerv rauben.
Trotz Ihrer professionellen Einstellung verläuft nicht jedes Telefongespräch für beide Gesprächspartner zufriedenstellend.
Da haben Sie es manchmal mit Gesprächspartnern zu tun, die unsachlich argumentieren, stark emotional reagieren oder Sie womöglich persönlich angreifen.
Es gibt für den Umgang mit problematischen Patienten und Kunden einige Methoden, mit denen Sie professionell reagieren können.

Der Vielredner/Schwätzer

Lassen Sie den Schwätzer am Anfang reden. In seinem Redefluss gibt er auch verwertbare Informationen.
Unterbrechen Sie ihn geschickt, indem Sie ihn mit seinem Namen ansprechen und dann eine Verständnisfrage stellen:
„Herr Binder, habe ich Sie richtig verstanden …?
Sollten Ihre Versuche, den Schwätzer durch Ansprache mit seinem Namen zu unterbrechen, immer wieder scheitern, so stellen Sie das aktive Zuhören ein. Sie sagen eine Zeit lang gar nichts.
Irgendwann wird der Gesprächspartner seinen Redeschwall unterbrechen und verwundert fragen, ob Sie überhaupt noch in der Leitung sind.
Hat er seinen Redefluss gestoppt, fassen Sie das Gesagte kurz zusammen, um dem Vielredner zu zeigen, dass Sie ihn wichtig nehmen.
Stellen Sie nur geschlossene Fragen.
Verdeutlichen Sie stimmlich das Ende des Gespräches.
Legen Sie ein Ergebnis fest:
„Herr Binder, Sie möchten für Ihren Sohn Nico einen Termin bei Herrn Dr. Weiß, damit Nico noch vor den Ferien die neue Zahnspange angepasst wird. Ich kann Ihnen für kommenden Dienstagnachmittag einen Termin anbieten."

Der Schweiger

Der Schweiger ist das genaue Gegenstück zum Schwätzer.
Um an die notwendigen Informationen zu kommen, sollten Sie ihm ausschließlich mit offenen Fragen Antworten entlocken.
Kommt der Schweiger langsam in einen Redefluss, ist aktives Zuhören von großer Bedeutung. Bestätigen Sie den Gesprächspartner immer wieder.

Der Aggressive

Die sicherlich unangenehmste Gesprächssituation ist die, in der Sie eine Beschwerde annehmen müssen.
Der Anrufer ist verärgert oder sogar aggressiv.
Jetzt heißt es ruhig und gelassen bleiben. Doch wie geht das?

Aggressive Anrufer stehen häufig unter Stress. Die Kritik wird oft pauschal und persönlich. Aggressive Anrufer sind laut, beleidigend und ungerecht. Häufig werden solche Anrufer durch unprofessionelles Verhalten am Telefon noch mal so richtig „auf die Palme gebracht". Die wichtigste Regel beim Umgang mit solchen Gesprächspartnern lautet: durchatmen – zuhören – Verständnis zeigen.

> **Profitipp**
>
> „Nobody is perfect!" Wo gearbeitet wird, werden auch Fehler gemacht. Daher lassen sich Beschwerden und Reklamationen nie ganz vermeiden.
> Sehen Sie Beschwerden auch als Chance, sich immer wieder zu verbessern. Wenn Sie Beschwerden professionell managen, ist das für die Bindung des Patienten an die Praxis von entscheidendem Vorteil.

- **Durchatmen:** Der Anrufer ärgert sich über eine bestimmte Situation, nicht über Sie persönlich. Nehmen Sie innerlich Abstand zu den Aggressionen.
- **Zuhören:** Nur wenn Sie trotz der aggressiven Stimmung genau hinhören, werden Sie die notwendigen Informationen und die Ursache für den Ärger erfahren.
- **Verständnis zeigen:** Mit Formulierungen wie „Ich kann gut verstehen ..." oder „Ich kann gut nachempfinden ..." zeigen Sie Verständnis für den Ärger des Anrufers.

Professionelles Beschwerdemanagement erfordert am Ende des Gespräches immer eine klare und verbindliche Aussage. Sagen Sie dem Anrufer genau, womit er nun rechnen kann. Sie kümmern sich darum, dass die Sache in Ordnung gebracht wird.

> **Profitipp**
>
> Sie müssen sich nicht alles gefallen lassen! Wird der Anrufer persönlich beleidigend oder lässt sich die Stimmung nicht verbessern, so bieten Sie dem Anrufer einen Rückruf an.
> Nach einer Stunde hat sich der Gesprächspartner in aller Regel wieder beruhigt.

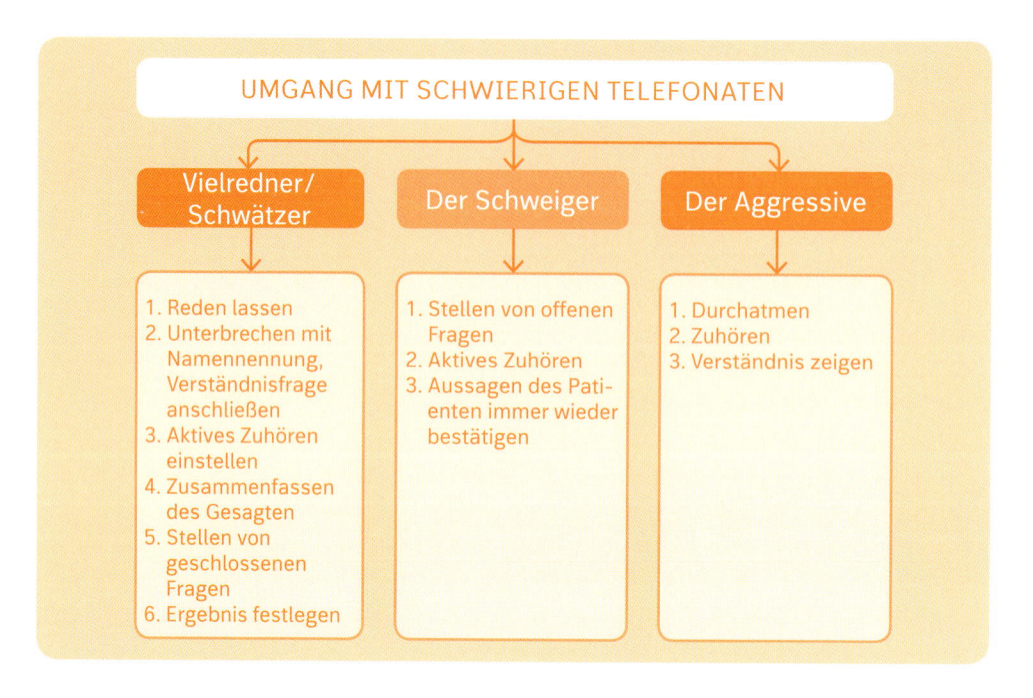

UMGANG MIT SCHWIERIGEN TELEFONATEN

Vielredner/Schwätzer
1. Reden lassen
2. Unterbrechen mit Namennennung, Verständnisfrage anschließen
3. Aktives Zuhören einstellen
4. Zusammenfassen des Gesagten
5. Stellen von geschlossenen Fragen
6. Ergebnis festlegen

Der Schweiger
1. Stellen von offenen Fragen
2. Aktives Zuhören
3. Aussagen des Patienten immer wieder bestätigen

Der Aggressive
1. Durchatmen
2. Zuhören
3. Verständnis zeigen

AUFGABE

Lesen Sie jetzt noch einmal das Telefonat zu Beginn des Kapitels (S. 123) durch.
- Analysieren Sie die möglichen Fehler dieses Telefonats.
- Welche Kommunikationsfehler sind aufgetreten?
- Verbessern Sie dieses Telefongespräch.

5 DAS EIGENE TELEFONAT VOR- UND NACHBEREITEN

In Ihrer täglichen Arbeit nehmen Sie Telefongespräche nicht nur entgegen, sondern zu Ihren Aufgaben gehört es auch, eigene Telefonate zu führen.

Sie bestellen Praxisbedarf bei einer Firma, Sie rufen Patienten an, um diese an Termine zu erinnern, Sie reklamieren mögliche Falschlieferungen, Sie führen mit anderen Arztpraxen Gespräche und vieles mehr.

Nehmen Sie sich die Zeit und bereiten Sie diese Gespräche vor. Sie hinterlassen beim Gesprächspartner keinen guten Eindruck, wenn diese Gespräche schlampig vorbereitet sind und die Gesprächsatmosphäre hektisch und laut ist. Investieren Sie einige Minuten in die Vorbereitung, damit Gespräche zielorientierter und erfolgreicher werden.

Legen Sie sich alle notwendigen Unterlagen, die Sie für das Gespräch benötigen, übersichtlich bereit.

Checkliste: Vorbereitung eines Telefongesprächs
- Wählen Sie die optimale Telefonzeit.
- Haben Sie alle wichtigen Unterlagen parat? Haben Sie Notizzettel und einen Stift?
- Was ist das Ziel des Telefonats?
- Wer ist Ihr Gesprächspartner? Wen wollen Sie sprechen?
- Wie melden Sie sich?
- Welche Argumente wollen Sie benutzen?
- Sind Sie auf unangenehme Fragen vorbereitet?
- Was wollen Sie erreichen?

AUFGABE

Ihr Chef gibt Ihnen den Auftrag, einen Lieferanten für Praxisbedarf anzurufen. Die Firma hat nicht die bestellten 10-ml-Spritzen geliefert, sondern fälschlicherweise 5 ml-Spritzen.

Erstellen Sie eine Checkliste für dieses Gespräch.
Überlegen Sie sich dabei auch mögliche Reaktionen seitens der Firma.

Erstellen Sie eine Telefonnotiz über
- Telefongespräche, die weiterbearbeitet werden müssen (z. B. Rezeptbestellung eines Patienten),
- Telefongespräche, die Sie für andere Personen angenommen haben (z. B. Bitte um Rückruf durch den Arzt),
- Telefongespräche, die zum Nachweis dokumentiert werden müssen (z. B. Reklamationen oder Bestellungen).

Bearbeiten Sie die Telefonnotiz weiter.
- Erledigen Sie die telefonisch angeforderten Aufträge bzw. legen Sie einen späteren Termin oder eine andere Person zur Weiterbearbeitung fest.
- Leiten Sie die Bitte um Rückruf umgehend an die betroffene Person weiter.
- Heften Sie die Telefonnotiz an den jeweiligen Vorgang oder die jeweilige Akte.

Kommunikation am Telefon

Uhrzeit Datum	**Telefonnotiz**

Für Herrn/Frau

Anruf von

Anschrift

☐ ruft wieder an   am/um

☐ bittet um Kontakt   ☏ Nr.

Grund des Anrufs:

_____
_____
_____
_____
_____
_____
_____
_____
_____
_____
_____

Was ist zu tun?

_____
_____
_____
_____

Aufgenommen von:

Erledigt bis: Datum

                                                 Zchn.

Telefonnotiz 1019

Entwerfen Sie für Ihre Praxis eine geeignete Telefonnotiz.

6 ANRUFE AUSSERHALB DER SPRECHZEITEN

Falls das Telefon einmal nicht besetzt ist oder das Klingeln des Telefons nicht stören soll, verfügen Praxen üblicherweise über einen Anrufbeantworter.

Ein Anrufbeantworter (kurz: AB) ist ein elektronisches Gerät, das Anrufe annimmt und nach Abspielen einer aufgezeichneten Nachricht für den Anrufer („Bitte sprechen Sie nach dem Signalton ...") eine gesprochene Nachricht des Anrufenden aufzeichnet. Alternativ unterstützen die meisten Geräte einen Modus, in welchem nur das Abspielen einer Nachricht erfolgt und der Anrufende keine Nachricht hinterlassen kann.

Mit einem Anrufbeantworter kann der Anrufer über Sprechstundenzeiten, Urlaubsvertretungen oder ärztliche Notdienste informiert werden.

Für den Text, den der Anrufer hört, gibt es folgende Empfehlungen:
- Sprechen Sie nicht zu lange Texte auf das Band.
- Überlegen Sie, welche Information im Moment gerade wichtig ist (technisch ist es möglich, mehrere Texte aufzusprechen und den AB situationsgerecht zu aktivieren).
- Wiederholen Sie wichtige Informationen bzw. bereiten Sie den Anrufer darauf vor, etwas mitzuschreiben (z. B. Telefonnummern).

AUFGABE

- Erstellen Sie für Ihre Praxis einen Text für den Anrufbeantworter, der den Patienten informiert, wenn dieser außerhalb der Sprechstunde in Ihrer Praxis anruft:
  – an einem Wochentag
  – am Wochenende
  – während des Praxisurlaubs

- Sie hören am Montagmorgen den Anrufbeantworter ab.
  Erstellen Sie zu jedem der folgenden Anrufe eine Telefonnotiz:
  – „Ja, hallo, hier ist Tine Schulz. Ich hätte heute eigentlich um 14 Uhr einen Termin beim Doktor. Leider hat mir mein Chef ein Meeting reingedrückt und ich muss nun also absagen. Bitte rufen Sie mich zurück zwecks neuen Termins. Meine Handy-Nummer haben Sie ja. Ach noch was, bitte nicht in der Zeit von 14 Uhr bis 16 Uhr anrufen. Sie wissen schon ... Danke und schönen Tag."
  – „Vuicevic Dogan hier spricht. Will sagen, dass Überweisungspapier, also von Frau Doktor Schmidt ist zu Ihnen mit Post. Schein für Kind. Für Behandlung von Frau. Frau Doktor sagen mir, dass ich soll anrufen bei Ihnen. Jetzt keiner da. Überweisungspapier wichtig? Ich weiß nicht. Wenn Fragen, anrufen Sie bei mir."
  – „Hier Dr. von Traun von der Laborgemeinschaft von Traun und Hermann. Ich bitte um Rückruf bezüglich des Befundes für Patientin Gärtner. Bitte rufen Sie umgehend zurück. Einstweilen danke. Von Traun."
  – „Äh, ja. Guten Tag. Ähm, geht es jetzt schon los? Gott, immer diese Anrufbeantworter. Also, hier ist Fräulein Bernadette Müller, ich weiß jetzt gar nicht, ähm, ob das jetzt schon klappt. Ähm, ich bin's ... Also, es geht um den Termin für meinen Bernhardiner Paulchen. Ja dann. Dankeschön. Auf Wiedersehen, äh wiederhören ... Ich ruf besser dann noch mal später an."

Kommunikation am Telefon

– „Guten Tag. Sie haben gewonnen. Der Computer hat Sie ausgewählt, an unserem Gewinnspiel teilzunehmen. Gewinnen Sie Preise im Gesamtwert von 1.000.000 EUR. Neben Ihnen wurden nur weitere 1000 Teilnehmer ausgewählt. Nutzen Sie die Chance zu einem sorgenfreien Leben. Erfüllen Sie sich geheime Wünsche. Das Einzige, was Sie tun müssen, ist die folgende Telefonnummer zu wählen. Mit einem kurzen Anruf bestätigen Sie Ihre Teilnahme. Wählen Sie die Nummer: 01900666. Viel Erfolg wünscht Ihnen Ihre Star-Glück-Corporation."

- Überprüfen Sie Ihr Telefonverhalten anhand einer Checkliste:

	Stimmt	Stimmt teilweise	Stimmt nicht
Telefongespräche werden ohne längere Wartezeiten (max. 3 x klingeln) entgegengenommen.	☐	☐	☐
Die Begrüßung des Anrufers erfolgt deutlich und vollständig.	☐	☐	☐
Ich weiß genau, wie ich mich korrekt melden muss.	☐	☐	☐
Der Gesprächspartner wird von Anfang an mit Namen angesprochen.	☐	☐	☐
Es wird für eine ruhige und konzentrierte Gesprächsatmosphäre gesorgt.	☐	☐	☐
Es wird „aktiv" (offene Fragen) telefoniert.	☐	☐	☐
Ich rufe pünktlich und zuverlässig zurück, wenn ich es versprochen habe.	☐	☐	☐
Ich kommuniziere während des Telefongesprächs auch mit anderen Teammitarbeitern, z. B. durch Mimik und Gestik.	☐	☐	☐
Mir fallen in jeder Situation gleich die richtigen Worte ein.	☐	☐	☐
Ich kann den Grund eines Anrufs schnell erfragen und richtig einschätzen.	☐	☐	☐
Ich notiere mir bereits während des Telefonats schriftlich	☐	☐	☐
Ich kann ein Telefonat beenden, ohne knapp, unfreundlich oder abrupt zu wirken.	☐	☐	☐
Ich beherrsche das gültige Buchstabieralphabet von Anton über Kaufmann bis Zacharias.	☐	☐	☐

KAPITEL 6
Zusammenarbeit im Praxisteam

Zara kommt heute ziemlich schlecht gelaunt von der Arbeit. Als sie Thomas trifft, kann sie so richtig Dampf ablassen.

„Heute ging fast alles schief. Morgens bekomme ich von der Erstkraft eins auf den Deckel, ich hätte den Schreibtisch nicht aufgeräumt. Dann stellt mich der Chef vor einem Patienten noch als dumm hin.

Und heute Nachmittag hat mich die Ehefrau vom Chef noch angemotzt, ich hätte ihre Anweisungen zu befolgen. Dabei arbeitet die ja nicht einmal in der Zahnarztpraxis mit", empört sich Zara.

Thomas versucht zu beruhigen: „Sieh das nicht so eng. Schließlich hat doch jeder mal einen schlechten Tag, und heute ist ausnahmsweise alles zusammengekommen."

„Das kommt aber so oft vor. Mal soll ich etwas auf die eine Art erledigen, dann wieder ganz anders machen. Dann erklärt mir der Chef etwas und die Erstkraft erklärt es mir wieder anders. Neulich ging es darum, wie der Urlaub geregelt werden soll. Die haben mich gar nicht gefragt, ob ich damit einverstanden bin. Ich muss jetzt die Woche nach Weihnachten Urlaub nehmen, obwohl mein Freund selbst keinen Urlaub bekommt", erklärt Zara verzweifelt.

„Klingt wirklich nicht toll. Aber habe noch etwas Geduld. Es ist immer schwer, wenn man neu in ein Team kommt. Man muss den Chef und die neuen Mitarbeiter erst kennenlernen. Dann musst du dich in ein eingespieltes Team integrieren. Aber keine Sorge, du schaffst das schon", beruhigt sie Thomas.

Zusammenarbeit im Praxisteam

1 TEAM UND TEAMROLLE

Ein gut aufeinander eingespieltes Team ist eine sehr effektive Form der Zusammenarbeit. Bei der täglichen Arbeitsbewältigung, vor allem jedoch in Problem- und Entscheidungssituationen steht man nicht allein da. Das gemeinsame Vorgehen schafft eine Position der Stärke und der Sicherheit.

AUFGABE

Erinnern Sie sich daran, als Sie das erste Mal in der Praxis auf Ihre neuen Kolleginnen und Kollegen trafen? Wie war das?
Welche Gefühle und auch Ängste hatten Sie dabei?
Was hat Ihnen die Mitarbeit erleichtert? Wo taten Sie sich schwer?

Als Team bezeichnet man eine Gruppe von Personen, die dasselbe Ziel verfolgt.

Jeder im Team muss
- ein und dasselbe Ziel vor Augen haben,
- sein gesamtes Können einsetzen, um das Ziel zu erreichen,
- bereit sein, persönliche Vorstellungen den gemeinsamen Zielen unterzuordnen,
- dazu beitragen, dass die Atmosphäre im Team positiv ist.

BEISPIEL

Ein Fußballteam möchte viele Tore schießen und letztendlich gewinnen.
In jedem Fußballteam gibt es unterschiedliche Rollen. Da gibt es den Torwart, der dafür sorgen muss, möglichst viele Bälle des Gegners zu halten. Dann gibt es die Verteidiger. Auch die sollen verhindern, dass der Gegner zum Torschuss kommt. Sie müssen den Torwart in der Abwehrarbeit unterstützen.
Die Spieler im Mittelfeld gestalten das Spiel. Sie verteilen die Bälle, damit der Sturm Tore schießen kann. Der Sturm ist für das Toreschießen zuständig.
Trotzdem muss ein Stürmer auch einmal in der Abwehr aushelfen, wenn dort viel Trubel ist.
Genauso gut kann natürlich auch ein Abwehrspieler ein Tor schießen, wenn es das Spiel erlaubt und er mit nach vorne rücken kann. Für jeden Spieler gibt es auch Ersatzspieler, die im Falle einer Verletzung sofort eingesetzt werden können. Diese Ersatzspieler nehmen ebenso wie die Spieler regelmäßig am Training teil. Damit sie ihre Teamposition auf dem Spielfeld sofort einnehmen können, müssen sie auch gelegentlich im Spiel eingesetzt werden.

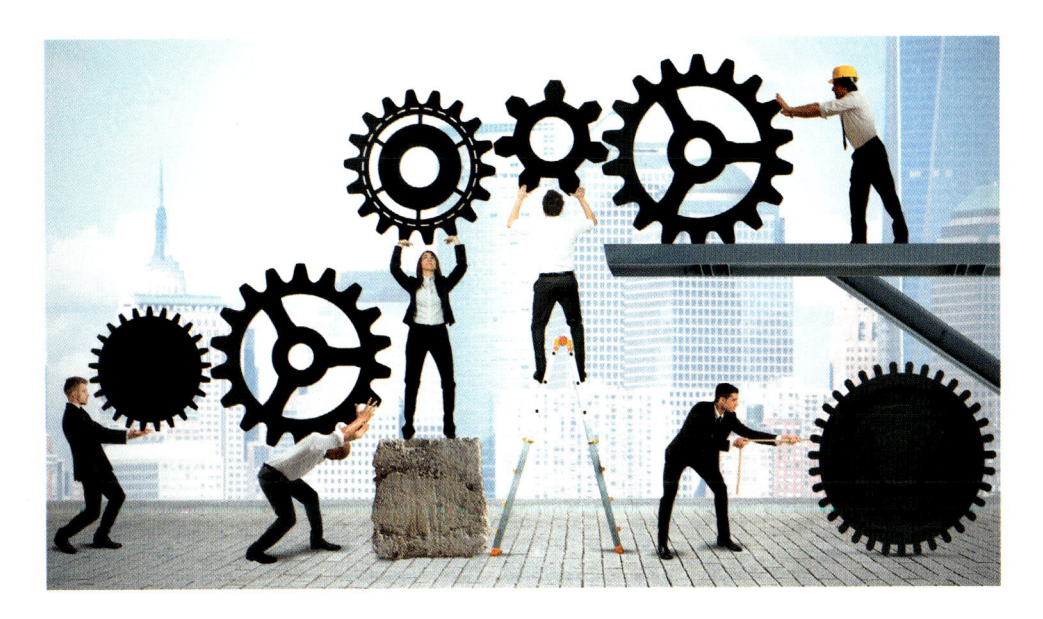

Das Beispiel zeigt, dass in einem Team die Aufgaben klar verteilt sind, dass aber auch mal Arbeiten übernommen werden müssen, die eigentlich ein anderes Teammitglied erfüllen sollte.

Die Aufgabenverteilung in einer Praxis ist nicht dem Zufall überlassen. Es gibt klare Zuständigkeiten, die sich aus den Aufgaben ableiten.

Bevor die Aufgaben verteilt und Zuständigkeiten festgelegt werden können, müssen sämtliche Aufgaben einer Praxis aufgelistet werden.
Da gibt es
- Verwaltungsaufgaben (Terminvergabe, Patientenempfang, EDV, Telefon, Warenbestellung etc.),
- Behandlungsaufgaben (Assistenz beim Arzt, EKG, Verbände, Blutentnahmen, Labor etc.) oder auch
- Abrechnungsaufgaben (Quartalsabrechnung, Privatliquidationen etc.).

In einem weiteren Schritt werden Aufgabenbereiche sinnvoll zusammengefasst. Eine Mitarbeiterin, die für den Empfang zuständig ist, kann nicht gleichzeitig sämtliche Labortätigkeiten übernehmen.

Zuletzt werden die einzelnen Aufgabenbereiche definiert. Es werden Zuständigkeiten geklärt. Es wird klar festgelegt, wer die Ansprechpartner für die jeweiligen Aufgabenbereiche sind.

Zusammenarbeit im Praxisteam

AUFGABE

Wie sind die Aufgaben in Ihrer Praxis vergeben?
Wer ist wofür zuständig?
Notieren Sie die Aufgabenbereiche in Ihrer Praxis und geben Sie an, wer dafür zuständig ist. Verwenden Sie für jeden Praxismitarbeiter eine andere Farbe und markieren Sie seine Aufgabenbereiche.

1.1 Teammitglied werden

Für alle Mitarbeiter, die neu in einer Praxis zu arbeiten beginnen, ist es eine große Herausforderung, sich in die Organisation einzugliedern.

BEISPIEL

- Für eine Mitarbeiterin, die schon lange Jahre in der Praxis beschäftigt ist, kann es eine große Provokation sein, wenn Sie sich ungefragt auf deren Stuhl im Mitarbeiterraum setzen. Sie dringen in ihr „Revier" ein.
- Die Erstkraft wird sicherlich ungehalten reagieren, wenn Sie als neue Mitarbeiterin das Telefon bedienen, ohne im Vorfeld geklärt zu haben, wie sich die Praxismitarbeiter am Telefon melden sollen.
- Das Praxisteam wird Sie schnell in die Schranken weisen, wenn Sie ohne Absprache Urlaubsansprüche beim Chef geltend machen.

Das bestehende Team wird Sie als neue Mitarbeiterin genau beobachten:
- Wie zuverlässig sind Sie?
- Wie führen Sie die Ihnen übertragenen Aufgaben aus?
- Können Sie Geheimnisse für sich behalten?
- Wie gehen Sie mit den Patienten um?
- Bringen Sie in die Teambesprechungen Ihre eigene Meinung ein, oder reden Sie lediglich der Erstkraft nach dem Mund?
- Mit wem im Praxisteam verstehen Sie sich gut, mit wem weniger?
- Wie loyal sind Sie gegenüber dem Praxisteam?
- Vertreten und teilen Sie die Ziele, Werte und Interessen des Teams?

Sie sind einsatzbereit und wollen zeigen, dass Sie Aufgaben und Verantwortung übernehmen möchten. Fallen Sie trotzdem nicht mit der Tür ins Haus.

Beobachten Sie zuerst das Team und lernen Sie die interne Struktur kennen:
- Wer hat welche Teamrolle übernommen?
- Wie wird im Team zusammengearbeitet?
- Wer ist mit wem befreundet?
- Wer kann gar nicht mit wem?
- Wem vertraut der Chef welche Aufgaben an?

- Welche Patienten werden von welcher Praxismitarbeiterin besonders betreut?
- Wer hat besondere Vorrechte in der Praxis? Warum gibt es diese Vorrechte?

Hören Sie genau zu:
- Welcher Aufgabenbereich wird Ihnen übertragen?
- Welche Entscheidungsrechte haben Sie?
- Wen können Sie bei Fragen um Unterstützung bitten?
- Wo sollen Sie noch gar nicht mitarbeiten?
- Was können Sie dafür tun, weitere Aufgaben zu übernehmen?
- Wo besteht Fortbildungsbedarf?

Fragen Sie nach:
- Sind Ihnen die Zuständigkeiten klar?
- Wie wird der Einsatzplan in der Praxis festgelegt?
- Wer ist für die Einteilung von Urlaub zuständig?
- Wie werden interne Konflikte gelöst?
- Wurden Ihnen Ihre Aufgabenbereiche ausreichend erklärt?
- Wo gibt es Unterschiede zu Ihrem bisherigen Arbeitsplatz?
- Hat eine Einweisung in die Bedienung der technischen Geräte stattgefunden?

Beachten Sie die bestehende Hierarchie in der Praxis.
- Informieren Sie sich über das Organigramm Ihrer neuen Arztpraxis.
- Für welche Position wurden Sie eingestellt und wo stehen Sie aufgrund Ihrer Ausbildung und Berufserfahrung?
- Starten Sie zunächst von der für Sie vorgesehenen Position aus. Den Weg nach oben müssen Sie sich erarbeiten. Er kann sich öffnen, wenn das Team Ihre Arbeitsweise, Fähigkeiten und Fachkompetenz kennengelernt hat.

Zusammenarbeit im Praxisteam

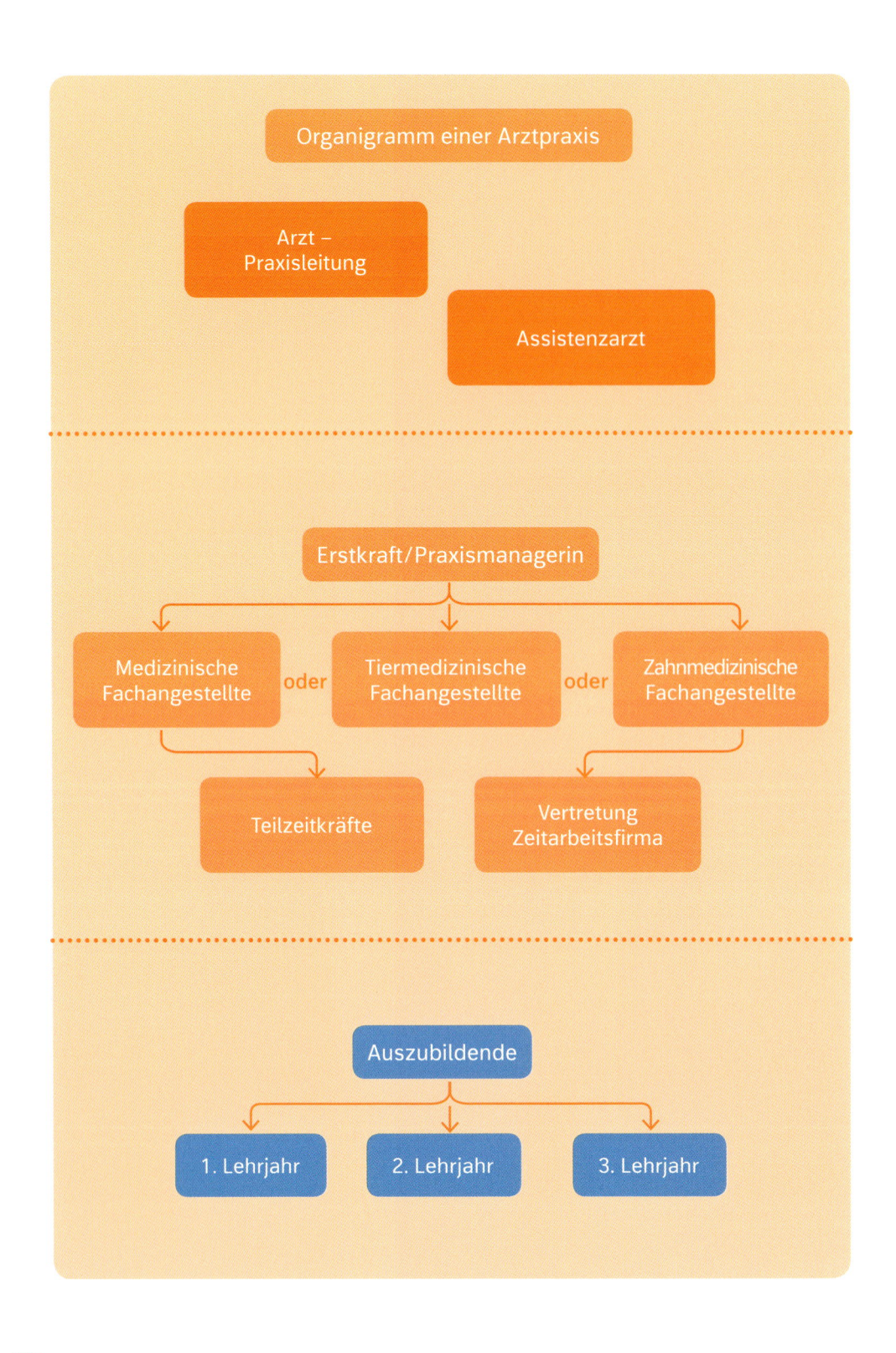

Organigramm einer Arztpraxis

- Arzt – Praxisleitung
- Assistenzarzt

Erstkraft/Praxismanagerin

- Medizinische Fachangestellte **oder** Tiermedizinische Fachangestellte **oder** Zahnmedizinische Fachangestellte
  - Teilzeitkräfte
  - Vertretung Zeitarbeitsfirma

Auszubildende
- 1. Lehrjahr
- 2. Lehrjahr
- 3. Lehrjahr

Die Erstkraft steht im Team der Medizinischen Fachangestellten auf der obersten Hierarchieebene, weil sie die meiste Berufserfahrung mitbringt.
Sie hat gelernt, den Laden zusammenzuhalten. Sie kann auch in Stresssituationen einen kühlen Kopf bewahren.
Der Chef traut ihr zu, ihm den Rücken freizuhalten.
Die Erstkraft ist die Praxismanagerin, die dafür zuständig ist, das Team zu leiten und die Aufgaben zu verteilen.

Zeigen Sie Ihren Teammitgliedern auch nonverbal, dass Sie interessiert und konzentriert zur Sache gehen.

Das will niemand sehen:
- zu lässiges Sitzen auf dem Stuhl
- Augenverdrehen, wenn Sie einen Auftrag erhalten
- Sich-Wegdrehen, während man mit Ihnen spricht
- verschüchtertes In-der-Ecke-Herumsitzen

AUFGABE

Was glauben Sie:
- Wie kommt eine neue Mitarbeiterin an, wenn sie Kaugummi kauend am Empfang steht?
- Wie wirkt ein Mitarbeiter, wenn er die meiste Zeit des Tages beobachtend an der Wand lehnt?
- Wie wirkt die neue Kollegin, die einem beim Sprechen nie in die Augen blickt?

Was stört Sie dabei? Wie geht es besser?

1.2 Onboarding – ein neues Teammitglied einarbeiten

Das Team freut sich auf die Verstärkung durch eine neue Mitarbeiterin. Wenn die Praxis nach längerem Suchen die passende Fachkraft gefunden hat, sollte sie das Team nicht schon während der Probezeit wieder verlassen. Die Aufnahme und Einarbeitung von neuen Mitarbeitern (Onboarding = an Bord nehmen) ist mit Zeitaufwand und Kosten verbunden. Deshalb ist ein gelungener Start mit einer guten fachlichen, sozialen und organisatorischen Integration (= Eingliederung) für das neue Teammitglied und das bereits bestehende Team besonders wichtig.

Mit folgenden Tipps gelingt das **Onboarding**:
- Freuen Sie sich auf das neue Teammitglied und bereiten Sie einen freundlichen Empfang vor. Dabei stellt sich jeder in einer kurzen Vorstellungsrunde persönlich vor.

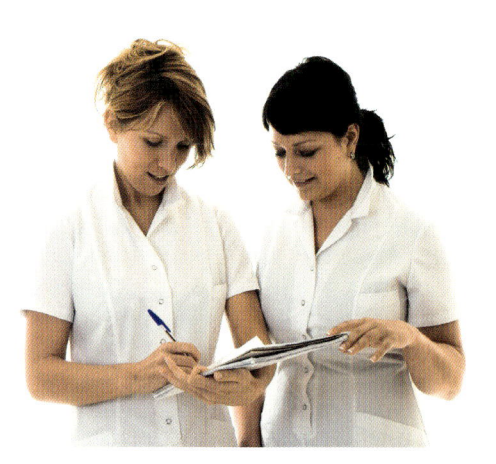

- Stellen Sie dem neuen Teammitglied einen **Paten** als festen Ansprechpartner zur Seite. Der Pate überwacht die fachliche Einarbeitung (Arbeitsabläufe, Arbeitszeiten usw.) und kümmert sich auch um die soziale Integration (Zuständigkeiten, Pausen-, Freizeit- und Urlaubsregelungen usw.)
- Erstellen Sie einen Einarbeitungsplan. Wenn das neue Teammitglied aus einer Praxis mit einer anderen Ausstattung oder Fachrichtung kommt, erfolgt der Einsatz zunächst mit bekannten Aufgaben. Neues kommt in kleinen Schritten dazu.
- Neue Mitarbeiter bringen Berufserfahrung und Wissen aus ihren vorherigen Berufseinsätzen mit. Nutzen Sie dieses Potenzial, um selbst Neues für die Praxis zu lernen.
- Begleiten Sie den Einarbeitungsprozess durch regelmäßige **Feedback-Gespräche** (z. B. wöchentlich oder nach Übernahme einer neuen Tätigkeit). Hierbei ermitteln Sie: Ist der Einarbeitungsplan fachlich und zeitlich gut angepasst? Wo sind Probleme aufgetreten? Gibt es eine Über- oder Unterforderung? Besteht Fortbildungsbedarf? Gelingt die soziale Integration ins Team? Vereinbaren Sie am Gesprächsende gemeinsam die nächsten Ziele.
- Am **Ende der Probezeit** müssen die Karten von beiden Seiten offen auf den Tisch gelegt werden. Sind die gegenseitigen Erwartungen vom und an das Praxisteam erfüllt? Passt die neue Mitarbeiterin ins Team? Reichen die fachlichen Kompetenzen aus oder sind sie weiterhin entwicklungsfähig? Wenn Zweifel bestehen, ist jetzt der richtige Zeitpunkt für eine Trennung gekommen.

1.3 Zusammenarbeit im Team

„Team = Toll, ein anderer macht's"

Kennen Sie diese Definition? So sehen es viele, aber Teamarbeit bedeutet etwas ganz anderes.

Im Idealfall arbeiten in einem Team Menschen zusammen, die selbstständig, konsequent, kompetent und zuverlässig das gemeinsame Ziel verfolgen.
Im Normalfall finden sich in einem Team Menschen mit unterschiedlichen Persönlichkeiten, Arbeitsstilen, Fähigkeiten und Verständnis von Zusammenarbeit.

Grundsätzlich funktioniert die Zusammenarbeit im Praxisteam nur, wenn jedes Teammitglied mitdenkt und seine zugeteilten Aufgaben erfüllt. Hierbei ist jede Arbeit gleichwertig gewichtet. Das bedeutet, dass das Reinigen von Instrumenten genauso wichtig ist für eine Praxis wie das Assistieren bei der Behandlung.
Eine neue Mitarbeiterin wird zunächst eher einfache Tätigkeiten ausführen. Diese Tätigkeiten sind jedoch genauso notwendig und garantieren den Praxiserfolg wie das Leiten der Terminvergaben oder der Videosprechstunde.

Dies setzt voraus, dass innerhalb des Praxisteams ein Konsens (= Übereinstimmung) darüber besteht, dass jede anfallende Arbeit zum Funktionieren einer Praxis beiträgt.
Ist die Mitarbeiterin am Empfang eine mürrische, unhöfliche Person, nützt die Fachkompetenz des ganzen Praxisteams nichts, um beim Patienten Vertrauen zu schaffen.

Ein guter Team-Player hat nicht nur seinen Aufgabenbereich im Griff, sondern versteht auch das große Ganze. Ein Patient oder Kunde wird am Empfang nicht nur aufgenommen, sondern muss auch während und nach der Behandlung betreut und begleitet werden.

Über sämtliche Angebote der Praxis müssen alle Praxismitarbeiter Bescheid wissen und den Patienten entsprechend beraten können.

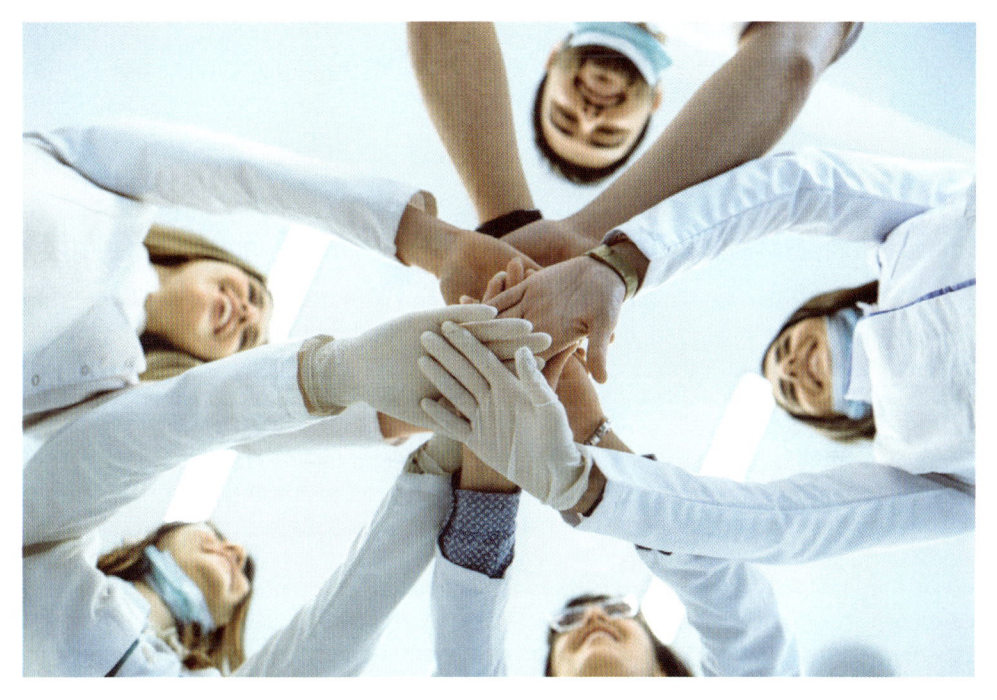

Langfristig kann ein Team nur dann zusammenarbeiten, wenn die Beziehungsebene zwischen den Praxismitarbeitern stimmig ist. Die Erstkraft und der Arzt oder Praxismanagerin und die Ärzte müssen mit ihrer Erfahrung und Professionalität dafür sorgen, dass sich alle Mitarbeiter als Team-Player fühlen.

Die langfristige Zusammenarbeit im Team wird belastet durch
- starke Fluktuation (Kommen und Gehen von Mitarbeiterinnen und Ärzten),
- unklare Führungsstrukturen (Wer ist hier der Chef?),
- Intimitäten im Mitarbeiterteam (Regel: Nie intim im Team!),
- wirtschaftliche Probleme einer Praxis (Wer muss gehen?),
- Umstrukturierung der Praxisschwerpunkte.

1.4 Die Teambesprechung

Teambesprechungen sind ein wichtiges Instrument, das Team zu führen, Aufgabenbereiche festzuhalten, Veränderungen zu planen und Konflikte offen anzusprechen.

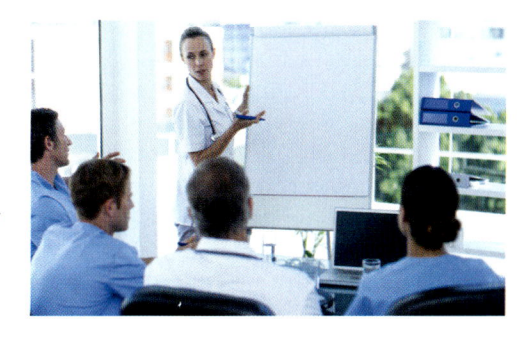

Zu einer guten Praxiskultur gehört es, dass bei Teambesprechungen jeder Praxismitarbeiter gleichberechtigt seine Meinung beitragen kann. Teambesprechungen sind ein unerlässliches Instrument zur **internen Qualitätssicherung**. Die Teambesprechung gilt als Arbeitszeit. Die Teilnahme daran ist für alle Teammitglieder verpflichtend.

Zu den **Zielsetzungen einer Teambesprechung** gehören:
- bessere Kommunikation und Kooperation im Praxisteam,
- Aufarbeitung der anfallenden Konflikte im Team,
- Besprechung und Umsetzung offener organisatorischer Fragen,
- Förderung des professionellen Handelns,
- fachlicher Austausch,
- Erweiterung des Fachwissens und der Kompetenz durch Fortbildungen.

Werden bei einer Teambesprechung Entscheidungen getroffen, müssen diese von allen Mitarbeitern getragen werden. Der Konsens und der Kompromiss stehen bei Teamentscheidungen im Vordergrund.

Egoismen und persönliche Befindlichkeiten dürfen bei Teambesprechungen nicht in den Vordergrund treten. Die Gefahr besteht jedoch, dass dadurch Konflikte entstehen.

Es soll eine Atmosphäre der Offenheit herrschen. Jeder darf seine Meinung äußern, jeder darf Bedenken vorbringen. Der Entscheidungsprozess sollte alle Mitarbeiter einbinden. Entscheidungen und Absprachen, die in der Teambesprechung getroffen und festgelegt wurden, müssen eingehalten werden. Wichtige Ergebnisse und Vereinbarungen müssen schriftlich festgehalten werden, damit sie nicht schon am nächsten Tag vergessen werden.

In einer Arztpraxis steht die Behandlung von Patienten oder Tieren der Kunden im Vordergrund. Danach ist das Handeln in einer Praxis auszurichten. Danach muss sich auch jedes Mitglied eines Praxisteams ausrichten.

Die Verlässlichkeit bei den Absprachen ist leichter, wenn auch hier die Beziehungsebene zwischen den Mitarbeitern stimmig ist.

Bedenken Sie, dass das Team ein gemeinsames Ziel hat, und jedes Teammitglied hat hierzu seinen Beitrag zu leisten.

> **Profitipp**
>
> Teambesprechungen laufen i. d. R. routiniert und professionell ab. Daher ist es wichtig, einmal Abwechslung in den Ablauf zu bringen:
> Wechseln Sie den Rahmen für die Besprechungen. Machen Sie einen Ausflug.
> Gehen Sie beispielsweise einmal ins Café, ins Freie, in den Biergarten oder an den See. Besuchen Sie gemeinsam den Tierpark, eine Ausstellung oder einen Fachvortrag.
> Sie werden feststellen, dass sich Praxismitarbeiter außerhalb der Praxis, des sicheren Umfelds, oft ganz anders verhalten.

Checkliste für die Teambesprechung
- Die Teambesprechung ist ein Teil der Arbeitsplanung und damit **Arbeitszeit** für das Team. Alle Teammitglieder sind zur **Anwesenheit verpflichtet**.
- Für die Teambesprechungen gibt es eine klare und allen Teammitgliedern bekannte **zeitliche Abfolge** (z. B. jeden Montag vor der Sprechstunde, am ersten Freitag eines Monats, alle 14 Tage usw.).

- Der **Zeitrahmen** ist festgelegt (maximal zwei Stunden) mit pünktlichem Beginn und pünktlichem Ende.
- Die Teambesprechung findet in einem ruhigen Raum mit ausreichend Sitzmöglichkeiten statt. Es gibt **keine Störungen** durch den Praxisablauf, Patienten oder Smartphones.
- Für jede Teamsitzung wird im Vorfeld vom Teamleiter eine **Tagesordnung** erstellt. Dafür müssen Wichtigkeit, Aktualität und Zeitrahmen der einzelnen Tagesordnungspunkte berücksichtigt werden. Jedes Teammitglied kann Punkte auf die Tagesordnung setzen lassen.
- Die Teambesprechung wird von einem Teammitglied geleitet und moderiert. Der **Teamleiter** ist für den zeitlichen Ablauf, die Einhaltung der Kommunikationsregeln und den lösungsorientierten Umgang mit Konflikten verantwortlich.
- Bei jeder Teambesprechung wird ein **Protokoll** geführt, das von allen Teammitgliedern eingesehen werden kann.
- Vor Beginn der Teambesprechung sind die **Aufgaben klar verteilt**: Leitung und Moderation, Protokoll, Vorbereitung des Raumes (Sitzplätze, Getränke, Schreibmaterial, Flipchart, PC, Beamer usw.). Es empfiehlt sich, die Aufgaben regelmäßig zu wechseln.
- Alle Teammitglieder **kommunizieren gleichwertig** miteinander und respektieren die Aussagen der anderen. Jedes Teammitglied beteiligt sich an den Gesprächen und Diskussionen.
- Die **Entscheidungen und Vereinbarungen** der Teambesprechung werden von allen Teammitgliedern mitgetragen und **verbindlich** umgesetzt.

AUFGABE

Ihr Praxisteam sucht eine neue Mitarbeiterin. In der Stellenanzeige wünschen Sie sich von ihr besonders auch Teamfähigkeit.
- Was erwarten Sie deshalb von der neuen Mitarbeiterin?
- Wie lässt sich die Teamfähigkeit aus den Bewerbungsunterlagen herauslesen?
- Wie können Sie beim Probearbeiten die gewünschte Teamfähigkeit überprüfen?

Enges Zusammenarbeiten mit ständigen zwischenmenschlichen Kontakten und die gegenseitige Abhängigkeit führen oft auch zu Konflikten. Mehr zu diesem Thema finden Sie im Kapitel 8.

2 FÜHRUNG

Jedes Team muss geführt werden. Mitarbeiterführung gehört zu den wichtigsten Aufgaben des Arztes und der Praxismanagerin oder Erstkraft.

Der Erfolg einer Praxis ist stark vom persönlichen Einsatz jedes einzelnen Mitarbeiters abhängig.
Wenn nun die Einstellung und das Verhalten der Mitarbeiter gegenüber der Praxis und der Arbeit sowie untereinander nicht stimmen, kann auch die beste ärztliche Betreuung die Zufriedenheit der Patienten nicht retten.

„Führung" bedeutet, den Einsatz der Mitarbeiter zu steuern und die Richtung des Handelns vorzugeben.
Ein optimales Arbeitsergebnis wird erzielt, wenn die Mitarbeiter gemäß ihren Fähigkeiten eingesetzt werden und genügend Motivation für ihre Aufgaben haben.

2.1 Führungsstile

AUFGABE

Wie ist es in Ihrer Praxis?
Von wem und wie erhalten Sie Ihre Anweisungen?
Wobei dürfen Sie mitentscheiden?

Folgende Führungsstile gibt es:
- autoritäre Führung
- demokratische Führung
- Laissez-faire-Führung (gewähren lassen)

Autoritärer bzw. hierarchischer Führungsstil
Der Arzt oder die Erstkraft gibt Anweisungen, Aufgaben und Anordnungen weiter, ohne die Mitarbeiter nach ihrer Meinung zu fragen.

Die Entscheidungen trifft der Chef allein, ohne seine Mitarbeiter mit einzubeziehen. Von seinen Untergebenen erwartet er nahezu bedingungslosen Gehorsam und duldet keinen Widerspruch oder Kritik.
Bei Fehlern oder Nichtbefolgen von Anweisungen wird bestraft, statt zu helfen. Ein autoritärer bzw. hierarchischer Führungsstil ist beispielsweise im militärischen Bereich vorherrschend.

Die **Vorteile** des autoritären Führungsstils liegen in der
- hohen Entscheidungsgeschwindigkeit,
- Übersichtlichkeit der Kompetenzen,
- guten Kontrolle.

Nachteile sind
- mangelnde Motivation der Mitarbeiter,
- Einschränkung der persönlichen Freiheit,
- Gefahr von Fehlentscheidungen durch überforderte Vorgesetzte,
- Rivalitäten zwischen den einzelnen Mitarbeitern,
- verborgen bleibende individuelle Fähigkeiten des Einzelnen,
- fehlende Führung bei Krankheit oder Urlaub des Weisungsgebers.

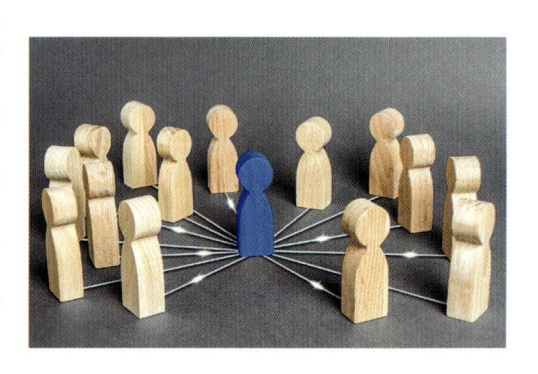

Kooperativer bzw. demokratischer Führungsstil

Der Arzt oder die Erstkraft bezieht die Praxismitarbeiter in die Entscheidungsprozesse mit ein.

Diskussionen sind gewünscht, und von den Praxismitarbeitern wird eine sachliche Unterstützung erwartet. Bei Fehlern wird in der Regel nicht bestraft, sondern geholfen. Durch die Delegation von Aufgaben wird Verantwortung übertragen.

Die **Vorteile** des kooperativen Führungsstils liegen vor allem in
- der hohen Motivation der Mitarbeiter,
- der Entfaltung der Kreativität,
- der Entlastung des Vorgesetzten,
- einem meist angenehmen Arbeitsklima.

Die **Nachteile** sind
- sinkende Entscheidungsgeschwindigkeit,
- unter Umständen längere Debatten,
- mögliche Disziplinschwierigkeiten unter den Mitarbeitern.

Laissez-faire-Führungsstil

> Laissez-faire [frz.] = Lassen Sie/lasst gewähren

Der Laissez-faire-Führungsstil lässt den Mitarbeitern viele Freiheiten.

Sie bestimmen ihre Arbeit, die Aufgaben und die Organisation selbst. Die Informationen fließen mehr oder weniger zufällig. Der Vorgesetzte greift nicht in das Geschehen ein, er hilft oder bestraft auch nicht.

Die **Vorteile** des Laissez-faire-Führungsstils liegen in
- der Gewährung von Freiheiten,
- der eigenständigen Arbeitsweise der Mitarbeiter,
- der Wahrung der Individualität der Mitarbeiter, wenn sie ihre Entscheidungen eigenständig treffen.

Die **Nachteile** dieses Führungsstils sind, dass
- die Gefahr von mangelnder Disziplin besteht,
- Kompetenzstreitigkeiten, Rivalitäten sowie Unordnung und Durcheinander entstehen,
- es zu Rivalitäten und Streitereien zwischen den Mitarbeitern kommen kann, sodass sich Grüppchen bilden und Außenseiter benachteiligt werden,

Im Praxisalltag gibt es jedoch selten ausschließliche Führungsstile, wie sie oben in ihrer Grundform dargestellt wurden.
Je nach Situation und auch abhängig von der Aufgabe und vom Mitarbeiter führt der Vorgesetzte anders.
Die Fähigkeiten und Entwicklungsstufen der einzelnen Praxismitarbeiter müssen berücksichtigt werden.
Eine Auszubildende darf noch Fehler machen, wohingegen von einer Mitarbeiterin mit mehrjähriger Berufserfahrung große Professionalität erwartet wird.

2.2 Situatives Führen (nach Dr. Paul Hersey)

Ein demokratischer Führungsstil während eines Notfalls in der Praxis ist wenig hilfreich. Zwischen autoritärem (hierarchischem) und demokratischem Führungsstil gibt es eine große Zahl von Abstufungen.

Das Grundprinzip des situativen Führungsstils beruht auf der Annahme, dass jeder Mitarbeiter nach seinem individuellen Entwicklungsstand geführt werden muss, um seine Potenziale für die Praxis abrufen zu können.

Nicht die Führungskraft führt mit dem ihr eigenen Stil, sondern sie passt ihren Führungsstil an den Bedarf des Mitarbeiters an.

Der Entwicklungsgrad eines Mitarbeiters wird aus der Kombination von Willigkeit und Fähigkeit bestimmt.

Durch die Ausprägung von niedrig bis sehr hoch ergeben sich vier Grundformen.

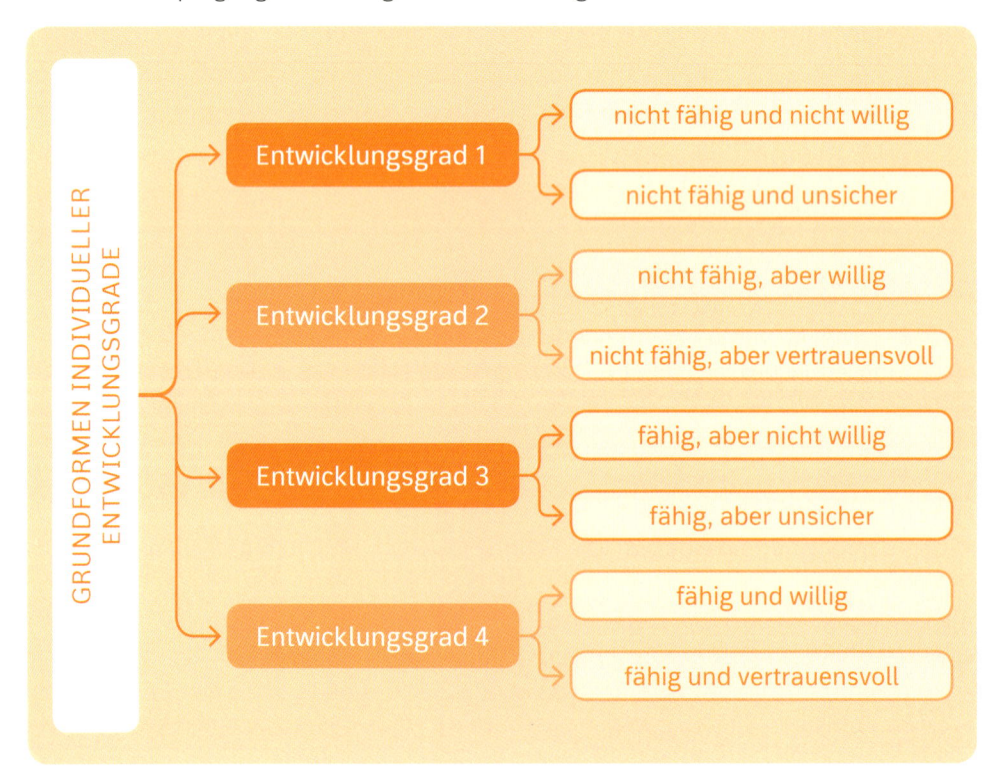

GRUNDFORMEN INDIVIDUELLER ENTWICKLUNGSGRADE

- Entwicklungsgrad 1
  - nicht fähig und nicht willig
  - nicht fähig und unsicher
- Entwicklungsgrad 2
  - nicht fähig, aber willig
  - nicht fähig, aber vertrauensvoll
- Entwicklungsgrad 3
  - fähig, aber nicht willig
  - fähig, aber unsicher
- Entwicklungsgrad 4
  - fähig und willig
  - fähig und vertrauensvoll

Daraus ergibt sich für die Art der Führung Folgendes:

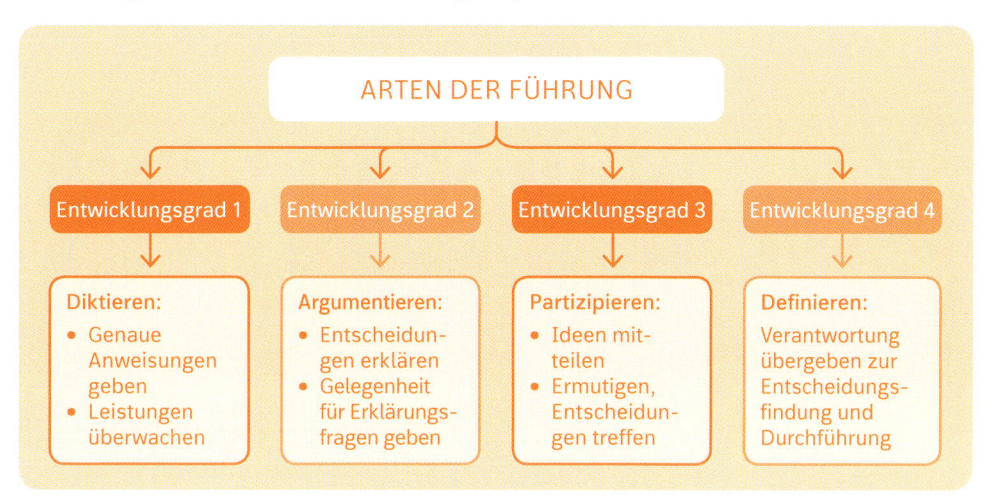

ARTEN DER FÜHRUNG

Entwicklungsgrad 1

Diktieren:
- Genaue Anweisungen geben
- Leistungen überwachen

Entwicklungsgrad 2

Argumentieren:
- Entscheidungen erklären
- Gelegenheit für Erklärungsfragen geben

Entwicklungsgrad 3

Partizipieren:
- Ideen mitteilen
- Ermutigen, Entscheidungen treffen

Entwicklungsgrad 4

Definieren:
Verantwortung übergeben zur Entscheidungsfindung und Durchführung

AUFGABE

Beurteilen Sie Ihren eigenen Entwicklungsstand.
- Welche Art der Führung ist für Sie geeignet?
- Welchen Führungsstil braucht nach Ihrer Meinung
  - eine Auszubildende zu Beginn ihrer Ausbildung,
  - eine Berufsanfängerin nach der bestandenen Abschlussprüfung,
  - eine Kollegin mit zehn Jahren Berufserfahrung?

KAPITEL 7

Verhandlung und Verkauf

Die Freundinnen Zara und Manuela treffen sich nach einem langen Arbeitstag in einem Café.

Manuela berichtet ihrer Freundin, dass ihr Chef sie beauftragt habe, sogenannte IGeL-Leistungen an die Patienten zu verkaufen.

Manuela empört sich: „Ich bin doch keine Verkäuferin! Ich war der Meinung, dass die Krankenkassen eh jede wichtige Behandlung zahlen würden."

Zara erzählt wiederum ihrer Freundin, dass auch ihre Chefin wünscht, dass sie für bestimmte Leistungen in einer Zahnarztpraxis werben soll.

„Soll ich den Patienten gezielt etwas verkaufen, oder wie soll das laufen?"

Zu den beiden Freundinnen setzt sich nun Thomas, der in einer Tierarztpraxis tätig ist.

Thomas wundert sich über die Freundinnen, denn er muss seit dem ersten Tag seiner Ausbildung Futtermittel und Medikamente an die Kunden verkaufen.

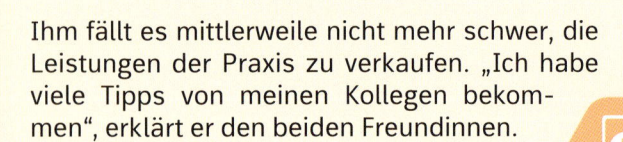

Ihm fällt es mittlerweile nicht mehr schwer, die Leistungen der Praxis zu verkaufen. „Ich habe viele Tipps von meinen Kollegen bekommen", erklärt er den beiden Freundinnen.

„Außerdem wurden in der Berufsschule viele Verkaufsverhandlungen durchgespielt."

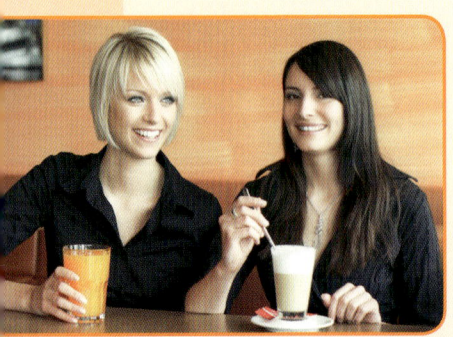

1 MARKETING IN DER PRAXIS

Für Kunden einer Tierarztpraxis ist es selbstverständlich, dass sie die Leistungen des Tierarztes in der Regel selbst bezahlen müssen. Soll zum Beispiel ein Tier kastriert werden, wird der Tierhalter sich vorab informieren, wie viel Geld er dafür bezahlen muss. Eventuell entscheidet er sich für einen Tierarzt, der die Leistung günstiger anbieten kann. Da Kunden und Patienten ökonomisch handeln, werden sie Behandlungen auch unter dem Aspekt eines günstigen Preises durchführen lassen. Neben dem Preis spielt für den Kunden und Patienten vor allem der Nutzen eine große Rolle. Ohne den Nutzen einer Leistung wird diese nicht in Anspruch genommen.

Die Leistung muss auch einen erkennbaren Wert haben. Sie muss einen Gewinn für das persönliche Wohlbefinden darstellen. In der Gesundheitsbranche gibt es viele Anbieter: Ärzte, Zahnärzte, Tierärzte, Apotheker, Krankenhäuser, Sanatorien, Kurkliniken, Heilpraktiker und Therapeuten im medizinischen Feld. Das bedeutet für die einzelne Praxis: Die Konkurrenz ist groß und wird immer größer. In den Arzt- und Zahnarztpraxen müssen die Patienten bestimmte Leistungen nun auch selbst bezahlen. Für die „Individuellen Gesundheitsleistungen" müssen die Patienten selbst aufkommen und deshalb vom persönlichen Nutzen überzeugt werden.

> Als „Individuelle Gesundheitsleistungen" oder kurz „IGeL" werden die Leistungen bezeichnet, für die eine Leistungspflicht der gesetzlichen Krankenversicherung (GKV) nicht besteht.
> Obwohl IGel-Leistungen nicht in den Bereich der gesetzlichen Krankenversicherung fallen, können sie medizinisch sinnvoll sein und auf besonderen Wunsch des Patienten erfolgen. Nach Aufklärung über die entstehenden Kosten und schriftlicher Zustimmung des Patienten stellt der Arzt eine Privatrechnung über die erbrachten Leistungen aus.

Da IGeL-Leistungen im Leistungsangebot von sehr vielen Praxen stehen, sind diese nun gezwungen, um Patienten und Kunden zu werben. Der Kunde und Patient muss ja irgendwie erfahren, dass er gerade in Ihrer Praxis diese und jene Leistung in Anspruch nehmen kann. Er muss sich gut aufgehoben wissen und sich Ihrer Praxis anvertrauen wollen. Das Werben um Patienten und für Leistungen der Praxis ist aber durch die Berufsordnung eingeschränkt.

> „Geiz ist geil" – so darf eine Arztpraxis nicht werben.
> Diese Art von Werbung ist nach dem ärztlichen Berufsrecht verboten.
> „Zweck der nachstehenden Vorschriften der Berufsordnung ist die Gewährleistung des Patientenschutzes durch sachgerechte und angemessene Information und die Vermeidung einer dem Selbstverständnis des Arztes zuwiderlaufenden Kommerzialisierung des Arztberufs.
> (2) Auf dieser Grundlage sind dem Arzt sachliche berufsbezogene Informationen gestattet.

Verhandlung und Verkauf

> (3) Berufswidrige Werbung ist dem Arzt untersagt. Berufswidrig ist insbesondere eine anpreisende, irreführende oder vergleichende Werbung. Der Arzt darf eine solche Werbung durch Andere weder veranlassen noch dulden. Eine Werbung für eigene oder fremde gewerbliche Tätigkeiten oder Produkte in Zusammenhang mit der ärztlichen Tätigkeit ist unzulässig."

Weil nun eine medizinische Praxis nicht werben darf wie ein Elektronikmarkt oder eine Fast-Food-Kette, kommen auf die Praxismitarbeiter besondere Aufgaben zu.
Die Mitarbeiter müssen über gute Kenntnisse aller Gesundheitsangebote in der Praxis verfügen und sie auch überzeugend darstellen können.
Die Kunst des Verkaufens von Individuellen Gesundheitsleistungen soll auch eine angehende Fachangestellte beherrschen.

AUFGABE

Das Praxisteam hat bei der letzten Teamsitzung beschlossen, die Patienten über die IGeL-Leistungen in der Praxis effizienter zu informieren.
Sie erhalten den Auftrag, sich Möglichkeiten zu überlegen, wie man die Patienten auf die IGeL-Leistungen der Praxis aufmerksam machen kann.
Sehen Sie sich dabei auch in Ihrer eigenen Praxis um und halten Sie fest, wie dort geworben wird. Suchen Sie nach „Hinguckern", die den Patienten und Kunden neugierig machen sollen.

Erstellen Sie einen Flyer oder ein Plakat über eine besondere IGeL-Leistung, die in Ihrer Praxis angeboten wird.
Wie könnte diese Präsentation gestaltet sein, damit Patienten aufmerksam werden und sich dafür interessieren?

2 VERKAUFEN WILL GELERNT SEIN

> Verkaufen heißt den Wert oder Inhalt einer Leistung in einen Nutzen für den Kunden übersetzen.

Haben Sie schon einmal auf einem Flohmarkt etwas verkauft?
Wenn ja, dann wissen Sie sicherlich, dass Verkaufen nicht immer einfach verläuft.

Da will der Kunde Fakten über den Gegenstand wissen.
Der Kunde hinterfragt den Nutzen, den der Gegenstand ihm bringt. Der Kunde hat eventuell Zweifel, warum er gerade bei Ihnen etwas kaufen sollte und nicht bei der Konkurrenz.

Verkaufen will gelernt sein. Verkaufen ist immer auch ein emotionaler Vorgang.
Die reine Wissensvermittlung und Darstellung von Fakten reicht nicht aus, um einen Menschen mit einem guten Gefühl im Bauch nach Hause gehen zu lassen. Der Patient und Kunde soll überzeugt werden, die Angebote der Praxis zu kaufen.

Dies setzt voraus, dass die Praxismitarbeiter überzeugt sind von den eigenen Angeboten. Sie müssen hinter dem Angebot stehen und alles in die Wege leiten, damit die einzelnen Leistungen durchgeführt werden können.

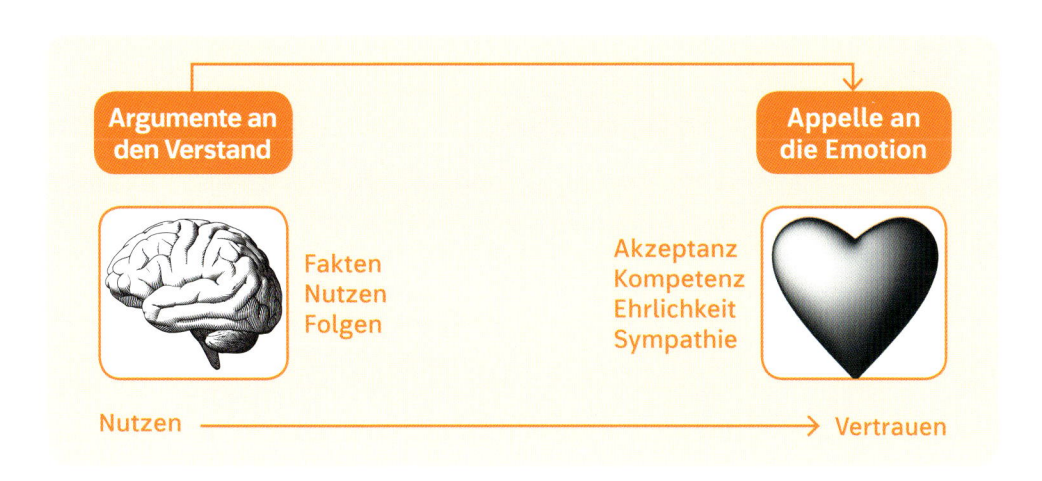

Argumente an den Verstand	Appelle an die Emotion
Fakten Nutzen Folgen	Akzeptanz Kompetenz Ehrlichkeit Sympathie

Nutzen ──────────────→ Vertrauen

3 DAS VERKAUFSGESPRÄCH

> **BEISPIEL**
>
> Erinnern Sie sich doch einmal an Ihren letzten Einkauf in einer Boutique:
> Sie betreten das Geschäft und gucken sich um. Da entdecken Sie ein Oberteil, das Ihnen ganz spontan gefällt.
> Sie nehmen das Kleidungsstück vom Ständer, halten es sich vor den Körper, betrachten sich im Spiegel und signalisieren damit Interesse.
> Dann tritt eine Verkäuferin zu Ihnen. Sie werden freundlich begrüßt. Die Verkäuferin fragt nach, ob Sie Hilfe benötigen.
> Sie erkundigen sich eventuell nach anderen Farben, nach der passenden Größe. Sie bekommen kompetente Auskunft.
> Die Verkäuferin ermuntert Sie, das Kleidungsstück anzuprobieren. Nach kurzer Zeit kommen Sie aus der Umkleidekabine heraus – Sie sehen toll aus. Das Kleidungsstück passt perfekt.
> Doch Sie sind sich nicht sicher: Der Preis ist hoch, das Material empfindlich und eigentlich wollten Sie eine Hose kaufen.
> Die Verkäuferin wird Sie umschmeicheln, Ihnen erklären, dass das Oberteil gerade absolut in ist, dass nur noch wenige Teile vorhanden sind, dass Sie eine der wenigen Kundinnen sind, denen das Oberteil so perfekt steht.
> Eine geschickte Verkäuferin wird Ihnen nun einige Accessoires zeigen, die das Kleidungsstück noch schöner machen. Sie wird Sie eventuell zu einem anderen Spiegel führen, bei dem das Licht vorteilhafter scheint.
> Die Verkäuferin wird Ihnen aufmerksam zuhören, Sie aufmerksam beobachten. Sobald Sie signalisieren, dass Sie das Kleidungsstück kaufen möchten, wird sie Sie in dem Kaufwunsch bestätigen.
> Sie wird Ihre Zweifel zerstreuen, den möglicherweise hohen Preis mit der Qualität des verwendeten Materials, der Marke oder auch geringen Stückzahl begründen.
> Eine gute Verkäuferin wird dafür sorgen, dass Sie mit einem guten Gefühl das Oberteil kaufen und weiterhin gerne wieder in das Geschäft kommen werden.

Der Arzt empfiehlt dem Patienten oder Kunden, eine bestimmte Leistung in Anspruch zu nehmen. Ihre Aufgabe liegt nun darin, die Leistung in einem weiteren Gespräch mit dem Patienten oder Tierhalter positiv zu vermitteln und letztendlich zu verkaufen. Sie unterstützen den Arzt beim Vermitteln und Verkauf des Angebots.
Sie argumentieren leichter, wenn Sie eine bestimmte IGeL-Leistung schon selbst probiert haben, zum Beispiel Zahnprophylaxe, Vitamintherapie oder auch bestimmte Impfungen für einen Auslandsaufenthalt.
Wenn Sie Ihre eigenen Erfahrungen in das Verkaufsgespräch einbringen, können Sie den Patienten viel leichter motivieren und überzeugen, diese Leistung ebenfalls in Anspruch zu nehmen.

Das Verkaufsgespräch

Jedes Verkaufsgespräch läuft in unterschiedlichen Phasen ab. An dem Beispiel oben konnten Sie folgende Schritte erkennen, wie eine gute Verkäuferin vorgeht:

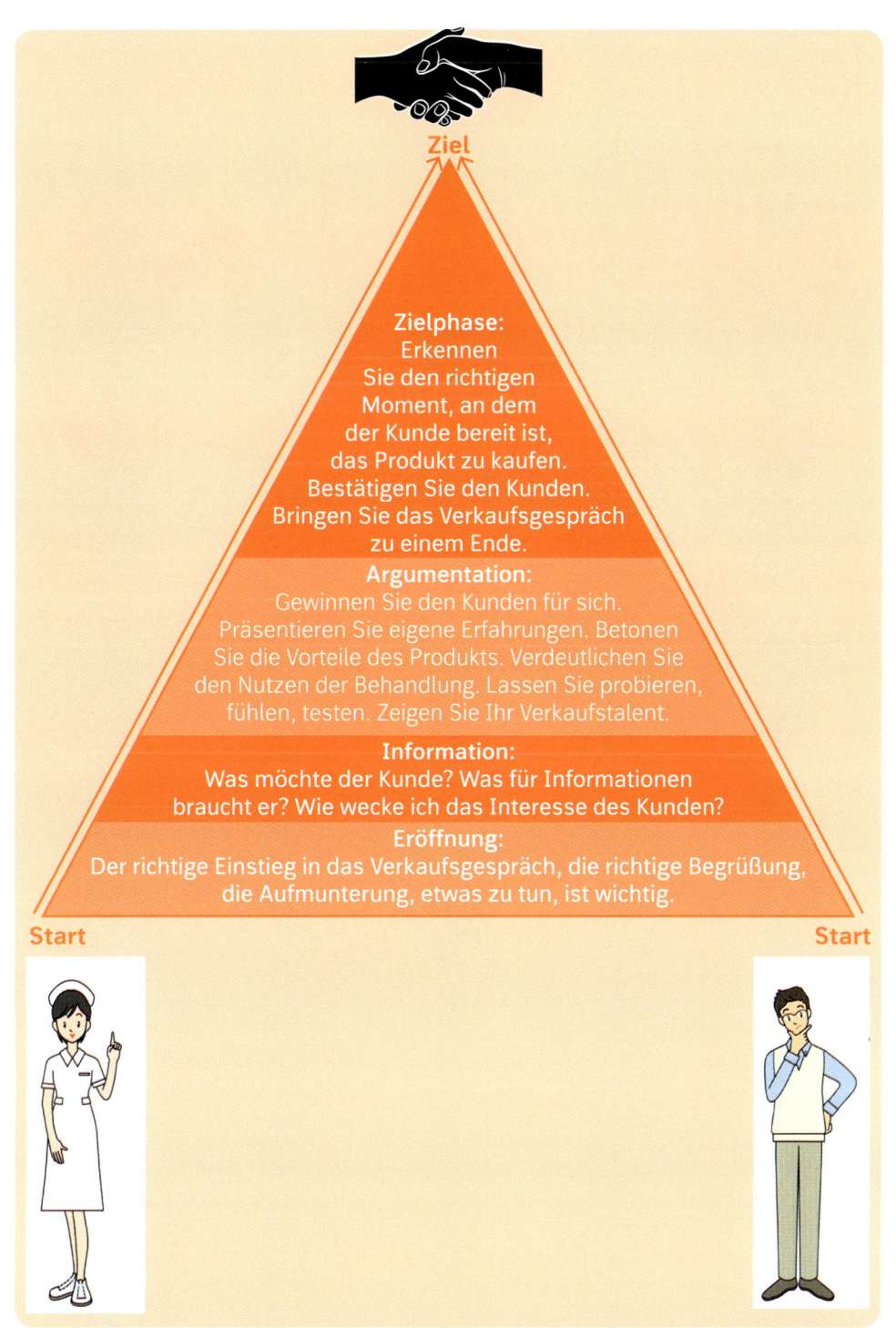

Ziel

Zielphase:
Erkennen Sie den richtigen Moment, an dem der Kunde bereit ist, das Produkt zu kaufen. Bestätigen Sie den Kunden. Bringen Sie das Verkaufsgespräch zu einem Ende.

Argumentation:
Gewinnen Sie den Kunden für sich. Präsentieren Sie eigene Erfahrungen. Betonen Sie die Vorteile des Produkts. Verdeutlichen Sie den Nutzen der Behandlung. Lassen Sie probieren, fühlen, testen. Zeigen Sie Ihr Verkaufstalent.

Information:
Was möchte der Kunde? Was für Informationen braucht er? Wie wecke ich das Interesse des Kunden?

Eröffnung:
Der richtige Einstieg in das Verkaufsgespräch, die richtige Begrüßung, die Aufmunterung, etwas zu tun, ist wichtig.

Start   **Start**

3.1 Eröffnungsphase

Der Patient hat sich im Wartezimmer bereits über das Praxisangebot informieren können, er hat einen Flyer der Praxis gelesen und eine Präsentation im Praxis-TV gesehen.
Vielleicht hat er auch über Mundpropaganda von einer bestimmten Leistung erfahren, oder der Arzt selbst hat die Durchführung einer zusätzlichen Leistung empfohlen.
In allen Fällen ist nun Ihr Geschick gefordert, dem Patienten kompetent und einfühlsam diese Leistung zu verkaufen.
Der erste Eindruck, den Sie zu Beginn eines Verkaufsgesprächs hinterlassen, ist entscheidend für den weiteren Verlauf.
Wenn Sie dem Patienten gleich zu Anfang das Gefühl vermitteln, keine Ahnung vom Produkt zu haben, wird er wohl kaum die Leistung in Ihrer Praxis in Anspruch nehmen wollen.
Schaffen Sie daher gleich zu Beginn des Gesprächs eine kompetente und positive Stimmung.
Sprechen Sie den Patienten mit seinem Namen an. Vermitteln Sie den Eindruck, vorbereitet zu sein.
Patienten mit einem Adelstitel oder einem akademischen Grad legen meist großen Wert auf die korrekte Anrede (siehe Kapitel 4).

Bedanken Sie sich für das Interesse des Patienten. Legen Sie jetzt den Grundstein für den weiteren Verlauf der Verkaufsverhandlung.

Der richtige Einstieg in ein Verkaufsgespräch hängt von der jeweiligen Situation ab: Entweder kommt der Patient mit einer Frage auf Sie zu, weil er etwas gelesen, gehört oder im Fernsehen gesehen hat, oder der Arzt hat den Patienten an Sie verwiesen.

AUFGABE

Wie könnte der passende Einstieg zum Verkaufsgespräch aussehen, wenn der Kunde oder Patient
- von einer neuen Behandlungsmethode in der Zeitung gelesen hat,
- in einem Flyer im Wartezimmer etwas über eine Leistung gelesen hat,
- vom behandelnden Zahnarzt eine prophylaktische Leistung empfohlen bekommen hat,
- im Fernsehen einen Behandlungstipp gesehen hat?

3.2 Informationsphase

Nicht jede Leistung passt zu jedem Patienten. Bereiten Sie sich daher bereits vor Beginn der Sprechstunde auf die angemeldeten Patienten vor. Besprechen Sie womöglich mit dem Arzt, welche Leistung für den einzelnen Patienten geeignet sein könnte.
Hören Sie genau hin, was der Patient wünscht. Fragen Sie nach, wenn etwas unklar ist. Den Wunsch des Patienten nach Information bedienen Sie durch umfassende und verständliche Auskunft.
Entwickeln Sie Bilder im Kopf des Patienten und Kunden. So können Sie z. B. den übergewichtigen Patienten daran erinnern, wie problemlos es war, als er noch ohne überflüssige Pfunde die Treppen steigen konnte.

Räumen Sie ihm ausreichend Zeit zur gedanklichen Verarbeitung ein. Der Patient und Kunde muss sich vorstellen können, was die jeweilige Leistung für ihn persönlich für Auswirkungen haben würde. Der Patient und Kunde muss den Nutzen einer Leistung erkennen.

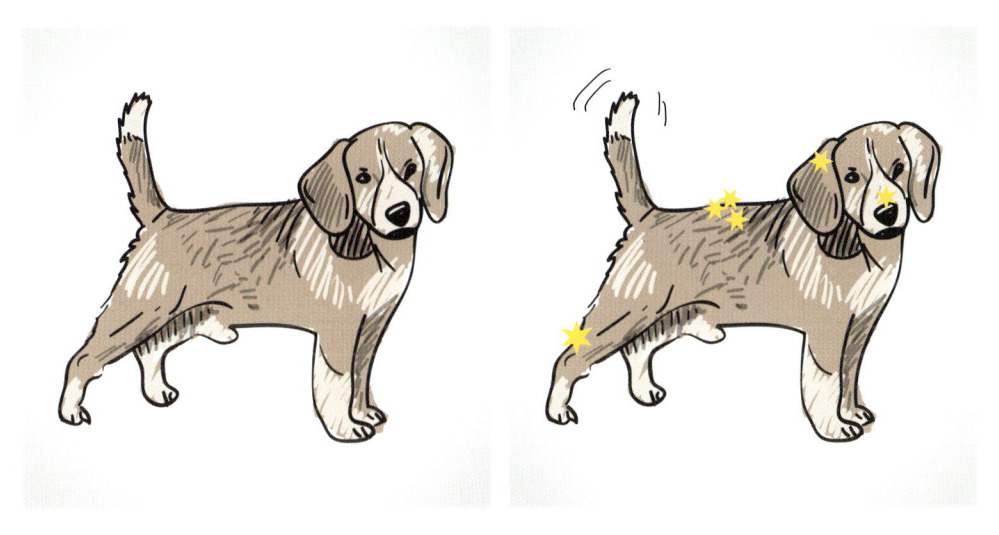

Vermeiden Sie allerdings, den Patienten mit zu viel Informationen über das Leistungsangebot zu überfordern.

> **Profitipp**
>
> Nehmen Sie Rücksicht auf den Patienten. Überlegen Sie sich bereits vor dem Gespräch, welche Informationen der Patient überhaupt benötigt.
> Nötigen Sie den Patienten nie zu einer Leistung, etwa:
> „Wenn Sie diese Impfung nicht machen, werden Sie ganz sicher schwer krank aus dem Urlaub zurückkommen!"
> Bleiben Sie immer seriös und glaubhaft.
> Übertreibungen, Vermutungen und das berüchtigte Zuquatschen sind in einer ärztlichen Praxis völlig unangebracht.
> Die Patienten durchschauen diese Taktik ganz schnell und werden im schlimmsten Fall Ihrer Praxis den Rücken kehren.

Sagt der Patient oder Kunde zunächst einmal Nein, so seien Sie nicht enttäuscht darüber. Nehmen Sie das Nein bitte nicht persönlich. Verstehen Sie dies als Chance für einen zweiten Versuch. Optimieren Sie Ihre Argumentation.
Bereiten Sie sich auf die Verkaufsgespräche vor. Üben Sie diese Gesprächssituationen. Spielen Sie im Praxisteam mögliche Gegenargumente durch und überlegen Sie sich, wie Sie darauf reagieren könnten.

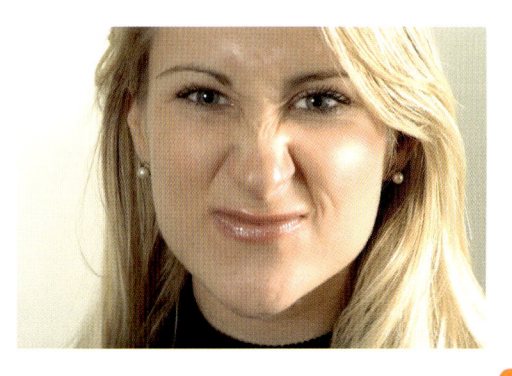

Verhandlung und Verkauf

Entwickeln Sie die Sicherheit, auch vor den Praxismitarbeitern ein Verkaufsgespräch zu führen, ohne Angst vor einer möglich Blamage zu haben.

Vermitteln Sie dem Patienten und Kunden das Gefühl, dass die angebotene Leistung individuell und speziell für ihn geeignet ist, zum Beispiel das individuelle Abnehmprogramm, die neue Zahnreinigungstechnik, die genau jetzt für den Patienten geeignet scheint, oder auch das besondere Seminarangebot zum Stressabbau.

Der Patient wird eine Selbstzahler-Leistung eher in Anspruch nehmen, wenn er die individuellen Vorteile und den persönlichen Nutzen für sich selbst erkennt.

Die medizinischen Belange der Leistung und die möglichen Risiken müssen mit dem Arzt besprochen werden.

Über die gegebenen Informationen können Sie die Patienten motivieren, das Leistungsangebot der Praxis kennenzulernen und in Anspruch zu nehmen.

AUFGABE

- Wie können Sie herausfinden, für welchen Patienten welche Selbstzahler-Leistung geeignet ist?
- Ordnen Sie Selbstzahler-Leistungen Ihrer Praxis geeigneten Patienten zu.

BEISPIEL

3.3 Argumentationsphase

Ist der Patient und Kunde durch Ihre Information neugierig geworden, zeigt er Interesse für eine bestimmte Leistung, beginnt das eigentliche Verkaufen.

Der Patient wird sich interessieren für die Qualität der Leistung, für den Preis oder auch für die Dringlichkeit der Behandlung.
Er wird Ihnen Fragen stellen nach dem Nutzen, nach Nebenwirkungen und eventuell nach möglichen Alternativen.

Damit der Patient oder Kunde den Nutzen klar erkennt, übersetzen Sie jede Aussage in Vorteile.

> **BEISPIEL**
> - „Sie erreichen so ..."
> - „Sie reduzieren ..."
> - „Sie ersparen sich dadurch ..."
> - „Sie gewinnen damit ..."

> **Profitipp**
>
> Ein Fehler, der bei Verkaufsgesprächen immer wieder gemacht wird, ist, dass nur der Nutzen des Produkts selbst herausgestellt wird.
> Wenn Sie den Patienten und Kunden über eine Leistung informieren, müssen Ihre Argumente kundenbezogen sein. Das bedeutet, dass Sie immer den individuellen Nutzen für den Kunden in den Vordergrund stellen müssen.
>
> > **BEISPIEL**
> > Der Vorteil einer professionellen Zahnreinigung liegt nicht darin, dass in der Praxis modernste Technik eingesetzt wird. Der Nutzen für den Patienten ist, dass er ohne Schmerzen und Qualen eine Behandlung in Anspruch nehmen kann, die größtmöglichen Erfolg garantiert.

In der Argumentationsphase ist nun Ihr ganzes Fachwissen gefragt.
Finden Sie durch aktives Zuhören heraus, wo beim Patienten und Kunden mögliche Zweifel liegen.

> **Profitipp**
>
> Nur problembezogene Argumente sind gut.
> Im Eifer des Verkaufsgesprächs wird oft der Fehler begangen, dass sämtliche Vorteile und Argumente der Reihe nach aufgezählt werden. Dabei verschießen Sie nicht nur Ihr ganzes Pulver an guten Argumenten, Sie können auch nicht herausfinden, wieweit der Patient und Kunde überhaupt interessiert ist.
> Argumente vorzubringen, ohne die Probleme und Wünsche des Patienten und Kunden zu erkennen, ist ähnlich Erfolg versprechend, wie einen Sechser im Lotto zu haben.

Argumentationsstrategie

- Ein Vorteil der angebotenen Leistung muss immer ein **Problem** des Patienten lösen. Liegt kein Problem vor, so ist dieses Argument auch kein Vorteil und Sie können darauf verzichten.

> **BEISPIELE**
> - Wenn ein Autofahrer nie schneller als 100 km/h fährt, wird er keinen Vorteil bei einem Fahrzeug sehen, das auch 240 km/h fahren könnte.
> - Hat der Patient kein Problem mit seinem Übergewicht, wird er auch keinen Vorteil im Abnehmen finden.

- Ein Argument muss immer auf das **Interesse** des Patienten und Kunden stoßen. Besteht kein Interesse, so ist das Argument nichts wert.

> **BEISPIELE**
> - Ein Vegetarier interessiert sich sicherlich nicht für die leckere Zubereitung eines Steaks.
> - Ein Raucher, der gerne und mit Genuss raucht, interessiert sich nicht für eine Raucherentwöhnung.

- Ein Argument muss immer auf den **Bedarf** des Patienten und Kunden stoßen. Ist kein Bedarf vorhanden, so ist das Angebot sinnlos.

> **BEISPIELE**
> - Ein Hundebesitzer hat keinen Bedarf an Katzenfutter und wird sich sicherlich auch nicht von guten Argumenten zum Kauf von Katzenfutter überreden lassen.
> - Argumente für die Impfung gegen Hepatitis A sind dann sinnlos, wenn der Patient nicht ins Ausland reisen möchte.

AUFGABE

Suchen Sie sich eine IGeL-Leistung Ihrer Praxis heraus.
Schreiben Sie fünf Argumente auf, warum der Patient diese Leistung in Anspruch nehmen sollte.
Überlegen Sie dabei, worin der Nutzen für den Patienten liegt.

Mit Einwänden des Patienten und Kunden richtig umgehen

Bei jedem Verkaufsgespräch müssen Sie damit rechnen, dass der Patient und Kunde Einwände gegen Ihre Argumente vorbringt.

Einwände sind echte Argumente, die Sie bearbeiten müssen.
Die Einwände zeigen, dass der Patient Interesse an der angebotenen Leistung hat.
Er stimmt Ihren Argumenten noch nicht zu, er hat noch nicht Ja gesagt.
Aber ein Einwand bedeutet auch kein Nein.

Es ist besser, der Patient oder Kunde äußert einen Einwand, als dass er überhaupt nichts sagt. Nur wenn er etwas vorbringt, können Sie auch reagieren.
Einwände sind eigentlich die Gesprächsbeiträge des Kunden in einem Verkaufsgespräch.

Es ist vollkommen normal, dass der Patient oder Kunde zunächst Einwände hat. Es geht schließlich um seine Gesundheit oder die seines Tieres.

Außerdem muss er die Leistung aus der eigenen Tasche bezahlen, und wenn ihm der Nutzen der Leistung noch nicht ganz klar ist, wird er Einwände vorbringen.
Mit einiger Verkaufserfahrung kennen Sie die Einwände der Kunden und können leichter darauf reagieren.

AUFGABE

Denken Sie an eine Situation in Ihrem Praxisalltag, in der ein Patient oder Kunde bei einem Verkaufsgespräch Einwände vorbrachte.
Wie haben Sie oder eine Praxismitarbeiterin darauf reagiert?

Einwand	Reaktion
Kein Bedarf!	
Das ist mir zu teuer!	
Hilft das wirklich?	
Und das können Sie wirklich?	
Da brauche ich noch mehr Infos!	
Das habe ich schon einmal probiert, das war Mist!	
Ich bin mir noch nicht sicher …	
Das geht mir jetzt gerade ein bisschen zu schnell …	

1. **Reagieren Sie mit Fragen.**
   Um weitere Motive des Patienten und Kunden zu erfahren, sollten Sie mit offenen Fragen arbeiten:
   „Wieso lehnen Sie die Raucherentwöhnung ab?"
   „Warum waren Sie vom letzten Diabetiker-Seminar enttäuscht?"
   Mit diesen Informationen können Sie gezielt auf die individuellen Bedürfnisse des Patienten und Kunden eingehen.

2. **Nennen Sie Referenzen.**
   Gerade dann, wenn es um die Gesundheit geht, wünschen Patienten und Kunden Erfolgsgeschichten.
   Natürlich dürfen Sie aus Gründen der Schweigepflicht niemals Namen von anderen Patienten nennen.
   Aber Sie können auf klinische Erfolge verweisen. Sie können darauf hinweisen, wie lange schon diese Behandlung in Ihrer Praxis erfolgreich angeboten wird.
   Wenn die angebotene Leistung schon einmal in der Fachpresse besprochen wurde, dann zeigen Sie den Artikel.
3. **Unterscheiden Sie Vorwand und Einwand.**
   Bei einem Vorwand handelt es sich meist um ein Ausweichmanöver, eine Ausflucht. Ein Vorwand wird immer als kleine Notlüge verwendet:
   „Keine Zeit", „Habe schon etwas anderes geplant", „Wir besprechen das beim nächsten Termin".
   Fragen Sie den Patienten oder Kunden einfach: „Gibt es sonst noch etwas, was gegen die Leistung spricht?"
   Verneint er diese Frage, können Sie das Verkaufsgespräch weiterführen.
4. **„Stimmt, aber …"**
   Kennen Sie das: In einem Gespräch bringen Sie einen Einwand vor und der Gesprächspartner bestätigt Sie zunächst mit einem **Ja**. Kurz darauf kommt die Ernüchterung mit dem berüchtigten **Aber**.
   Wie fühlen Sie sich dabei?

   Genauso wird es einem Patienten oder Kunden gehen, wenn er Ihren Argumenten gegenüber Einwände vorbringt, mit einem Ja bestätigt wird, jedoch kurz darauf das berüchtigte Aber zu hören bekommt.
   Das Ja bestärkt zunächst den Patienten in seinem Einwand, das Aber lässt ihn dann sogleich wieder unrecht haben.

   Viel besser und kundenfreundlicher ist die Formulierung „Ja, genau".

   Statt Ja können Sie auch sagen:
   - richtig
   - stimmt
   - genau
   - Sie haben recht.
   - o. k.
   - Das sehe ich genauso.

   Nach einer kurzen Pause holen Sie nun zum „Gegenschlag" aus.
   Statt „aber" sagen Sie:
   - nur
   - andererseits
   - allerdings
   - doch ich gebe zu bedenken

> **BEISPIELE**
> - „Sie haben recht, das Abnehmprogramm erfordert Geduld und Disziplin. Allerdings werden Sie bereits nach kurzer Zeit tolle Erfolge sehen."
> - „Ich sehe es genau wie Sie, dass das Bleaching der Zähne Geduld erfordert. Andererseits werden Sie es genießen, wieder ungezwungen lächeln zu können."

3.4 Zielphase

In der Zielphase kommt das Verkaufsgespräch erfolgreich zu einem Ende.
Der Patient oder Kunde hat verbal, aber besonders auch nonverbal signalisiert, dass er die angebotene Leistung in Anspruch nehmen wird.
Seine Redeweise, sein Auftreten, sein Gesichtsausdruck und seine Körperhaltung drücken seine Bereitschaft zum Kauf aus.

In dieser Phase geben Sie zum ersten Mal konkrete Auskunft über den Preis der Leistung. Nachdem Sie den Nutzen für den Patienten oder Kunden herausgearbeitet haben und er für die Leistung ein eindeutiges Interesse gezeigt hat, können Sie nun den Preis der Selbstzahler-Leistung begründen.
Ein Preis wird viel besser akzeptiert, wenn Sie ihn mit dem Nutzen der Leistung verbinden.

Preisabsprachen, eventuelle Teilzahlungsvereinbarungen und Preisverhandlungen sollten immer mit dem Patienten oder Kunden durchgeführt werden. Er allein weiß um die Kosten der Leistung für die Praxis.
Wenn Sie einmal einen falschen, zu niedrigen Preis genannt haben, wird der Patient oder Kunde nur unwillig den korrekten Preis zahlen wollen.

Hinweise zum Abschluss
1. Provozieren Sie den Abschluss nicht zu früh.

> **BEISPIEL**
> „Dann notiere ich schon mal ..."

2. Üben Sie niemals Druck aus.

> **BEISPIEL**
> „Je länger Sie mit der Behandlung warten, desto aufwendiger und damit teurer wird es für Sie."

3. Heben Sie sich noch Argumente für den Schluss auf.
4. Holen Sie sich vor dem Abschluss noch mal das Okay des Patienten oder Kunden.

> **BEISPIEL**
> „Wollen wir nochmals zusammenfassen ..."

Wenn der Patient oder Kunde die Leistung in Anspruch nimmt, treffen Sie mit ihm eine Vereinbarung.
Eventuell bietet sich ein Rückruf bei einem Tierbesitzer in den nächsten Tagen an, um zu sehen, ob der Kunde mit dem gewählten Produkt zufrieden ist, oder Sie begleiten einen Patienten bei seiner Raucherentwöhnung, indem Sie ihm Termine für den Notfall anbieten. Sie schaffen Patienten- und Kundentreue, wenn diese das Gefühl bekommen, nicht nur eine Leistung gekauft zu haben, sondern auch einen zusätzlichen Service durch die Praxis zu erfahren.

Verhandlung und Verkauf

Nachfassen, um die Leistung zu verkaufen

Ein Patient oder Kunde hat beim letzten Besuch in der Praxis einen Flyer mit einer IGeL-Leistung von Ihnen erhalten.

Sie hatten das auf der Karteikarte notiert.

Beim jetzigen Besuch können Sie nachfassen und sich erkundigen, ob er noch weitere Informationen wünscht oder ob er eine Entscheidung treffen konnte.

Zeigen Sie dem Patienten oder Kunden, dass Ihnen seine Gesundheit oder die seines Tieres am Herzen liegt.

Dezente Hartnäckigkeit zahlt sich am Ende mehr aus, als darauf zu hoffen, dass der Patient von sich aus auf Sie zukommt.

AUFGABE

Führen Sie ein kleines Rollenspiel durch.
Ein Partner spielt den Patienten, ein anderer die Medizinische Fachkraft.

Üben Sie die Phasen des Verkaufsgesprächs.

Mehrere Partner können hierbei unterschiedliche Patiententypen spielen: den Vielredner, den kritischen Nörgler, den Schüchternen, den Zweifler, den Besserwisser etc.

Lassen Sie sich beim Rollenspiel beobachten.
Holen Sie sich ein kritisches Feedback ein.

- Sie arbeiten als Medizinische Fachangestellte in einer Praxis für innere Medizin mit Qualifizierung Reisemedizin. Sie bieten an:
Reisemedizinische Beratung, auf das Reiseland und die Reisezeit abgestimmt; Impfberatung und Impfungen; individuelle Beratung für chronisch Kranke, Kinder, Senioren; Reiseapotheke etc.
Kosten: 30,00 EUR plus Impfungen
- Sie arbeiten als Zahnmedizinische Fachangestellte in einer Zahnarztpraxis. Sie bieten an:
Prophylaxe: Entfernung von Zahnbelägen; individuelle Ratschläge für die Gesunderhaltung der Zähne und des Zahnfleischs; Schulung der Zahnreinigung und Zahnpflege; Ernährungsberatung; Zahngesundheit ist ein Stück Lebensqualität etc.
Kosten: 90,00 EUR pro Stunde
- Sie arbeiten als Tiermedizinische Fachangestellte in einer Kleintierpraxis. Sie bieten an:
Besondere Fellpflege bei Hunden und Katzen: Shampoonieren, Scheren, trimmen; Krallenschneiden; Ernährungsberatung; Verkauf von Pflegeprodukten etc.
Kosten: ab 35,00 EUR

KAPITEL 8

Umgang mit Konflikten

Thomas kommt nach der Arbeit bei Manuela vorbei und ist richtig wütend: „Ich werde mir eine neue Arbeitsstelle suchen, morgen kündige ich."
Manuela ist überrascht, denn in einem so aufgeregten Zustand hat sie ihren Freund noch nie erlebt. „Was ist denn los, Thomas? Sonst schwärmst du doch immer von deinem tollen Job mit den Tieren und deinen netten Kollegen." Thomas berichtet weiter: „Ich werde dort total ungerecht behandelt – ich, der sonst immer für alle da ist und ständig Überstunden macht. Du weißt doch, dass ich beim Radio-Quiz diese supertolle 10-tägige Reise nach Mauritius gewonnen habe. Diese Reise findet in drei Wochen statt und die wollen mir keinen Urlaub dafür geben. So eine Reise kann ich nie wieder machen, die wäre doch viel zu teuer für mich."
Manuela antwortet: „Aber du bist doch nicht der Einzige in der Praxis, der Betrieb wird doch auch ohne dich weiterlaufen."
Thomas antwortet noch immer wütend: „Das ist es ja gerade, schon an Weihnachten musste ich auf meinen Urlaub verzichten, weil die Praxis renoviert wurde. Jetzt ist Alexandra schwanger und darf im OP nicht mehr assistieren. Susanne ist alleinerziehende Mutter und muss genau während meiner Traumreise frei haben, weil da der Kindergarten geschlossen ist und sie niemanden hat, der auf ihre Tochter aufpasst. Jürgen, der ist noch der Einzige, der mich versteht, hat sich bereit erklärt, Überstunden zu machen. Aber das ist meinem Chef zu unsicher, weil Jürgen ja vielleicht krank werden könnte. Die gönnen mir alle die einmalige Chance meines Lebens einfach nicht. Verstehst du jetzt meine Situation?"
Manuela nickt zustimmend: „Du steckst mitten in einem Konflikt: Arbeitsplatz gegen Traumurlaub. Schieb erst einmal deine Wut beiseite. Wir hatten vor einiger Zeit auch einen Engpass und haben über eine Zeitarbeitsvermittlung eine perfekte Aushilfskraft bekommen. Meine Mutter wünscht sich unbedingt Enkelkinder, vielleicht macht es ihr Spaß, auf Alexandras Tochter aufzupassen, und dein Chef ..."
Gemeinsam finden Thomas und Manuela noch weitere Lösungswege. Zuversichtlich betritt Thomas am nächsten Morgen seine Tierarztpraxis. Er wird heute versuchen, zusammen mit seinem Chef und seinen Kollegen eine für alle zufriedenstellende Lösung des Problems zu finden.

1 WAS IST EIN KONFLIKT?

> Der Begriff **Konflikt** leitet sich vom lateinischen Wort „conflingere"
> (= zusammenstoßen, kämpfen) ab. Ein Konflikt ist ein Zusammenstoß,
> Streit oder Widerstreit verschiedener Forderungen an dieselbe Person.

Ein Konflikt ist eine Situation, bei der sich mindestens zwei unterschiedliche Ansichten, Vorstellungen oder Interessen gegenüberstehen, die aus eigener Kraft nicht miteinander vereinbar sind.

Immer wenn zwei oder mehrere Menschen mit ihren unterschiedlichen Persönlichkeiten und Interessen zusammentreffen oder zusammenarbeiten, kann ein Konflikt entstehen. Konflikte werden im Verborgenen (= latent) oder offen ausgetragen.

Es gibt auch einen inneren Konflikt, bei dem der Betroffene für sich selbst zwischen zwei oder mehreren widersprüchlichen oder schwer zu vereinbarenden Entscheidungen wählen muss.

BEISPIEL

Sie beobachten durch Zufall eine Kollegin, die Sie gerne mögen, dabei, wie sie in der Praxis eine Unterschrift auf einem Rezept fälscht. Eigentlich müssten Sie Ihren Chef darüber informieren. Das würde für Ihre Kollegin vielleicht die fristlose Kündigung bedeuten und Sie würden sich mitschuldig daran fühlen. Wenn Sie Ihren Chef nicht informieren, quälen Sie vielleicht Schuldgefühle, weil Sie sich ihm gegenüber nicht loyal verhalten haben.

Konflikte gehören zum Berufsalltag und zum Privatleben. Wenn Konflikte am Arbeitsplatz längere Zeit bestehen, schränken sie kurz-, mittel- oder langfristig die Arbeitsproduktivität ein.

Für jeden Konflikt gilt die Regel: Je früher er bereits im Prozess seiner Entstehung erkannt wird, umso größer ist die Chance, ihn erfolgreich zu lösen. Mit den bisher gelernten Kommunikationsregeln sind Sie auch auf ein erfolgreiches Konfliktlösungsgespräch vorbereitet.

Profitipp

Dieses Kapitel steht bewusst im hinteren Teil des Buches.
Wenn Sie die Kommunikationsregeln konsequent beachten, wird es Ihnen gelingen,
- viele Konflikte im Vorfeld zu vermeiden,
- einen Konflikt bereits am Anfang seiner Entwicklung zu erkennen, gezielt anzusprechen und sofort zu lösen.

AUFGABE

Führen Sie gemeinsam mit mehreren Kollegen die folgende Übung durch:

Jeder erhält ein Anweisungsblatt, setzt sich damit allein an einen Platz und fertigt nach seinen Vorstellungen die folgende Zeichnung an:
1. Zeichnen Sie in die erste Ecke des Blattes einen Kreis.
2. Zeichnen Sie in die zweite Ecke des Blattes ein Quadrat.
3. Zeichnen Sie in die dritte Ecke des Blattes ein Dreieck.
4. Verbinden Sie nun eine Spitze des Dreiecks mit dem Mittelpunkt des Kreises.
5. Zeichnen Sie auf diese Linie drei Sterne.
6. Verbinden Sie die Sterne mit den Ecken des Quadrats.
7. Zeichnen Sie zuletzt ein Strichmännchen, das vom Quadrat zum Stern wandert.

Heften Sie alle Entwürfe an die Pinnwand und vergleichen Sie Ihre Ausführungen.

Diskutieren Sie gemeinsam, warum jedes Bild anders aussieht, obwohl jeder von Ihnen dieselbe Anweisung hatte.
- Welche Lösung ist die richtige?
- Was hat dazu geführt, dass jeder seine Aufgabe anders gelöst hat?
- Wie gehen Sie als Gruppe damit um, dass ein Ziel, nämlich das Bild, durch verschiedene Lösungswege erreicht werden kann?
- Was geschieht, wenn ich nur mein eigenes Bild als richtige Lösung gelten lassen will?

2 KONFLIKTARTEN

Nicht jeder Konflikt ist gleich. Um einen Konflikt erfolgreich zu lösen, müssen Sie zuerst erkennen, um welche Art von Konflikt es sich handelt.

Sachkonflikt
Zwei oder mehrere Personen verfolgen ein gemeinsames Ziel. Sie sind sich aber über den Weg dorthin, die Mittel oder die Methode uneins.

> **BEISPIEL**
>
> Als Medizinische Fachangestellte möchten Sie alle Patienten gleich behandeln. Sie müssen aber auf Anweisung Ihres Chefs für privat versicherte Patienten kürzere Wartezeiten, mehr Sprechzeit mit dem Arzt und aufwendigere diagnostische Maßnahmen einplanen als für Patienten einer gesetzlichen Krankenversicherung. Sie finden das ungerecht. Ihr Chef ist der Ansicht, dass ein hoher Anteil von Privatpatienten für die wirtschaftliche Sicherung der Praxis unerlässlich sei.

Beziehungskonflikt

Zwischen Personen oder Gruppen fehlt es an gegenseitiger Wertschätzung, Rücksichtnahme, Verständnis und Einfühlungsvermögen. Personen oder Gruppen haben falsche Erwartungen aneinander. Sie missverstehen, missachten oder demütigen sich gegenseitig. Der Konflikt spielt sich auf der Gefühlsebene ab und wird vorwiegend über Emotionen ausgetragen.

> **BEISPIEL**
>
> Ihre Kollegin befindet sich genau wie Sie im zweiten Ausbildungsjahr. Weil sie aus einer Arztfamilie kommt, glänzt sie ständig mit ihrem Wissen und versucht, die Erstkraft zu beeindrucken. Ihr werden deshalb die verantwortungsvolleren Aufgaben übertragen, während Sie selbst Ihren Arbeitstag mit langweiligen Routinearbeiten zubringen. Wenn Sie einen kleinen Fehler machen, werden Sie sofort kritisiert, während bei Ihrer Kollegin alles nicht so schlimm ist. Sie fühlen sich zurückgesetzt und vermeiden den Kontakt mit Ihrer Kollegin und der Erstkraft. Sie fühlen sich im Praxisteam nicht mehr wohl und haben immer weniger Lust, sich um die Patienten zu kümmern.

Wertkonflikt

Ziele, Prinzipien oder Grundsätze sind zwischen zwei oder mehreren Personen unvereinbar. Sie werden von den Beteiligten vernachlässigt oder übertreten.

> **BEISPIEL**
>
> Sie haben die Gestaltung des Wartezimmers zu Ihrem persönlichen Hobby gemacht. Um für die Patienten eine gemütliche und abwechslungsreiche Atmosphäre zu schaffen, investieren Sie einen Teil Ihrer Freizeit und manchmal auch Ihr Geld. Bevor Sie die Praxis verlassen, räumen Sie den Wartebereich sorgfältig auf. Wenn Ihre Kollegin die Spätschicht übernimmt, erledigt sie die Aufräumarbeiten demonstrativ nur sehr oberflächlich. Sie zeigt Ihnen damit immer wieder, dass Sie Ihre Anstrengungen für einen überflüssigen Luxus hält.

Verteilungskonflikt

Der Konflikt entsteht wegen der Frage: „Wer bekommt was?" Zwischen Einzelnen oder Gruppen besteht Uneinigkeit über die Verteilung von Materialien, Zeit oder Geld.

> **BEISPIEL**
>
> Pünktlich um 18:00 Uhr verlässt Ihre Kollegin jeden Tag die Praxis, um ihren Bus zu erreichen. Sie können zu Fuß nach Hause gehen. Deshalb wird von Ihnen erwartet, dass Sie in der Praxis bleiben, bis der letzte Patient versorgt und die Praxis aufgeräumt ist. Bei Ihnen haben sich dadurch schon viele Überstunden angesammelt. Als Sie Ihre Chefin dafür um eine Gehaltserhöhung bitten, wird sie ärgerlich und meint: „Einigen Sie sich mit Ihrer Kollegin." Die muss dann auch mal mit einem späteren Bus fahren und Sie gehen pünktlich nach Hause.

Innerer Konflikt
Dies ist ein Konflikt, den eine Einzelperson mit sich selbst austrägt:
- Entscheidungskonflikt: Soll ich die gut bezahlte Arbeitsstelle in der fremden Stadt annehmen oder lieber am alten Arbeitsplatz und in meinem vertrauten Freundeskreis bleiben?
- Rollenkonflikt: Bin ich Mutter oder Medizinische Fachangestellte? Wer braucht mich heute mehr: mein krankes Kind oder meine Kolleginnen am Arbeitsplatz?

3 ENTWICKLUNG UND VERLAUF EINES KONFLIKT

Konflikte beginnen meist mit kleinen Problemen auf der Sachebene. Es geht darum, was getan oder auch nicht getan wurde. Schnell fühlt sich einer der Beteiligten ungerecht behandelt, ausgenutzt oder beleidigt. Das Sachproblem verlagert sich auf die Gefühlsebene und wird dort weiter ausgetragen. Der eigentliche Auslöser des Konflikts tritt immer weiter in den Hintergrund.

Am Beispiel einer Auseinandersetzung zwischen zwei Mitarbeiterinnen einer Praxis sehen Sie, in welchen Stufen ein Konflikt entsteht und wie sich ein Konflikt, der zunächst nur zwei Personen betrifft, bis zur Teamspaltung weiterentwickeln kann:

Stufe 1: Frontenbildung
Die Konfliktparteien beziehen feste Standpunkte, von denen sie nicht mehr abrücken wollen. Sie sind auch nicht mehr zu Kompromissen bereit. Beide Mitarbeiterinnen gehen sich aus dem Weg. Sie sprechen nur noch das Nötigste miteinander und können dadurch bereits den Kommunikationsfluss innerhalb der Praxis stören.
Die Kolleginnen bemerken und beobachten den Konflikt. Sie beteiligen sich aber noch nicht daran.

Stufe 2: Verbündetensuche
Jede Konfliktpartei sucht gezielt innerhalb des Teams nach Kollegen, die ihrem Standpunkt zustimmen und auf ihrer Seite stehen.
Das Praxispersonal beschäftigt sich immer mehr mit dem Konflikt. Die berufsbedingten Absprachen werden auf der Gefühlsebene ausgetragen und kompliziert. Dadurch verschlechtert sich das Betriebsklima und die Arbeitsproduktivität sinkt.

Stufe 3: Verhärtung der Fronten
Alle am Konflikt beteiligten Praxismitarbeiter haben feste Rollen übernommen.
Der Konflikt wird jetzt auch für alle erkennbar ausgetragen. Schon geringfügige Anlässe führen zu Streitgesprächen und Auseinandersetzungen.

Stufe 4: Offene Aggression
Die Streitigkeiten brechen offen aus und durchziehen den gesamten Arbeitsalltag. Jetzt ist auch die Arbeitsqualität betroffen. Die Mitarbeiter begehen immer mehr Flüchtigkeitsfehler. Die krankheitsbedingten Fehlzeiten nehmen zu.

Stufe 5: Teamspaltung
Das Team der Mitarbeiter ist in zwei Lager aufgespalten. Der Teamgeist ist endgültig verloren gegangen. Man versucht, sich gegenseitig Fehler und Unfähigkeit nachzuweisen. Die Ärzte und auch die Patienten werden in den Konflikt mit einbezogen. Ein zielstrebiges und sinnvolles Zusammenarbeiten ist nicht mehr möglich.

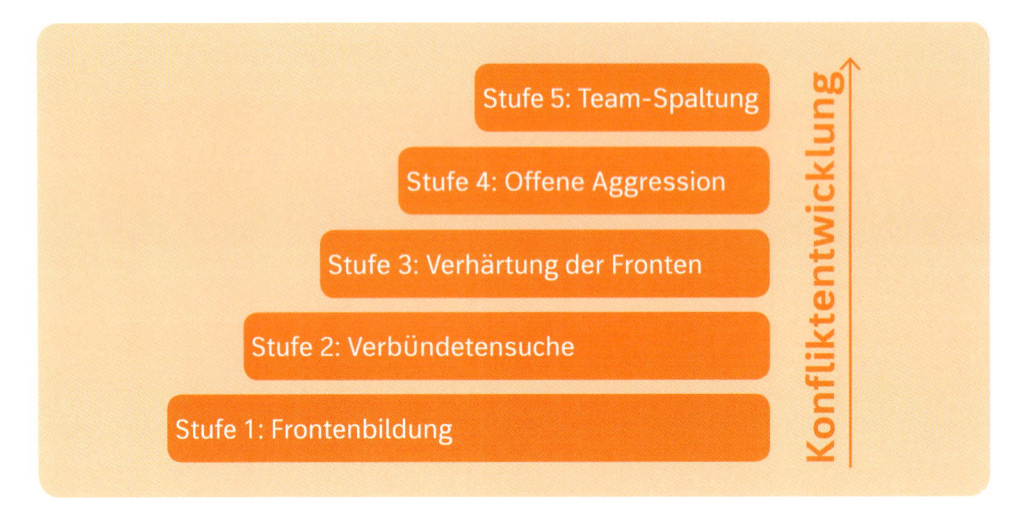

Stufe 5: Team-Spaltung
Stufe 4: Offene Aggression
Stufe 3: Verhärtung der Fronten
Stufe 2: Verbündetensuche
Stufe 1: Frontenbildung

Konfliktentwicklung →

AUFGABE

- Wo sind in Ihrem Praxisalltag konfliktträchtige Situationen?
- Was können Sie an Ihrem Arbeitsplatz tun, um
  - einen Konflikt zu vermeiden,
  - Konflikte frühzeitig – im Idealfall auf der Stufe 1 – zu erkennen?
- Gibt es an Ihrem Arbeitsplatz bereits einen ungelösten Konflikt?
- Um welche Art von Konflikt handelt es sich dabei?

4 LÖSUNG VON KONFLIKTEN

Ungelöste Konflikte haben immer negative Auswirkungen für die Mitarbeiter einer Praxis und Folgekosten für den Praxisinhaber, weil
- die Arbeitsproduktivität und die Arbeitsqualität nachlassen,
- die Motivation und die Zufriedenheit der Mitarbeiter sinken,
- der Teamgeist schwindet und das Betriebsklima sich verschlechtert,
- die Zufriedenheit der Patienten abnimmt.

Konfliktanalyse

Wenn Sie einen Konflikt zwischen mehreren Personen lösen möchten, führen Sie zuerst eine genaue Konfliktanalyse durch. Stellen Sie sich dabei die folgenden Fragen:

- Wer ist am Konflikt beteiligt?
  - Sind es Einzelpersonen oder haben sich bereits Gruppen gebildet?
  - In welcher Beziehung stehen die Beteiligten zueinander?

- Worum geht es in dem Konflikt?
  - Welche Art von Konflikt ist es?
  - Was ist der Streitgegenstand?
  - Welche Argumente bringen die Konfliktparteien vor?
  - Welche Ursache hat der Konflikt?

- Wie ist der Konfliktstatus?
  - Wie lange besteht der Konflikt schon?
  - Auf welcher Stufe befindet sich der Konflikt?
  - Was ist bisher geschehen?
  - Welche Konfliktlösung ist möglich?

Um den Konflikt zu lösen oder zumindest eine weitere Verschärfung zu verhindern, müssen die beteiligten Konfliktparteien miteinander ins Gespräch kommen. Die Ziele eines **Konfliktlösungsgesprächs** sind:

1. Standpunkte, Argumente und Gefühle der am Konflikt beteiligten Personen klären
2. Gemeinsam eine tragfähige Lösung des Konflikts erarbeiten
3. Vereinbarungen für die Umsetzung der Konfliktlösung und den weiteren Umgang miteinander treffen

Planung des Konfliktlösungsgesprächs

Damit ein Konfliktlösungsgespräch zum gewünschten Erfolg führt, muss es sorgfältig geplant und vorbereitet werden.

Wenn Sie selbst ein Konfliktlösungsgespräch als Moderator (Gesprächsleiter) oder Mediator (Vermittler einer Lösung) leiten, gehen Sie in folgenden Schritten vor:

- Führen Sie eine genaue Konfliktanalyse durch.
- Legen Sie das Ziel des Gesprächs fest.
- Entscheiden Sie, wer an dem Gespräch teilnehmen soll: eine Einzelperson, die am Konflikt beteiligten Personen oder das ganze Praxisteam?
- Vereinbaren Sie einen Gesprächstermin, die Gesprächsdauer und den Gesprächsort und laden Sie dazu ein.
- Erstellen Sie ein Gesprächskonzept.
- Entwerfen Sie einen eigenen Lösungsweg.

Durchführung des Konfliktlösungsgesprächs

Üblicherweise wird ein Konfliktlösungsgespräch vom Vorgesetzten (Arzt oder Erstkraft) oder von einem neutralen Dritten (Außenstehender, der nicht in der Praxis arbeitet) geleitet (moderiert). Dennoch ist es hilfreich, wenn Sie lernen, sich in die Rolle des Schlichters hineinzuversetzen, um Ihr Einfühlungsvermögen zu schulen und Ihr eigenes Verhalten als Betroffene in einem Konflikt zu überprüfen. Daher werden Sie im Folgenden direkt als Moderatorin angesprochen.

- **Positive, konfliktberuhigende Gesprächsatmosphäre**
  Erstellen Sie eine geeignete Sitzordnung. Nach der Begrüßung der Teilnehmer danken Sie ihnen für ihre Gesprächsbereitschaft. Schildern Sie kurz das Problem auf der Sachebene, aber nehmen Sie keine Wertung vor und vermeiden Sie Beschuldigungen. Weisen Sie auf die Bedeutung der Konfliktlösung hin.

  Damit das Gespräch einen ruhigen und geordneten Verlauf nimmt, legen Sie „Spielregeln" fest, wie z. B. gleiches Rederecht, Länge der Redezeit, ohne Unterbrechung ausreden lassen.

  Zeigen Sie den Gesprächspartnern Ihre Wertschätzung. Verwenden Sie positive Formulierungen und achten Sie auf eine offene und freundliche Mimik und Gestik.

Profitipp

Gesprächstermin:
Wählen Sie für das Konfliktlösungsgespräch einen Termin außerhalb der Arbeitszeit, aber nicht im Anschluss an einen anstrengenden Arbeitstag.

Gesprächsort:
Das Konfliktlösungsgespräch darf nicht an dem Ort stattfinden, an dem der Konflikt ausgetragen wird. Suchen Sie deshalb einen neutralen Gesprächsort. Der Raum sollte abgeschlossen, freundlich eingerichtet und ruhig sein.

Sitzordnung:
Alle Beteiligten sitzen gemeinsam um einen Tisch. Ein runder Tisch hat den Vorteil, dass sich alle sehen können und sich keiner ausgegrenzt fühlt. Die Stühle sind einheitlich, um eine Aufwertung durch eine bequemere Sitzposition zu vermeiden. Verhindern Sie, dass sich die Konfliktparteien als Fronten gegenübersitzen. Der Tisch darf auch nicht so groß sein, dass weite Sitzabstände und Leerräume entstehen.

Ruhe:
Die Gesprächsrunde darf auf keinen Fall gestört werden. Alle Handys sind ausgeschaltet. An der Türe hängt das Schild „Bitte nicht stören".

Stimmung:
Bauen Sie eine positive Grundstimmung auf, z. B. durch das Bereitstellen von alkoholfreien Getränken, Süßigkeiten oder kleinen Snacks.

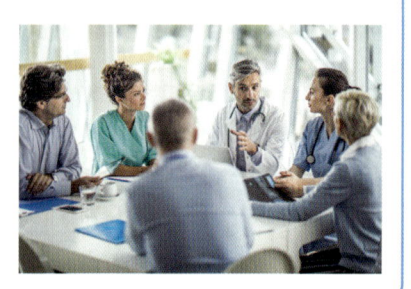

- **Konfliktdarstellung aus der Sicht der Beteiligten**
  Im zweiten Schritt geht es um eine möglichst genaue Analyse des Konflikts. Bitten Sie dafür die Beteiligten um eine konkrete und sachliche Schilderung des Konflikts. Dabei bekommt jeder Gelegenheit, seinen persönlichen Standpunkt darzustellen und seine Argumente vorzubringen.

  Schreiten Sie als Leiter der Gesprächsrunde (Moderator) nur bei Anschuldigungen und Abschweifungen ein und unterbrechen Sie die Redner sonst nicht. Zeigen Sie durch aktives Zuhören Ihr Interesse.

Sprechen Sie die Auswirkungen des Konflikts auf Zusammenarbeit und Betriebsklima an. Machen Sie sich während der Konfliktdarstellung Notizen und fassen Sie am Ende das Gesprächsergebnis zusammen.

- **Suche nach einer Konfliktlösung**
  Fordern Sie die am Konflikt Beteiligten auf, Vorschläge für die Konfliktlösung zu machen. Erfragen Sie auch Lösungsvorschläge von den anderen Teammitgliedern.

  Diskutieren Sie anschließend gemeinsam die Vorteile, Nachteile und die Realisierbarkeit der vorgeschlagenen Lösungswege. Nehmen Sie alle Einwände ernst und fragen Sie nach Alternativen.

  Wenn keine Lösung gefunden wird, können Sie jetzt als Moderator den eigenen Lösungsweg anbieten.

- **Lösungsvereinbarung treffen**
  Am Ende der Gesprächsrunde sollte eine Lösungsvereinbarung getroffen werden. Sie muss so gestaltet sein, dass sie von allen akzeptiert werden kann. Es darf dabei keine Gewinner und Verlierer geben, die sofort einen neuen Konflikt anfachen würden. Geben Sie auch keine Versprechungen, die Sie später nicht einhalten können.
  Die vereinbarte Konfliktlösung wird schriftlich festgehalten und gilt für alle verbindlich.

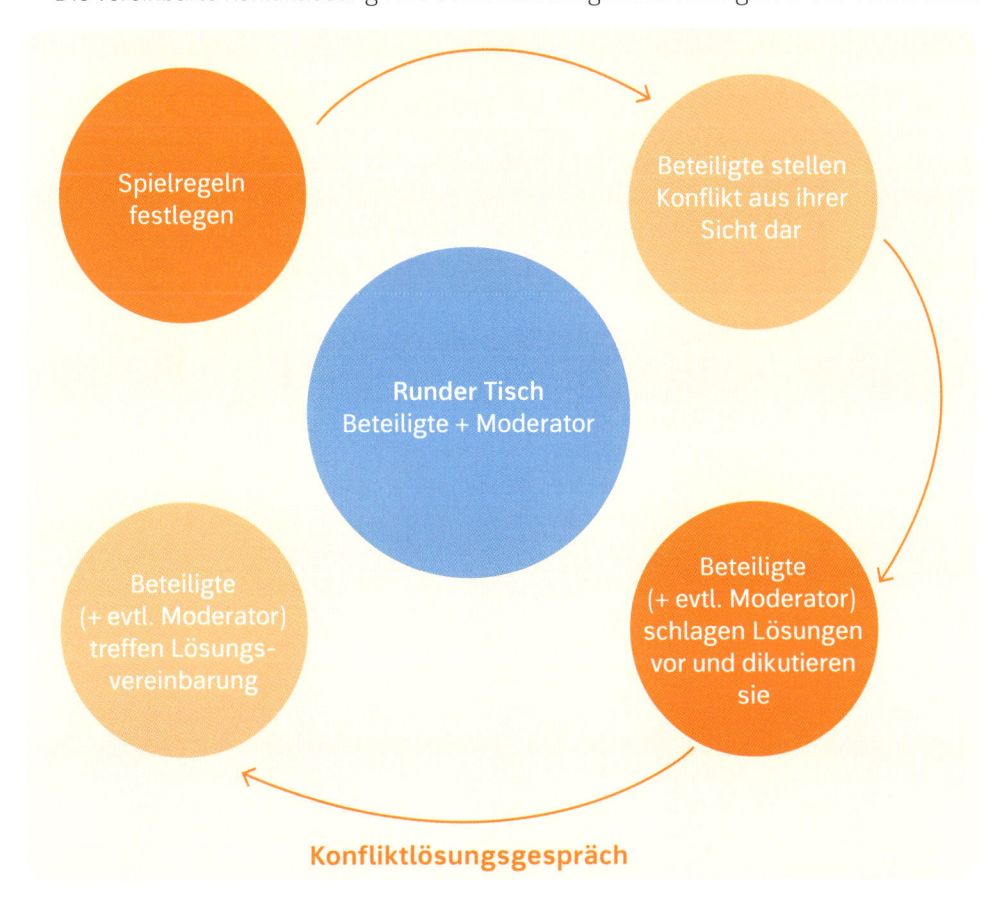

Konfliktlösungsgespräch

- Spielregeln festlegen
- Beteiligte stellen Konflikt aus ihrer Sicht dar
- Runder Tisch: Beteiligte + Moderator
- Beteiligte (+ evtl. Moderator) schlagen Lösungen vor und diskutieren sie
- Beteiligte (+ evtl. Moderator) treffen Lösungsvereinbarung

> **Profitipp**
>
> Um bei einem Konfliktlösungsgespräch die Übereinstimmungen und Meinungsverschiedenheiten herauszuarbeiten, eignet sich die
> **AOK-Regel**:
>
> **A** = Aufgreifen von verbalen und nonverbalen Äußerungen
> Die Gedanken des Gesprächspartners sinngemäß, nachempfindend oder situativ aufgreifen und nachfragen, ohne sie zu interpretieren oder zu bewerten
>
> **O** = Offenes Ansprechen des eigenen Anliegens
> Eigene Gefühle, Anliegen, Meinungen, Befürchtungen offen und authentisch z. B. durch Ich-Botschaften äußern, ohne dabei den Partner abzuwerten
>
> **K** = Klären und konstruktiv weiterführen
> Antworten aufgreifen, Lösungsvorschläge einbringen und das Feedback des Partners dazu einholen

5 SO KÖNNEN SIE KONFLIKTE VERMEIDEN

1. Gestehen Sie Ihren Mitmenschen zu, dass sie nicht jeden Tag gut gelaunt sind. Vielleicht tragen sie Probleme mit sich herum, von denen Sie nichts ahnen.
2. Auch Sie sind nicht jeden Tag in Höchstform.
   Signalisieren Sie Ihren Mitmenschen, dass es Ihnen heute nicht so gut geht und Sie deshalb lieber nicht belastet bzw. in Ruhe gelassen werden möchten. Mehr Verständnis erreichen Sie, wenn Sie auch den Grund dafür angeben.
3. Entschuldigen Sie sich, wenn Sie einen Fehler gemacht haben oder einen anderen Menschen beleidigt haben.
4. Eine Kollegin oder ein Patient verändert plötzlich sein Verhalten Ihnen gegenüber oder zieht sich von Ihnen zurück?
   Sie können nicht in andere Menschen hineinsehen. Möglicherweise haben Sie unbewusst und ohne Absicht etwas gesagt oder getan, was den anderen verletzt hat. Fragen Sie nach dem Grund der Verhaltensänderung.
5. Missbrauchen Sie nicht das Vertrauen der anderen. Setzen Sie keine Gerüchte in Umlauf. Verbreiten Sie nichts, wenn Sie den Wahrheitsgehalt nicht selbst überprüfen konnten oder Ihnen etwas unter dem Siegel der Verschwiegenheit anvertraut wurde.
6. Konflikte entstehen meist langsam und entzünden sich oft an Kleinigkeiten.
   Wenn Sie auf der Gefühlsebene bemerken, dass etwas zwischen Ihnen und dem anderen nicht stimmt, sprechen Sie dieses Gefühl an und suchen Sie nach einer Erklärung.
7. Sprechen Sie Ihre eigenen Probleme am Arbeitsplatz oder im Umgang mit einem Patienten frühzeitig und offen an. Als Ansprechpartner wählen Sie eine Vertrauensperson oder den Betroffenen selbst. Was heruntergeschluckt wird, kann sich zu einem immer größeren Problem auswachsen.
8. Lösen Sie Ihre Konflikte nur mit den Personen, die direkt vom Konflikt betroffen sind. Wenn Sie allein nicht weiterkommen, suchen Sie nach einem neutralen Vermittler (= Mediator), zu dem Sie und die anderen Vertrauen haben.

Der Mediator muss eine außenstehende Person sein, die selbst nicht am Konflikt beteiligt ist. Er unterstützt Sie dabei, wieder einen gemeinsamen Weg zu finden.

9. Suchen Sie bei Konflikten immer nach konstruktiven Lösungen, die beide Seiten zu Gewinnern machen.
10. Senden Sie in konfliktträchtigen Situationen lieber eine Ich-Botschaft anstelle einer Du-Botschaft.
11. Verzeihen Sie auch einmal einen Fehler. Auch Sie machen welche, denn „nobody is perfect!"

AUFGABE

Bereiten Sie ein Konfliktlösungsgespräch für die beiden Beispiele vor.
Führen Sie das Konfliktlösungsgespräch als Rollenspiel durch.
Entscheiden Sie bitte auch, welche Praxismitarbeiter an diesem Gespräch teilnehmen sollen.

BEISPIEL

Konfliktsituation:
Die Zahnmedizinische Fachangestellte Simone Bacher ist verheiratet und hat zwei Töchter im Alter von acht und zwölf Jahren. Sie möchte während der Pfingstferien wie jedes Jahr mit ihrer Familie für zwei Wochen nach Italien fahren und hat deshalb Urlaub beantragt. Frau Bacher ist die Erstkraft und arbeitet schon seit 15 Jahren in der Praxis.
Die Zahnmedizinische Fachangestellte Monika Haustein gehört seit zwei Jahren zum Praxisteam. Sie hat als Geburtstagsgeschenk von ihrem Mann eine fünftägige Reise nach New York zu einem Rockkonzert bekommen. Die Reise findet in der ersten Woche nach Pfingsten statt und kann wegen des Konzerts nicht verschoben werden. In den Weihnachtsferien musste Frau Haustein zugunsten von Frau Bacher auf ihren Urlaub verzichten.
Marianne Warnke ist Auszubildende im dritten Lehrjahr und schreibt nach den Pfingstferien ihre Abschlussprüfung. Sie hat noch Anspruch auf sieben Tage Urlaub. Diesen Urlaub will sie zum Lernen auf die Prüfung verwenden.
Samira Kreut ist Auszubildende im ersten Lehrjahr. Sie möchte auch während der Pfingstferien einige Urlaubstage nehmen, weil sie mit ihrer besten Freundin, die noch zur Schule geht, etwas unternehmen will.

Situation in der Praxis:
Frau Bacher und Frau Haustein sprechen wegen des Urlaubsstreits nur noch das Notwendigste miteinander. Es sind deswegen bereits Fehler bei der Terminplanung aufgetreten.
Marianne ist mit Monika Haustein befreundet. Wegen der bevorstehenden Abschlussprüfung ist sie zurzeit sehr nervös und bei ihrer Arbeit unkonzentriert.
Samira leidet unter der angespannten Stimmung und traut sich nicht mehr, Fragen zu stellen. Sie versucht aber, besonders freundlich zu den Patienten zu sein.
Die Zahnärztin Frau Dr. Ringsee hat noch keine Entscheidung über die Urlaubsplanung getroffen.

BEISPIEL: 2

Konfliktsituation:

Anita Hagl hat den Beruf Bürokauffrau erlernt und dann in einer internistischen Praxis eine zweite Ausbildung als Medizinische Fachangestellte begonnen. Letztes Jahr hat sie ihre Abschlussprüfung mit der Note 1,5 bestanden und wurde ins Praxisteam übernommen. Schon wenige Wochen nach ihrem Ausbildungsbeginn konnte sie alle Arbeiten in der Praxis zuverlässig ausführen. Anita Hagl begleitet Herrn Dr. Dogge gelegentlich auf Fortbildungsveranstaltungen und ist stolz auf ihr medizinisches Fachwissen.

Marco Hirsch ist Auszubildender im zweiten Lehrjahr. Er wollte eigentlich Kfz-Mechatroniker werden, hat aber keinen Ausbildungsplatz für diesen Beruf gefunden. Marco hat viele Freunde und kann gut mit den Patienten umgehen. Er hat aber Probleme damit, sich alle Arbeitsabläufe in der Praxis zu merken, und vergisst manches. Frau Hagl hat dafür kein Verständnis. Sie kritisiert Marco ständig und schreit ihn auch in Gegenwart von Patienten manchmal an. Marco leidet unter dem Verhalten von Frau Hagl. Er ist verunsichert und macht in ihrer Gegenwart noch mehr Fehler. Letzte Woche hat Marco einen Laborbefund falsch zugeordnet. Deswegen konnte die Therapie bei einem Patienten nicht rechtzeitig durchgeführt werden.

Anne Fritsch ist die Freundin von Marcos Mutter. Sie arbeitet seit 20 Jahren, zurzeit aber nur vormittags, als Medizinische Fachangestellte in der Praxis. Während ihrer Arbeitszeit versucht sie, Marco und Frau Hagl voneinander zu trennen. Frau Fritsch hat die Erfahrung gemacht, dass Marco unter ihrer Aufsicht und nach mehrfacher Erklärung die eingeübten Praxisaufgaben gut erledigt. Frau Fritsch ärgert sich über das Verhalten ihrer Kollegin gegenüber Marco und findet es ungerecht.

Herr Dr. Dogge ist mit den Leistungen von Frau Hagl und Frau Fritsch sehr zufrieden und überlässt ihnen Marcos Ausbildung. Patienten haben ihm schon öfter berichtet, dass Marco ein so freundlicher junger Mann sei.

Situation in der Praxis:

Marco ist bis nächsten Montag wegen Magenschmerzen krankgeschrieben. Gestern kam eine Mitteilung von der Berufsschule, dass Marco in der Schulaufgabe im Fach Behandlungsassistenz die Note 5 geschrieben hat. Wegen Marco ist es zwischen Frau Hagl und Frau Fritsch zu einem lautstarken Streit gekommen.

6 UMGANG MIT KRITIK

Der Begriff Kritik kommt aus der griechischen Sprache. Er beschreibt eine objektive Beurteilung anhand von festgelegten Maßstäben (= Kriterien).

In unserer Umgangssprache hat das Wort „Kritik", im Gegensatz zu seiner ursprünglichen Bedeutung, einen negativen Beiklang bekommen. Es wird oft gleichgesetzt mit Missfallen, Rüge, Schuldzuweisung oder Tadel. Auch das dazugehörige Adjektiv „kritisch" verwenden wir im Sinne von „streng prüfend" oder „bedenklich".

Wenn wir kritisiert werden, verursacht diese Kritik in unserem Körper Stress und ein unangenehmes Gefühl. Wir fühlen uns in unserer Persönlichkeit angegriffen und nehmen automatisch eine Verteidigungsposition ein. Dieses Gefühl entsteht, weil wir es gewohnt sind, die negativen Inhalte einer Botschaft viel stärker wahrzunehmen als die begleitenden positiven Inhalte.

Versuchen Sie, Kritik im eigentlichen Wortsinn als reine Leistungsbeurteilung zu betrachten. Kritik kann Ihnen als Feedback (siehe Kapitel 3) dabei helfen, Ihre Leistung zu verbessern und Ihre Fähigkeiten weiterzuentwickeln. Wie alle Menschen machen auch Sie Fehler. Kritik ist deshalb manchmal angebracht und hilft Ihnen mehr als ein falsches Lob. Ehrliche und gut gemeinte Kritik macht Sie auf Ihre Fehler aufmerksam und bewahrt Sie vielleicht vor noch größeren Fehlern.

Kritik geben

- Kritisieren Sie den Fehler und nicht den Menschen.
  Formulieren Sie Ihre Kritik auf der Sachebene und nicht auf der Beziehungsebene: „Sie haben einen falschen Laborwerte eingetragen" und nicht „Sie sind für alles zu dumm".
- Beziehen Sie sich mit Ihrer Kritik auf die konkrete Situation und verallgemeinern Sie nicht:
  „Sie haben vergessen, den Termin von Frau Haslauer in die Terminplanung einzutragen" und nicht „Immer vergessen Sie, die Termine einzutragen".
- Gehen Sie sparsam mit Kritik um.
  Kritisieren Sie nicht zu oft und fragen Sie sich, ob Ihre Kritik erwünscht ist. Wenn Sie zu häufig kritisieren, erwecken Sie den Eindruck, dass man es Ihnen ohnehin nie recht machen kann. Die Kritisierten hören dann auch nicht mehr genau zu.
- Seien Sie nicht voreilig mit Kritik.
  Überlegen Sie sich zuerst: „Ist meine Kritik berechtigt?", „Erlaubt es meine Position, den anderen zu kritisieren?" Seien Sie vorsichtig, wenn Sie an einer höhergestellten Person Kritik üben möchten.
- Kritisieren Sie Ihre Kollegen nicht in Gegenwart von Patienten oder Kunden.
  Der Betroffene fühlt sich dadurch bloßgestellt. Der Patient gewinnt den Eindruck, dass in der Praxis Fehler gemacht werden, und ist verunsichert.
- Halten Sie Ihre Emotionen zurück.
  Auch wenn Sie sich noch so sehr über den Fehler Ihrer Kollegin ärgern, schreien Sie Ihre Kollegin nicht an, sondern machen Sie sie in einem ruhigen Ton auf den Fehler aufmerksam.
- Geben Sie konstruktive Kritik.
  Sagen Sie nicht nur „Das ist falsch", sondern „Mach das lieber so, ich zeige dir, wie das richtig gemacht wird".
- Vergessen Sie nicht, auch das zu erwähnen, was gut gelungen ist, z. B.:
  „Beim OP-Besteck fehlt noch das Skalpell, aber alles andere ist perfekt vorbereitet."

Kritik annehmen

- Warum werde ich kritisiert? Ist die Kritik berechtigt?
  Seien Sie ehrlich mit sich selbst. Wenn Sie einen Fehler gemacht haben, dann stehen Sie auch dazu. Kritik ist kein Drama, der andere hat das Recht, Sie auf Ihren Fehler hinzuweisen.
- Haben Sie verstanden, weshalb Sie kritisiert wurden?
  Fragen Sie Ihren Kritiker, was Sie in seinen Augen falsch gemacht haben.
  Wenn die Kritik berechtigt war, zeigen Sie sich einsichtig und entschuldigen Sie sich für Ihren Fehler.
- Fragen Sie sich, was den anderen zur Kritik veranlasst?
  Ist es der Ausbilder, der mir mit seiner Kritik weiterhelfen will, oder ist es die Kollegin, die davon überzeugt ist, dass nur sie alles weiß und kann?
- Sehen Sie in der Kritik auch die positive Seite.
  Ehrliche und gut gemeinte Kritik hilft Ihnen, Fehler zu vermeiden, sich zu verbessern und Ihre Persönlichkeit weiterzuentwickeln.
  Wenn Ihre beste Freundin Sie darauf hinweist, dass dieses Kleid Ihnen nicht steht, betrachten Sie sich lieber selbst noch einmal kritisch im Spiegel.
- Reagieren Sie nicht mit Gegenkritik.
  Gegenseitige Vorwürfe sorgen für schlechte Stimmung und verschlimmern die Situation. Auch wenn Ihnen nach Verteidigung zumute ist, bleiben Sie lieber sachlich.
- Nicht jede Kritik ist berechtigt.
  Kritik kann auch unsachlich, zu emotional oder übertrieben sein.
  Kritik beinhaltet auch immer die ganz persönliche Sichtweise des Kritikers, die mit Ihren Ansichten nicht übereinstimmen muss.
  Sie müssen deshalb nicht jede Kritik annehmen. Auch hier dürfen Sie „Nein danke" sagen und weiter so handeln, wie Sie es für richtig erachten.

KAPITEL 9

Stress – Psychohygiene

Thomas ruft nach einem langen Arbeitstag abends bei seiner Freundin Zara an.
Zara erzählt Thomas, dass sie richtig kaputt sei.
„Ich hab zu nichts mehr Lust. Meine Freunde wollen, dass ich etwas mit ihnen unternehme, aber ich habe null Bock dazu. Wenn ich aus der Praxis komme, will ich am liebsten nur noch meine Ruhe haben."
„Was ist denn los bei dir? Du warst doch sonst immer so unternehmungslustig?"
„Ich kann nicht mehr. Ich bin schlapp, fühle mich schwindlig, schlafe schlecht und träume schon von der Arbeit!"
„Zara, das klingt übel! Was ist denn los?"
„Ich habe seit Wochen keine Lust mehr auf meine Freunde, ich bin ein richtiges Nervenbündel. Keiner nimmt mich ernst, es ist mir alles zu viel! Mich nerven einige Patienten, da würde ich am liebsten weglaufen."
„Zara, das sind ganz typische Anzeichen von Stress."
„Quatsch. Ist das Stress? Ich hab nur gerade zu viel um die Ohren. Das wird schon irgendwie!"
Thomas lässt nicht locker: „Kannst du dich eigentlich noch richtig entspannen?"
„Nein, wann soll ich mich denn entspannen? Ich hetze morgens in die Arbeit, im Praxisteam ist die Stimmung schlecht, weil wir gerade ein neues Computerprogramm eingeführt haben, das nicht funktioniert. Ich werde für fast alle Fehler verantwortlich gemacht. Wann soll ich mich entspannen?"
„Was ist denn eigentlich mit Simon, den du neulich im Club kennengelernt hast? Kann der dich nicht ein wenig ablenken?"
„Der ist total süß! Bin verknallt. Wenn ich an ihn denke, bekomme ich richtig Herzklopfen und weiche Knie. Wahrscheinlich schlafe ich auch seinetwegen nicht richtig."
„Na, dann hast du doch Ablenkung von deiner Arbeit."
„Ja, ich hoffe, dass mich Simon den ganzen Stress vergessen lässt."

Stress – Psychohygiene

Viele Menschen haben Stress. Egal, ob im beruflichen Umfeld oder im privaten Bereich, alles kann stressen:
- nervige Kolleginnen
- Patienten und Kunden
- die Eltern oder Kinder
- die stets fehlenden oder unmodernen Klamotten im Schrank
- der kleine Bruder
- das kaputte Auto
- der ewig leere Geldbeutel
- das Wetter
- frisch verliebt zu sein
- das erste Date
- eine anstehende Prüfung
- der Verlust des eigenen Handys

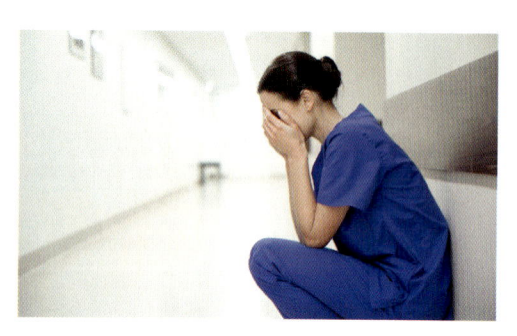

Doch was ist Stress? Manche Punkte in der Aufzählung sind bei näherer Betrachtung gar nicht so stressig.
Was für den einen Menschen eine interessante Herausforderung darstellt, im Sinne von positivem Stress, ist für den anderen Menschen möglicherweise eine unüberwindbare Hürde, die negativen Stress auslösen kann. Wo liegt hier der Unterschied?

1 WAS VERSTEHT MAN UNTER STRESS?

Stress ist ein Ausdruck für Belastung und Anspannung des ganzen Organismus, die körperliche Reaktionen auslöst.

Stress – das bedeutet für jeden etwas anderes: Belastungen im Privatleben und am Arbeitsplatz, das tägliche Einerlei oder Monotonie. Und jeder reagiert darauf anders: ängstlich oder traurig, hilflos, ärgerlich oder hektisch, vielleicht auch mit Krankheitssymptomen.
Wenn Stress im Privatleben oder am Arbeitsplatz entsteht, liegt dies oft an verschiedenen Faktoren. Typische Stressoren sind Überforderungen, z. B. durch Doppelbelastungen durch Beruf und Familie, Prüfungen und mangelnde Qualifikation für berufliche Tätigkeiten. Nicht selten bringen Auseinandersetzungen mit Partnern oder Bekannten, Arbeitskollegen und Vorgesetzten jemanden in Stress.
Verluste im privaten Umfeld, wie zum Beispiel der Tod eines Angehörigen, das Auseinandergehen von Beziehungen oder auch der Verlust des Arbeitsplatzes, lösen besonders starke Stressreaktionen aus.
Stress kann auch durch zu wenig Beschäftigung bzw. Langeweile entstehen, manche dagegen haben wahren Freizeitstress.
Fast immer ist es aber so, dass Betroffene, die unter Stress stehen, die Übersicht über die Belastungen verlieren. Daher ist oft der erste Schritt zu einer Stressbewältigung ein Innehalten, um wieder den Überblick über das Stressgeschehen zu gewinnen.

1.1 Eustress (positiver Stress)

- Die Anforderung oder die Situation wird als Herausforderung erlebt, der man sich gern stellt.
- Man hält sich für kompetent genug, die Situation zu meistern.
- Man denkt, dass man wahrscheinlich erfolgreich sein wird.

In Ihrem Beruf ist Routine eine positive Eigenschaft. Dennoch ist es wichtig, immer neue Herausforderungen anzunehmen. Eustress bringt uns aus der Routine und Lethargie heraus.
Eustress entsteht z. B.
- vor dem erste Date,
- vor dem Antritt eines Urlaubs in ein unbekanntes Gebiet,
- nach einer bestandenen Prüfung,
- bei einem sportlichen Wettkampf,
- vor einer Präsentation,
- vor der ersten Assistenz bei einer OP.

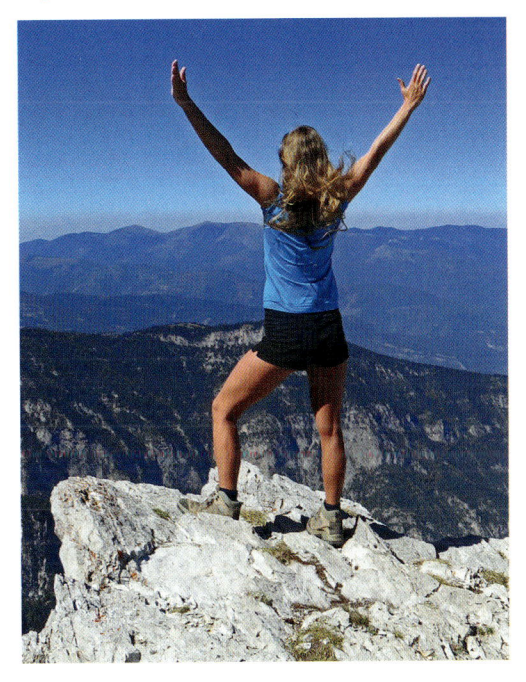

1.2 Distress (negativer Stress)

- Die Anforderung oder die Situation wird als unangenehm, belastend, überfordernd angesehen, man möchte sie gern umgehen.
- Man glaubt, die Aufgabe nicht erfolgreich meistern zu können.
- Man fühlt sich als Opfer dieser Situation – quasi hilflos.

Distress ist auch dauerhafter Stress, der einen nicht mehr zur Ruhe kommen lässt. Menschen, die unter Distress leiden, ist die Fähigkeit abhanden gekommen, loszulassen. Das kann sich bis zur Arbeitssucht steigern (Workaholismus).

1.3 Krank durch Stress

Gelingt es den Betroffenen nicht, Stress gesund zu bewältigen, zeigt der Körper meist die ersten Warnsignale. Die Abbildung auf der nachfolgenden Seite stellt verschiedene Redensarten dar, die die körperlichen Reaktionen bei Stress gut beschreiben. Es kann beispielsweise passieren, dass Dauerstress einem sprichwörtlich „im Magen liegt", man also Magenschmerzen oder Verdauungsschwierigkeiten bekommt. Die Stressreaktionen sind, wie die Vielfalt der aufgeführten Redewendungen zeigt, sehr individuell.
Die meisten Menschen haben ein besonders empfindliches Organsystem, z. B. Haut, Verdauungssystem oder Herz-Kreislauf-System, an dem sich die Stressreaktionen zeigen.

Stress – Psychohygiene

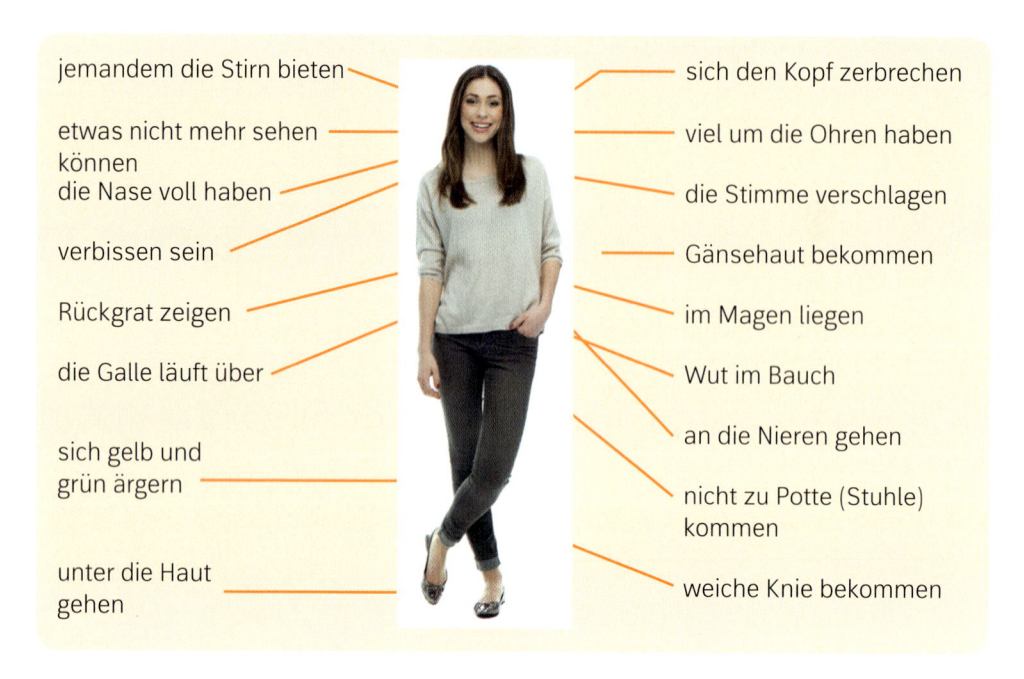

jemandem die Stirn bieten	sich den Kopf zerbrechen
etwas nicht mehr sehen können	viel um die Ohren haben
die Nase voll haben	die Stimme verschlagen
verbissen sein	Gänsehaut bekommen
Rückgrat zeigen	im Magen liegen
die Galle läuft über	Wut im Bauch
	an die Nieren gehen
sich gelb und grün ärgern	nicht zu Potte (Stuhle) kommen
unter die Haut gehen	weiche Knie bekommen

Der Volksmund weiß, wie Organe sprechen.

AUFGABE

„Stellen Sie sich vor, Sie … sitzen in einem Großraumwagen eines ICE. Plötzlich taucht ein anderer Passagier auf, der mit einem Messer gefährlich herumfuchtelt.
Sie haben Angst, dass er auf Sie einstechen wird.
Sie haben nun zwei Möglichkeiten: angreifen oder fliehen, die berühmte Fight-or-flight-Reaktion. Für beides brauchen Sie plötzlich sehr viel Energie. Dafür werden die Stresshormone ausgeschüttet: Adrenalin, das innerhalb von Sekunden aktiv wird, und das längerfristig wirksame Cortisol. Dieses ist heute für die chronischen Stresserkrankungen verantwortlich: Denn heutzutage hält meistens der Stress im Alltag an und die Cortisolausschüttung bleibt auf einem konstant zu hohen Niveau."

(Quelle: Dr. Mark Schmidt-Neuhaus in einem Interview mit Monika Dollinger vom Bayerischen Rundfunk, http://www.br-online.de/umwelt-gesundheit/thema/Stress/definition.xml, Stand: 27.04.2007, abgerufen am 08.07.2007)

Unser Körper wünscht sich nach vollbrachter Fight-or-flight-Reaktion wieder zurück in den Normalzustand. Mithilfe von Hormonen und der zentralen Regulation gelingt dies auch. Sind die Cortisolwerte jedoch chronisch erhöht, wird unser Organismus daran gehindert, in den Normalbetrieb zurückzuschalten.
Der Zustand von Distress schwächt auf Dauer das Immunsystem im Kampf gegen vorhandene Krankheiten und in der Abwehr neuer Infektionen.
Ein Anstieg von Blutdruck und Blutfettwerten fördert die Arteriosklerose und erhöht somit das Risiko für Durchblutungsstörungen und Herzerkrankungen bis hin zum Schlaganfall und Infarkt.

Stressbewältigung und Entspannungstechniken

Wie Ihr Körper auf Stress reagiert, hängt im entscheidenden Maße davon ab, wie Sie die Situation in Ihrer momentanen Verfassung bewerten.
Je mehr Kompetenzen und Freude am Erfolg Sie besitzen, desto eher werten Sie Anforderungen als positive Herausforderung (Eustress).
Erleben Sie Stress dagegen negativ (Distress), so wird sich Ihr Körper mit unangenehmen Reaktionen wehren. Dabei können je nach individueller Neigung verschiedene Symptomenkomplexe auftreten, die auch lange anhalten können.

Stressreaktionen
- körperlich: Zittern, Zähneknirschen, Spannungskopfschmerz
- vegetativ: Schwitzen, Herzklopfen, Übelkeit
- emotional: Gereiztheit, Ärger und Wut, Versagensgefühle
- kognitiv: Konzentrationsmängel, Gedankenspiralen, gleichzeitige Vorhaben, Wichtiges von Unwichtigem nicht mehr unterscheiden können

Dauerhafte Störungen bei Distress
- körperlich: allgemeine Verspanntheit, Rückenschmerzen, Ticks, leichte Ermüdbarkeit
- vegetativ: Migräne, Magengeschwüre, Schwindel
- emotional: Aggression, Depression, Angstzustände
- kognitiv: Tagträume, Leistungsstörungen, wenig beweglich bleiben

> vegetativ = alles, was in unserem Körper auch ohne unsere bewusste Steuerung funktionieren muss und das Überleben sichert. Das unwillkürliche, vom Willen nicht beeinflussbare vegetative Nervensystem steuert die Funktion der inneren Organe und des Kreislaufs.
> kognitiv = das Wahrnehmen, Erkennen und Denken bertreffend

2 STRESSBEWÄLTIGUNG UND ENTSPANNUNGSTECHNIKEN

Sie arbeiten in einem Beruf, in welchem Sie mit stetig wechselnden Patienten und Kunden Kontakt haben. Sie müssen sich immer wieder auf neue Situationen einstellen und oft mehrere Dinge gleichzeitig erledigen.
Sie sollen
- bei Sorgen und Nöten zuhören und trösten,
- angemessen und professionell auf Kritik reagieren,
- motivieren,
- komplexe Aufträge verantwortungsvoll erfüllen,
- das Telefon managen,
- dem Chef assistieren,

- die Terminplanung managen,
- bei Notfallsituationen schnell und richtig reagieren.

Die Tätigkeiten in einer Praxis sind körperlich normalerweise nicht sonderlich anstrengend. Im Vergleich zu einem Arbeiter auf einer Baustelle, einem Arbeiter am Fließband oder auch einem Handwerker sind Sie sicherlich körperlich weniger gefordert.

Dennoch sind Sie am Ende eines Arbeitstages bestimmt gelegentlich richtig erschlagen. Sie fühlen sich leer und ausgelaugt.

Woher kommt es aber, dass Sie sich manchmal fühlen, als hätten Sie den ganzen Tag Ziegelsteine schleppen müssen?

Jeder, der den ganzen Tag mit Patienten und Kunden zu tun hat, muss sich immer wieder mit deren unterschiedlichsten Bedürfnissen befassen.

So müssen Sie immer gleich freundlich und zuvorkommend agieren. Ihre eigenen Befindlichkeiten müssen Sie hinten anstellen. Ihre Tätigkeit am Empfang, am Telefon oder auch im Sprechzimmer und Behandlungsraum verlangt ein Höchstmaß an Konzentration.

2.1 Stressbewältigung

Viele gesundheitliche Störungen durch dauerhaften, negativen Stress könnten vermieden werden. Psychische und psychosomatische Erkrankungen kosten Lebensqualität und erzeugen nicht nur bei den direkt Betroffenen neuerlichen Stress. Das berufliche Umfeld ist oft durch unnötige Ausfallzeiten mitbetroffen.

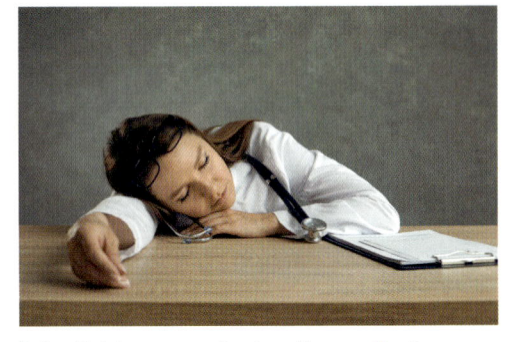

Schlaf und Erholung, Bewegung, Ernährung und Entspannung sind wichtige körperliche Faktoren seelischer Gesundheit.

Intakte Beziehungen, ein gutes Selbstwertgefühl, rationale Einstellungen, gutes Selbstmanagement, Lebenssinn und Versöhnung mit der eigenen Lebensgeschichte sind psychologische Voraussetzungen für Psychohygiene. Nicht zuletzt spielen auch Glaube und Spiritualität eine wissenschaftlich nachweisbare Rolle.

Die Psychohygiene dient der Erhaltung der seelischen und geistigen Gesundheit.

Zur Psychohygiene gehört,
- auf sich selbst zu achten, damit die eigenen Bedürfnisse, Gedanken und Gefühle nicht unterdrückt oder ignoriert werden,
- psychische Belastungen als solche zu erkennen und zu reflektieren, damit ein positiver Umgang mit den Stress auslösenden Situationen möglich wird,
- emotionale Betroffenheit, beispielsweise nach dem Tod eines Patienten, in Gesprächen, im Team zu äußern und aufzuarbeiten,
- die eigenen kommunikativen Kompetenzen zu fördern, um in verschiedenen Situationen jeweils angemessen handeln zu können,
- Ausgleich im Privatleben zu pflegen, damit die beruflichen Anforderungen nicht den Alltag dominieren.

Stressbewältigung und Entspannungstechniken

Wie Sie persönlich für sich selbst Psychohygiene betreiben, ist ausschließlich Ihre Angelegenheit. Sie bestimmen ganz allein, ob Sie nach einem langen Arbeitstag
- die Tür zu Ihrem Zimmer zusperren,
- fernsehen,
- laut Musik hören,
- schlafen,
- Sport treiben,
- lesen,
- schmusen,
- ein heißes Bad nehmen,
- sich mit Freunden treffen oder auch
- einfach gar nichts tun.

Fordern Sie selbstbewusst Ihr Recht auf Psychohygiene ein. Auch die Frage, wie lange Sie Psychohygiene betreiben, bestimmen allein Sie.
Wenn Sie auf Psychohygiene verzichten und nicht mehr abschalten, wird es unweigerlich zum Burn-out-Syndrom kommen.

Burn-out-Syndrom = ausgebrannt sein:
Schleichend beginnender oder abrupt einsetzender Erschöpfungszustand, körperlicher, geistiger oder gefühlsmäßiger Art in Beruf, Freizeit, Freundeskreis, Partnerschaft und Familie, oft verbunden mit Ekel und Fluchtgedanken.
Durch ständige Frustration, das Nichterreichen eines Zieles und zu hohe persönliche Erwartungen an die eigenen Leistungen kann es zu einem Burn-out-Syndrom kommen. Dabei sind die Symptome vielfältig und können individuell unterschiedlich in Form und Ausmaß sein. Die Symptome können Depressionen sein, aber auch physiologische Beschwerden wie Schlafstörungen, Kopfschmerzen, Magenkrämpfe oder körperliche Dysfunktionen beinhalten. Typische Symptome sind auch Schuldgefühle, zum Beispiel sich in seinem Beruf nicht genügend einzubringen. Der Ausgebrannte erlebt seine Umwelt im Allgemeinen als nicht mehr kontrollierbar und zieht sich in der Regel völlig in sich zurück. Hilfe von außen (durch Verwandte oder Freunde) wird kaum noch oder gar nicht mehr angenommen.
Prominente Beispiele für das Burn-out-Syndrom sind US-Rapper Eminem und Superstar Mariah Carey.

AUFGABE

- Überlegen Sie sich, wie Sie persönlich Psychohygiene betreiben.
- Wie entspannen Sie sich nach einem anstrengenden Arbeitstag?
- Was können Sie überhaupt nicht leiden, wenn Sie Psychohygiene pflegen?

Stress – Psychohygiene

2.2 Entspannungstechniken

Tiefenatmung

Atmen heißt leben. Mit dem Atmen nehmen Sie den lebensnotwendigen Sauerstoff auf und geben alle schädlichen Abfallstoffe ab.

Der Atem bringt Ihnen aber auch Lebenskraft. Wenn Sie atmen, sorgen Sie nicht nur für Energie in Ihren Körperzellen, sondern Sie geben auch Ihrer Seele Energie. Der Atem verbindet Körper, Geist und Seele.

Bereits die alten Inder, Chinesen und Griechen erkannten die entspannungsfördernde Wirkung der bewussten Tiefenatmung. Die Atemlehre galt damals als eine Kunst, die dem Menschen Harmonie, Zufriedenheit, Kreativität, aber auch Widerstandskraft und Energie schenkt.

Zum richtigen Atmen zählt nicht nur das Einatmen, sondern natürlich auch das richtige Ausatmen.

Die meisten Menschen atmen zu schnell oder zu flach. Das bedeutet, dass das Lungenvolumen nicht ausgenutzt wird. Anstatt zum Bauch hin zu atmen, wird der Atem zu den Schultern hochgezogen. Beobachten Sie Ihren Bauch. Hebt er sich beim Einatmen und senkt er sich beim Ausatmen, dann atmen Sie richtig.

Atemübungen sorgen nicht nur für mehr Ruhe, Energie und Kraft, sondern vergrößern letztendlich auch das Atemvolumen.

Mit Atemübungen bekommen Sie akut auftretende Stresssituationen in den Griff.

AUFGABE

Sie haben eine Präsentation zu halten und das Lampenfieber macht sich bemerkbar. Entspannen Sie sich kurz vor Ihrem Auftritt für einige Minuten.

Eine hilfreiche Atemübung ist die folgende:
- Stehen Sie gelöst und aufrecht und machen Sie bewusst vorab ein paar tiefe Atemzüge.
- Legen Sie dabei Ihre Hände auf den Bauch, knapp unterhalb Ihres Bauchnabels.
- Dann gehen Sie beim Einatmen langsam auf die Zehenspitzen und beim langsamen Ausatmen senken Sie sich wieder auf die Fersen ab.
- Beim nächsten Einatmen bleiben Sie auf beiden Füßen stehen und gehen beim Ausatmen auf die Zehenspitzen und beim Einatmen senken Sie sich wieder auf die Fersen ab.
- Diesen neuen Rhythmus behalten Sie über 15 bis 20 Atemzüge bei.

Auf diese Weise verlängern Sie automatisch das Ausatmen – es ist einfacher, langsam auf die Zehenspitzen zu kommen, als sich langsam auf die Fersen abzusenken. Prinzipiell sollte die Phase des Ausatmens immer doppelt so lange sein wie die des Einatmens.

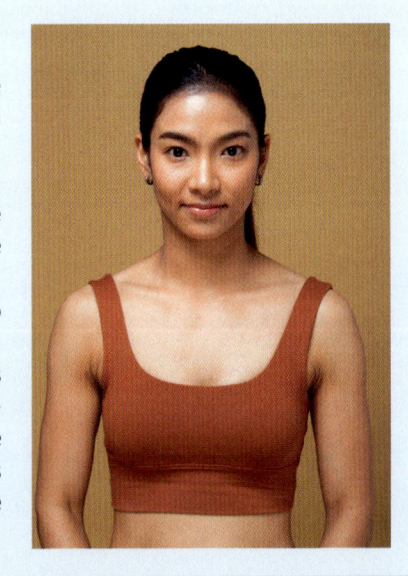

Autogenes Training

Das autogene Training ist in Deutschland eine der am häufigsten angewandten Entspannungsverfahren. Das Konzept wurde von dem Berliner Arzt Professor Johann Heinrich Schultz im vergangenen Jahrhundert entwickelt. Schultz befasste sich ursprünglich mit der entspannenden Wirkung der Hypnose, erkannte jedoch bald, dass sich durch Suggestion und Vorstellungskraft das Gefühl der Entspannung auch selbst (autogen) herbeiführen lässt. In der heutigen hektischen Zeit können Entspannungsverfahren wie das autogene Training für Sie sehr hilfreich sein.

Durch die Entspannung können Ängste und innere Blockaden gelöst werden. Ein wichtiger Aspekt ist außerdem die ausgleichende Wirkung auf das vegetative Nervensystem, das viele unbewusst ablaufende Körperfunktionen wie Herzschlag, Hormonausschüttung oder die Verdauung steuert.

Die ungesunde Anspannung wird reduziert zu einer mittleren Spannungslage, die Ihnen Leistungsfähigkeit und Gelassenheit zurückgibt.

Durch einfache Übungen lernen Sie, selbstständig einen Entspannungszustand zu erreichen. So können Sie kurzfristig die körperlich-emotionelle Erregung in Stresssituationen abbauen und langfristig dafür sorgen, dass Sie die Stresstoleranz erhöhen sowie körperliche Fehlsteuerungen wie beispielsweise überhöhten Blutdruck verringern.

Autogenes Training sollten Sie mit einem Trainer erlernen.

Progressive Muskelrelaxation

Diese Entspannungstechnik wurde von dem Arzt Edmund Jacobson entwickelt. Die progressive Muskelrelaxation nutzt die Wechselwirkung zwischen psychischer und muskulärer Entspannung.

Sind Sie gestresst und unruhig, verspannen sich auch Ihre Muskeln. Im Gegenzug sorgt eine Lockerung der Muskulatur auch für eine psychische Beruhigung.

Das Grundprinzip der Übungen besteht darin, dass Sie eine Muskelgruppe zunächst kräftig anspannen und danach bewusst wieder entspannen. Normalerweise beginnen die Übungen mit den Muskeln einer Hand. Danach sind die Muskelpartien des Oberarms an der Reihe und nach und nach schreiten die Übungen über alle Muskelgruppen des Körpers, inklusive der des Gesichtes, voran. Daher kommt die Bezeichnung „progressiv", voranschreitend.

Wichtige Muskelgruppen werden in sechs Schritten nach dem Anspannen entspannt.

Für Menschen, die nur sehr schwer abschalten können, ist diese Entspannungstechnik sehr gut geeignet.

Es muss regelmäßig geübt werden; dadurch wird eine bessere Körperwahrnehmung erreicht, durch die Verspannungen frühzeitig erkannt und beseitigt werden.

Progressive Muskelentspannung ist leichter erlernbar als autogenes Training. Man benötigt kein ausgeprägtes Vorstellungsvermögen. Sie ist auch geeignet für aktive und unruhige Menschen und bringt schneller Erfolge. Man bekommt durch den Übungsleiter konkrete Handlungsanweisungen, so liegt die Aufmerksamkeit bei der Entspannung. Sie ist nach nur einer angeleiteten Sitzung allein mithilfe von Kassetten und CDs möglich.

Yoga

In Indien ist als philosophische Lehre zur Erziehung des menschlichen Körpers und des Geistes vor über zweitausend Jahren das Yoga entstanden.

Stress – Psychohygiene

Yoga ist eine besondere Form der Meditation und Gymnastik und trainiert die Beweglichkeit und die Atemführung. Die durch ruhige Selbstdisziplin geprägten Übungen dienen dem Ziel, den Menschen durch Konzentration und Bewusstseinserweiterung aus seinem gewöhnlichen Dasein zu erheben.

Yoga kann ab dem Alter von etwa zehn Jahren ausgeübt und leicht erlernt werden. Einzige Voraussetzung dafür ist, dass der Übende dazu bereit ist, sich damit auseinanderzusetzen und sich auf die Übungen des Yoga gezielt einzulassen.

Yoga geht von der Einsicht aus, dass der Mensch nicht durch äußere Einflüsse, sondern in sich selbst seine Ruhe und Erfüllung findet. Man soll also an der Quelle der Entstehung seiner Wünsche anfangen zu suchen, so sei es möglich, Zufriedenheit in uns und nicht durch weltliche Güter zu erfahren.

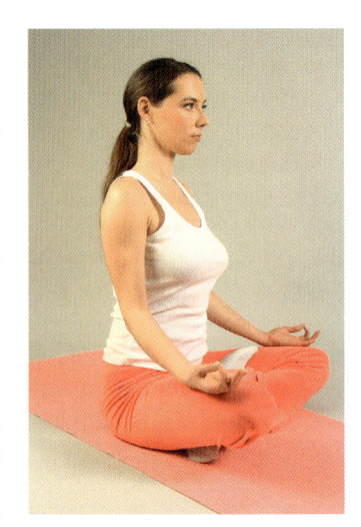

Yoga steht für Einheit und Harmonie:
Yoga harmonisiert die Verbindung von Körper, Geist und Seele und verhilft uns zu einem Zustand völliger Entspannung. Blockaden im menschlichen Körper werden abgebaut, was das unbehinderte Fließen der Lebensenergie zur Folge hat.

Da die Lehre des Yoga davon ausgeht, dass alles auf der Welt beseelt und von einem inneren Geist bestimmt ist, kann Yoga helfen, auch die verloren gegangene Beziehung zu diesem Verständnis der Welt wiederherzustellen.

Yoga-Techniken

Es werden mehrere Arten von Yoga unterschieden. Hatha-Yoga – im Westen am bekanntesten – ist ein Übungsweg über den Körper, bei dem sich bestimmte Körperhaltungen und Atemtechniken harmonisch verbinden. Es handelt sich um eine traditionelle Bewegungsform aus Indien, wobei die Übungen ein tiefes Verständnis für die energetische Struktur des Menschen beinhalten. „Hatha" ist ein altes Sanskritwort: „Ha" bedeutet „die Sonne", „Tha" „der Mond" und „Yoga" so viel wie „Einheit". Mithilfe der Asanas (Körperübungen, die eine Zeit lang gehalten werden und die auf diese Weise dazu beitragen, Muskelstärke und Körperbewusstsein zu entwickeln) werden Verspannungen wahrgenommen und gelöst, die Muskeln und die Wirbelsäule gestreckt, die inneren Organe gekräftigt und die seelische Ausgeglichenheit und geistige Konzentration gefördert. Die Lebensenergie (Prana) soll so wieder aktiviert und zum Fließen gebracht werden. So können Beschwerden abgebaut und es kann Krankheiten vorgebeugt werden.

Sport

Sicherlich kennen Sie das: Nach einer durchtanzten Nacht in der Discothek oder im Club fühlt man sich frei und positiv ausgepowert. Das Schwitzen tut gut. Einerseits ist man richtig fertig, aber andererseits fühlt man sich erleichtert und ist happy.

Durch sportliche Aktivitäten können Sie Ihren Körper und Ihre Seele wieder ins Gleichgewicht bringen. Wenn Sie zum Beispiel regelmäßig joggen, walken, schwimmen oder Fußball spielen, dehnen und kräftigen Sie nicht nur die Muskulatur, sondern lösen auch Verspannungen.

Neben Ihrer Kondition wird dadurch auch Ihre Stimmung spürbar steigen, der Kopf wird nach einem langen Arbeitstag wieder frei.

Ausdauertraining aktiviert das Herz-Kreislauf-System, die Stressenergie können Sie damit körperlich abreagieren. Das vegetative Nervensystem bringen Sie durch Sport ins Gleichgewicht und fördern damit Ihre innere Ruhe und Ausgeglichenheit.

Ausdauertraining verbessert Ihre Stimmung, weil Sie durch die sportliche Aktivität Eustress erzeugen. Sie werden gegen Stress im Allgemeinen unempfindlicher.

> **Profitipp**
>
> **Prüfungsstress**
>
> Kennen Sie das? Der Termin für eine Prüfung rückt näher und langsam schleicht sich die Panik an: Sie müssen noch zwei Bücher durcharbeiten, das eine oder andere Fach noch einmal vertieft lernen, Fachterminologie pauken. Wie soll man das schaffen?
> In der Prüfung geht dann nichts mehr. Das Hirn ist leer. Trotz Lernen kommt es zum kompletten Datenverlust.
> Mit den folgenden Tricks können Sie den Prüfungsstress vergessen:
>
> - Erstellen Sie einen **Lernplan**. Planen Sie die Vorbereitung. Planen Sie Pausen, Wiederholungen, Kurzurlaube, sonstige Termine ein. Setzen Sie sich Zeitpuffer, damit Sie nicht in zeitliche Schwierigkeiten geraten.
> - Setzen Sie **Schwerpunkte**. Welcher Stoff wird in jedem Fall geprüft?
>   Wenn Sie Lernprioritäten setzen, lernen Sie Basiswissen zuerst, später den Aufbau.
> - Setzen Sie sich realistische **Lernziele**. Vermeiden Sie, dass Sie sich selbst unter Druck setzen. Schreiben Sie sich eine Liste, was Sie an welchem Tag lernen möchten. Ihr Gehirn lernt besser und behält mehr, wenn Sie dosiert lernen. Besser zwei Stunden lernen als einen ganzen Tag.
> - Haken Sie gelernten Stoff im Lernplan ab.
>   Vermeiden Sie **Ablenkung** durch Musik, Fernseher, Handy oder das „nebenbei Putzen und Waschen". Konzentrieren Sie sich auf das Wesentliche. Richten Sie sich einen festen Lernplatz ein und schaffen Sie eine für Sie selbst gemütliche, sympathische Atmosphäre.
> - Geben Sie sich die notwendige **Energie**. Bewusste und gesunde Ernährung gibt Ihrem Körper die richtige Energie zum Lernen. Müsli, Vollkornprodukte, Obst und Gemüse, Salate und Fruchtsäfte geben Ihnen die notwendige Power.
>   Treiben Sie Sport. Gehen Sie an die frische Luft. So bekommen Sie auch den Kopf frei und können neue Motivation zum Lernen schöpfen.
>   Absolut tabu sind: Medikamente und Drogen, die angeblich die Lernbereitschaft fördern sollen.
> - **Am Tag der Prüfung:**
>   - Stehen Sie rechtzeitig auf und bereiten sich in Ruhe auf den Tag vor.
>   - Frühstücken!
>   - Sagen Sie sich: „Ich bin gut vorbereitet!"
>   - Lesen Sie die Fragen in aller Ruhe durch.
>   - Beantworten Sie zuerst die Fragen, die Sie beherrschen. Erst dann bearbeiten Sie die Fragen, Aufgaben, bei denen Ihnen die Lösung nicht sofort einfällt.

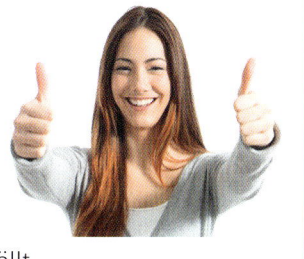

Stress – Psychohygiene

- Haben Sie die Zeit im Blick: Teilen Sie sich die Zeit zum Lösen der Aufgaben ein.
- Wenn Sie Panik bekommen, legen Sie den Stift aus der Hand und atmen Sie langsam tief ein und aus. Legen Sie dabei die Hand auf den Bauch.

Notfall-Tipps zum Stressabbau:
- Lernen Sie, Nein zu sagen.
- Schließen Sie die Augen und träumen Sie sich fort.
- Verzeihen Sie sich Fehler.
- Gähnen Sie kräftig.
- Sprechen Sie mit einer Freundin oder einem Freund über Belastungen.
- Gehen Sie spazieren.
- Stehen Sie 15 Minuten früher auf.
- Nehmen Sie ein längeres Bad.
- Lesen Sie eine interessante Geschichte.
- Atmen Sie tief ein und aus.
- Schenken Sie sich etwas.
- Stellen Sie Kerzenlicht und Duftlampe auf.
- Hören Sie den Vögeln zu.
- Setzen Sie sich ans Wasser, lassen Sie sich treiben.
- Lösen Sie ein Kreuzworträtsel.
- Treffen Sie eine alte Bekannte oder einen Bekannten.
- Spielen Sie etwas, was Ihnen Spaß macht.
- Bauen Sie ein Papierflugzeug und lassen Sie es fliegen.
- Lassen Sie sich massieren.
- Gehen Sie mal wieder schwimmen.
- Hören Sie Ihre Lieblingsmusik.
- Umarmen Sie einen Baum oder riechen Sie an Ihrer Lieblingsblume.
- Springen Sie bei Regen durch Pfützen.
- Hören Sie sich zu.

AUFGABE

Testen Sie sich einmal selbst, ob Sie unter Stress leiden. Beantworten Sie die Fragen für sich selbst. Seien Sie ehrlich zu sich selbst. ⓧ

1. Ich muss verschiedene Dinge gleichzeitig erledigen.
   Stimmt ☐   Stimmt einigermaßen ☐   Stimmt nicht ☐

2. Ich muss richtig hart arbeiten, um meine Arbeit zu bewältigen.
   Stimmt ☐   Stimmt einigermaßen ☐   Stimmt nicht ☐

3. Ich muss oft Dinge erledigen, für die ich nicht ausgebildet wurde.
   Stimmt ☐   Stimmt einigermaßen ☐   Stimmt nicht ☐

4. Es gibt Patienten oder Kunden, die mich richtig stressen.
   Stimmt ☐   Stimmt einigermaßen ☐   Stimmt nicht ☐

5. Die Praxismitarbeiter machen mich manchmal für Dinge verantwortlich, auf die ich keinen Einfluss habe.
   Stimmt ☐   Stimmt einigermaßen ☐   Stimmt nicht ☐

6. Manchmal möchte ich den ganzen Krempel hinwerfen.
   Stimmt ☐   Stimmt einigermaßen ☐   Stimmt nicht ☐

7. Wenn ich nach Hause komme, denke ich oft über den vergangenen Tag nach.
   Stimmt ☐   Stimmt einigermaßen ☐   Stimmt nicht ☐

8. Ich fühle mich in das Praxisteam nicht gleichberechtigt eingebunden.
   Stimmt ☐   Stimmt einigermaßen ☐   Stimmt nicht ☐

9. Wenn ich könnte, würde ich sofort den Job wechseln.
   Stimmt ☐   Stimmt einigermaßen ☐   Stimmt nicht ☐

10. Ich sehe wenig Nutzen in meiner Arbeit.
    Stimmt ☐   Stimmt einigermaßen ☐   Stimmt nicht ☐

11. Ich wache nachts manchmal auf und denke an etwas, was ich erledigen muss.
    Stimmt ☐   Stimmt einigermaßen ☐   Stimmt nicht ☐

12. Manchmal habe keine Lust, zur Arbeit zu gehen.
    Stimmt ☐   Stimmt einigermaßen ☐   Stimmt nicht ☐

13. Ich kann nicht einschlafen, weil ich über Probleme am Arbeitsplatz nachdenke.
    Stimmt ☐   Stimmt einigermaßen ☐   Stimmt nicht ☐

14. Ich leide in letzter Zeit öfter unter Kopfschmerzen oder Bauchschmerzen.
    Stimmt ☐   Stimmt einigermaßen ☐   Stimmt nicht ☐

15. Ich habe nach einem stressigen Tag oft keine Lust auf Ablenkung durch Freunde, Sport oder sonstige Hobbys.
    Stimmt ☐   Stimmt einigermaßen ☐   Stimmt nicht ☐

16. Dieser Test nervt mich, weil vieles davon stimmt.
    Stimmt ☐   Stimmt einigermaßen ☐   Stimmt nicht ☐

Auswertung: Zählen Sie alle „Stimmt" und alle „Stimmt einigermaßen" zusammen. Addieren Sie die Treffer.

0–5 Treffer: Sie haben Ihren beruflichen und privaten Alltag im Griff. Es gibt keinen Grund zur Sorge. Ob man eine hohe Arbeitsbelastung bewältigen kann, hängt natürlich auch von der Situation in der Praxis ab. Ihre Situation in der Praxis wirkt sich positiv auf Sie aus. Neben der Arbeitsbelastung und der Arbeitssituation gibt es noch andere Faktoren, die Einfluss auf den Arbeitsstress haben. Einer von diesen Faktoren ist, ob Sie in der Lage sind, sich richtig zu entspannen. Sie können sich gut entspannen und sind damit in der Lage, Stress abzubauen.

6–11 Treffer: Ihre Belastung im Beruf und im Privatleben liegt im Normalbereich. Achten Sie jedoch darauf, dass Sie die Arbeitsbelastung nicht unnötig überfordert. Ihre Arbeitssituation ist manchmal nicht frei von stressigen

Situationen. Sie scheinen sich nur mäßig entspannen zu können. Schaffen Sie sich Freiräume, damit Sie zu sich selbst kommen können.

12–16 Treffer: Die Belastungen im Beruf empfinden Sie als sehr hoch. Es ist eine gute Idee, diese Belastungen in den Griff zu bekommen.

Sie laufen jedoch Gefahr, dass die hohe Arbeitsbelastung Sie sehr schnell auslaugen wird.

Dies ist natürlich auch von weiteren Faktoren abhängig. So spielt die Situation in der Praxis und im Team eine große Rolle dabei, ob Sie eine hohe Arbeitsbelastung bewältigen können.

Ihre Arbeitssituation hat wenig oder keinen positiven Effekt auf Sie.

Sie scheinen sich auch nicht so richtig entspannen zu können. Sprechen Sie mit einer Vertrauensperson über Ihre beruflich und auch private Situation. Versuchen Sie, Ihre momentane Situation zu ändern.

WEITERFÜHRENDE LITERATUR

Conen, Horst: Sei gut zu dir, wir brauchen dich. Vom besseren Umgang mit sich selbst, 3. Auflage, Frankfurt a.M.: Campus Verlag, 2019

Duden: Das Fremdwörterbuch, hrsg. von der Dudenredaktion, 12., aktualisierte Auflage, Mannheim/Leipzig/Wien/Zürich: Dudenverlag, 2020.

Hartmann, Martin/Funk, Rüdiger/Nietmann, Horst: Präsentieren: Präsentationen: zielgerichtet und adressorientiert, 10., überarbeitete Auflage, Weinheim/Basel: Beltz, 2018.
Hausmann, Clemens: Kommunikation in der Pflege: Grundlagen für die Praxis, 2. Auflage, Wien: Facultas, 2020.

Hersey, Paul: Situatives Führen – die anderen 59 Minuten, Landsberg am Lech: Verlag Moderne Industrie, 1986.

Klein, Hans-Michael: Kundenorientiert Telefonieren, Berlin: Cornelsen, 1999.

Lemmermann, Heinz: Lehrbuch der Rhetorik, 5. Auflage, München/Landsberg am Lech: mvg-Verlag, 1993.

Lorenz, Stefanie: Resilienz entwickeln: „Ich schaffe das!" – Wie du deine innere Stärke entfaltest, um an Stress, Krisen und Schicksalsschlägen nicht zu zerbrechen, Frankfurt a.M.: Suhland, 2020.

Mahlmann, Regina: Führungsstile und -methoden gezielt einsetzen: Situativ und verantwortungsvoll führen. Weinheim/Basel: Beltz, 2019.

Schulz von Thun, Friedemann: Miteinander reden: Störungen und Klärungen, 1. Auflage, Sonderausgabe, Reinbeck bei Hamburg: Rowohlt-Taschenbuch-Verlag, 2020.

Thill, Klaus-Dieter: Konfliktbewältigung in der Arztpraxis: Prävention und Bewältigung von Teamkonflikten, Köln: Dt. Ärzte-Verlag, 2004.

Watzlawick, Paul: Menschliche Kommunikation: Formen, Störungen, Paradoxien, 13., unveränderte Auflage, Bern/Göttingen/Toronto/Seattle: Huber, 2016.

SACHWORTVERZEICHNIS

A
Abschiednehmen 121
Aggression 112, 135
Aktives Zuhören 63
Alte Menschen 105
Angst 115
AOK-Regel 180
Argumentationsarten 61
Argumentationsphase 165
Argumentationsstrategie 166
Argumenten 60
Artikulation 34
Atmung 125
Aufforderungsinhalt 12, 13
Aufklärungsgespräch 19, 97
Aufmerksamkeit 86
Authentizität 16, 21, 102
Autogenes Training 193
Autoritärer Führungsstil 152

B
Bauchatmung 33
behinderte Patienten 108
Berufskleidung 52
Beziehungsebene 10
Beziehungsinhalt 12, 14
Beziehungskonflikt 174
Bildhafte Sprache 27
Blickkontakt 40
Buchstabiertafeln 131

C
Compliance 22, 96
Corporate Behaviour 91
Corporate Communication 92
Corporate Design 91
Corporate Identity 52, 91

D
Demenz 112
demokratischer Führungsstil 153
Depression 114
Dialekt 31
Dialog 60
Diskretion 90
Distanzzonen 48
Distress 187
Dresscode 53
Du-Botschaft 67

E
Einwände 166
Empathie 16, 19, 102
Entspannungstechniken 192
Erfolgskontrolle 78
Eröffnungsphase 162
Erster Eindruck 37
Eustress 187

F
Feedback 74
Fremdeinschätzung 78
Führung 151
Führungsstile 152

G
Geschlossene Frage 66
Gesprächsatmosphäre 56
Gesprächsführung 62
Gesprächsplanung 56
Gesprächsvorbereitung 56
Gestik 46, 79

H
Headset 126
hierarchischer Führungsstil 152
Höflichkeit 86

I
Ich-Botschaften 67
IGeL 157
IGeL-Leistungen 157
Informationsphase 162
Inhaltsebene 10
Innerer Konflikt 175

Intime Zone 49

K
Killerphrasen 63
Kinder 103
Klangfärbung 125
Klarheit 16, 102
Kommunikationsebenen 10
Kommunikationssperren 69
Konflikt 172
Konfliktanalyse 177
Konfliktarten 173
Konflikte vermeiden 180
Konfliktlösung 179
Konfliktlösungsgespräch 177
Kooperativer Führungsstil 153
Körperhaltung 47
Korrekte Anrede 87
Kritik 182
Kritik annehmen 184
Kritik geben 183

L
Laissez-faire-Führungsstil 153
Lampenfieber 81
Lautstärke 35
Leitbild 91
Lösungsvereinbarung 179

M
Marketing 157
Mimik 43, 79
Modewörter 31
Modulation 35
Monolog 60

N
Nachricht 12
Namensschild 89
Nervöse Hände 81
Neurose 114

Sachwortverzeichnis

Nonverbale Kommunikation 24, 37

O
Offene Frage 65
Öffentliche Zone 50
Outfit 52

P
Patientengespräch 97
Patientengruppen 102
Persönliche Zone 50
Phobie 116
positive Formulierungen 133
Präsentation 75
Progressive Muskelrelaxation 193
Prüfungsstress 195
Psychose 114
Publikum 42

Q
Qualitätsmanagement 91

R
Recall-System 100
Rhetorische Frage 66

S
Sachebene 10
Sachinhalt 12, 14
Sachkonflikt 173
Satzbau 27
Schweigepflicht 122
Selbstoffenbarung 12
Selbstoffenbarungsinhalt 14
Sender-Empfänger-Modell 8
Situatives Führen 154
Soziale Zone 50
Sport 194
Sprachebene 30
Sprechstil 125
Sprechweise 32
Stimme 32
Stimmvolumen 125
Stress 126, 187
Stressbewältigung 190
Stressreaktionen 189

T
Taktische Frage 66
Team 142
Teambesprechung 149
Teammitglied 147
Teamrolle 142
Telefonarbeitsplatz 126
Telefonieren 124
Terminvereinbarung 99
Therapiebegleitung 98
Tiefenatmung 192
Titel 87
Trauerprozesse 120

U
Unsicherheit 81

V
Verkaufsgespräch 160
Versprecher 81
Verständlichkeit 79
vier Ohren 14
Visualisierung 80
Vorbereitungsgespräche 97

W
Wartezeiten 93
Wartezonen 93
Weichmacher 62
Wertkonflikt 174
W-Fragen 65, 129
Witze 15, 77

Y
Yoga 193

Z
Zielgruppe 76
Zielphase 169
Zusammenarbeit 141

BILDQUELLENVERZEICHNIS

Galas, Elisabeth, Schwelm: 43.1.

iStockphoto.com, Calgary: gpointstudio 69.1; jemastock 101.1; Jolygon 159.1; zager 163.1, 163.2.
Mair, Jörg, München: 32.1.

Shutterstock.com, New York: A Lot Of People 47.1; Dima Moroz 159.2; Eroshka 161.1; fizkes 56.1; Pixel-Shot 105.1.

stock.adobe.com, Dublin: Al Troin 39.2; AleksandarGeorgiev 149.1; allexclusive 80.1; alphaspirit 143.1; Andrey_Arkusha 39.1; AntonioGuillem 195.1; ArTo 119.1; auremar 53.2; bolderdi15 187.1; brusnikaphoto 45.3; coldwaterman 53.4; contrastwerkstatt 133.1; creative studio 124.1; deagreez 9.1, 10.1; Detkov D 28.1; Dietl, Jeanette 126.1; Djomas 106.1; drubig-photo 49.1; eakgrungenerd 45.2; elroce 95.2; Eppele, Klaus 164.1; eugenepartyzan 41.2, 41.3, 41.4; ExQuisine 28.2; Fabian 164.2; fizkes 114.1; Foxy_A 194.1; Fxquadro 40.3; galina_kovalenko 40.2; Gergely, Zsolnai 89.1; Glaubitz, Jonas 108.1; gunterkremer 60.1; Hemken, Heinz 41.1; hisa-nishiya 16.1, 16.2; JackF 92.1; Jacob Lund 40.1; Jade 192.1; Kaljikovic, Amir 156.1; Keude, Andreas l© ISO K° - photography 95.1; Kurhan 164.4; lassedesignen 45.1; Leitner, Bernd 53.1; LIGHTFIELD STUDIOS 77.1; luismolinero 38.1, 38.2, 38.3, 38.4; Lund, Jacob 54.3; moodboard 49.2; pikselstock 188.1; Pixel-Shot 164.3; pololia 54.1; pressmaster 42.1; Prostock-studio 48.1, 48.2, 48.3, 48.4; sabelskaya Titel; Sanders, Gina 96.1; SFIO CRACHO 9.2; skynesher 178.1; Smokovski, Ljupco 50.1, 50.2; stefanfister 50.3; strichfiguren.de 14.1; STUDIO GRAND WEB 39.3; Studio Romantic 190.1; StudioLaMagica 36.1; Syda Productions 186.1; Tanya Titel, Titel, Titel, Titel; TeraVector 102.1; tsukiyo8 161.2, 161.3; Ulanov, Sergey 20.1; VadimGuzhva 53.3, 87.1; van den Berg, Simone 12.1, 12.2, 67.1, 147.1; venerala 54.2; Victor 104.1; von Lieres 130.1; W. Heiber Fotostudio 52.1, 52.2; WavebreakmediaMicro 149.2; Wayhome Studio 37.1; wesiak, roswitha 163.3; Yalansky, Andrey 152.1; zinkevych 44.1.

YPS - York Publishing Solutions Pvt. Ltd.: 124.2, 138.1.

Einschätzen der eigenen Kompetenzen

Wie sieht es mit Ihrer Kommunikationskompetenz aus?
Schätzen Sie sich bei den folgenden Fragen selbst ein. Wo liegen Ihre Stärken, wo können Sie noch besser werden?
Überprüfen Sie mit diesem Fragebogen auch Ihre persönliche Weiterentwicklung auf dem Feld der Kommunikation.

	Sehr gut	Gut	Geht so	Das geht viel besser
Ich komme schnell mit anderen in Kontakt und schaffe es, eine positive und vertrauensvolle Atmosphäre herzustellen.	☐	☐	☐	☐
Es fällt mir leicht, den Patienten oder Kunden schwierige Sachverhalte klar und verständlich zu erklären.	☐	☐	☐	☐
Ich kann anderen Menschen aufmerksam und aktiv zuhören.	☐	☐	☐	☐
Ich kann gut auf die Bedürfnisse und Gefühle der Patienten und Kunden eingehen.	☐	☐	☐	☐
Ich kann meinen eigenen Standpunkt klar und überzeugend vertreten.	☐	☐	☐	☐
Ich kann Kritik äußern, ohne dabei verletzend zu werden.	☐	☐	☐	☐
Ich kann sachliche Kritik annehmen, ohne mich verletzt zu fühlen.	☐	☐	☐	☐
In stressigen Situationen reagiere ich souverän und selbstsicher.	☐	☐	☐	☐
In Gesprächen halte ich mich nicht zurück, sondern bringe meine eigene Meinung vor.	☐	☐	☐	☐
Ich kann Feedback von anderen offen und neugierig entgegennehmen.	☐	☐	☐	☐
Ich kann mich in ein Team eingliedern und an der Lösung von gemeinsamen Aufgaben mitwirken.	☐	☐	☐	☐
Ich habe keine Angst, gegenüber dem Patienten oder Kunden positive Gefühle zu zeigen.	☐	☐	☐	☐
Beim Verkauf von IGeL-Leistungen gewinne ich schnell das Vertrauen der Patienten und Kunden.	☐	☐	☐	☐
Die Arbeit mit Menschen, das Kennenlernen der vielen unterschiedlichen Charaktere bereichert mein berufliches Tun.	☐	☐	☐	☐
Ich lege Wert auf meine äußere Erscheinung und kleide mich dem Beruf angemessen.	☐	☐	☐	☐
Ich weiß, dass ich mit meinen Fähigkeiten und meinem Fachwissen zum Praxiserfolg beitrage.	☐	☐	☐	☐
Das Glas ist halb voll – nicht halb leer.	☐	☐	☐	☐